Manual de electrofisiología
clínica y ablación.
Hospital Clínic de Barcelona

Editores:
Dr. Lluís Mont
Dra. Naiara Calvo
Dra. Elena Arbelo
Dr. Antonio Berruezo
Dr. José M.ª Tolosana
Dr. Josep Brugada

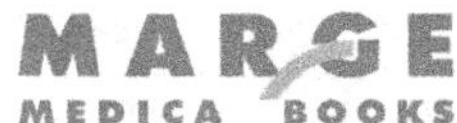

Manual de electrofisiología clínica y ablación. Hospital Clínic de Barcelona
Editores: Dr. Lluís Mont, Dra. Naiara Calvo, Dra. Elena Arbelo, Dr. Antonio Berruezo, Dr. José M.ª Tolosana, Dr. Josep Brugada

1.ª edición 2011

© de esta edición: ICG Marge, SL

Edita: Marge Médica Books - València, 558 - 08026 Barcelona
www.margebooks.com - Tel. 931 429 486 - marge@margebooks.com

Director editorial: Hèctor Soler
Gestión editorial: Ana Soto, Anna Palacios
Edición: Laura Matos, David Soler
Colaboración editorial: Manuel Casals, Holosfera
Compaginación: Mercedes Lara
Impresión: Prodigitalk, SL (Martorell, Barcelona)

ISBN: 978-84-92442-92-8
Depósito Legal: B-14035-2011

Agradecimientos

Queremos agradecer a todo el personal de la Unidad de Arritmias del Hospital Clínic su colaboración y apoyo en la elaboración de este manual, y la gran labor de equipo llevada a cabo día tras día. Merecen un especial agradecimiento nuestras enfermeras Mariona Matas y M.ª Cruz Barbarín, que hacen posible la puesta a punto diaria y la atención extraordinaria al paciente. Y queremos expresar nuestro enorme agradecimiento a Laly Ventura y Neus Portella por su indiscutible contribución a la organización y el funcionamiento eficiente de la Unidad, así como por sus consejos y apoyo recibidos durante todo el proceso de elaboración del libro.

DRA. NAIARA CALVO, DR. LLUÍS MONT Y DR. JOSEP BRUGADA

Índice

Autores

Marta Aceña Ramos
Servicio de Cardiología, Sección de Arritmias
Institut Clínic del Tòrax. Hospital Clínic
Universitari de Barcelona
Institut d'Investigació Biomèdica August
Pi i Sunyer (IDIBAPS)
Barcelona

David Andreu Caballero
Servicio de Cardiología, Sección de Arritmias
Institut Clínic del Tòrax. Hospital Clínic
Universitari de Barcelona
Institut d'Investigació Biomèdica August Pi
i Sunyer (IDIBAPS)
Barcelona

Elena Arbelo Lainez
Servicio de Cardiología, Sección de Arritmias
Institut Clínic del Tòrax. Hospital Clínic
Universitari de Barcelona
Institut d'Investigació Biomèdica August Pi
i Sunyer (IDIBAPS)
Barcelona

Paola Berne
Servicio de Cardiología, Sección de Arritmias
Institut Clínic del Tòrax. Hospital Clínic
Universitari de Barcelona
Institut d'Investigació Biomèdica August Pi
i Sunyer (IDIBAPS)
Barcelona

Antonio Berruezo Sánchez
Servicio de Cardiología, Sección de Arritmias
Institut Clínic del Tòrax. Hospital Clínic
Universitari de Barcelona
Institut d'Investigació Biomèdica August Pi
i Sunyer (IDIBAPS)
Barcelona

Josep Brugada Terradellas
Servicio de Cardiología, Sección de Arritmias
Institut Clínic del Tòrax. Hospital Clínic
Universitari de Barcelona
Institut d'Investigació Biomèdica August Pi
i Sunyer (IDIBAPS)
Barcelona

Naiara Calvo Galiano
Servicio de Cardiología, Sección de Arritmias
Institut Clínic del Tòrax. Hospital Clínic
Universitari de Barcelona
Institut d'Investigació Biomèdica August Pi
i Sunyer (IDIBAPS)
Barcelona

Freddy E. Díaz
Servicio de Cardiología, Sección de Arritmias
Institut Clínic del Tòrax. Hospital Clínic
Universitari de Barcelona
Institut d'Investigació Biomèdica August Pi
i Sunyer (IDIBAPS)
Barcelona

Juan Fernández-Armenta Pastor
Servicio de Cardiología, Sección de Arritmias
Institut Clínic del Tòrax. Hospital Clínic
Universitari de Barcelona
Institut d'Investigació Biomèdica August Pi
i Sunyer (IDIBAPS)
Barcelona

Eduard Guasch Casany
Servicio de Cardiología, Sección de Arritmias
Institut Clínic del Tòrax. Hospital Clínic
Universitari de Barcelona
Institut d'Investigació Biomèdica August Pi
i Sunyer (IDIBAPS)
Barcelona

Ana Martín Arnau
Servicio de Cardiología, Sección de Arritmias
Institut Clínic del Tòrax. Hospital Clínic
Universitari de Barcelona
Institut d'Investigació Biomèdica August Pi
i Sunyer (IDIBAPS)
Barcelona

Lluís Mont i Girbau
Servicio de Cardiología, Sección de Arritmias
Institut Clínic del Tòrax. Hospital Clínic
Universitari de Barcelona
Institut d'Investigació Biomèdica August Pi
i Sunyer (IDIBAPS)
Barcelona

Mercè Nadal Barangé
Servicio de Cardiología, Sección de Arritmias
Institut Clínic del Tòrax. Hospital Clínic
Universitari de Barcelona
Institut d'Investigació Biomèdica August Pi
i Sunyer (IDIBAPS)
Barcelona

Diego Pérez Díez
Servicio de Cardiología, Sección de Arritmias
Institut Clínic del Tòrax. Hospital Clínic
Universitari de Barcelona
Institut d'Investigació Biomèdica August Pi
i Sunyer (IDIBAPS)
Barcelona

David Tamborero Noguera
Servicio de Cardiología, Sección de Arritmias
Institut Clínic del Tòrax. Hospital Clínic
Universitari de Barcelona
Institut d'Investigació Biomèdica August Pi
i Sunyer (IDIBAPS)
Barcelona

José M.ª Tolosana Viu
Servicio de Cardiología, Sección de Arritmias
Institut Clínic del Tòrax. Hospital Clínic
Universitari de Barcelona
Institut d'Investigació Biomèdica August Pi
i Sunyer (IDIBAPS)
Barcelona

Prólogo

En los últimos años, la arritmología intervencionista se ha consolidado como una subespecialidad dentro de la cardiología. Dicha subespecialidad requiere de unos conocimientos teóricos y unos aprendizajes prácticos específicos, y por ello las distintas sociedades científicas han establecido unos requerimientos que deberán cumplir todos aquellos cardiólogos que aspiren a realizar estos procedimientos. Lamentablemente, todavía hay un vacío legal en la regulación de las subespecialidades en muchos Estados de la Unión Europea, lo que facilita la existencia de niveles de competencia profesional muy dispares.

La docencia postespecialidad ha sido una de nuestras prioridades en la Unidad de Arritmias del Hospital Clínic. En los últimos 20 años, hemos ofrecido formación a más de 70 arritmólogos de distintos países, al tiempo que editado numeroso material docente para facilitar el aprendizaje de la arritmología. Nuestro reto más reciente ha sido poner en marcha un programa de Máster en Arritmología y Estimulación Cardíaca, dentro de la Facultad de Medicina de la Universidad de Barcelona (UB).

Una de las preguntas habituales de los estudiantes de la especialidad es qué libros o materiales podrían utilizar para iniciarse en el tema. Sin duda, existen numerosos libros sobre arritmología y electrofisiología, pero muchos de ellos adolecen de una extensión excesiva como primer escalón del aprendizaje. De ahí surgió la idea de elaborar nuestro propio manual y la motivación para ello. Con la colaboración de los cardiólogos de esta primera promoción del Máster, hemos enfocado el reto de escribir un texto que intenta cubrir la mayoría de temas relacionados con la arritmología intervencionista, de una forma clara, concisa y amena. Para todos nosotros ha sido una experiencia muy enriquecedora, que nos ha obligado a preparar un material, discutir los capítulos y a estandarizar el programa del Máster para próximas promociones. Tenemos la esperanza de que el libro represente una primera introducción no traumática al mundo de la arritmología clínica para los futuros electrofisiólogos. No pretendemos ser exhaustivos, y por ello no hemos incluido ningún tema sobre dispositivos implantables, lo que nos hubiera llevado más allá de nuestros objetivos iniciales. También pensamos que muchos de los capítulos pueden ser de interés para enfermeras y técnicos implicados en el tratamiento de estos pacientes, así como de cardiólogos no arritmólogos para ampliar sus conocimientos en este campo.

Nuestra ambición es que el estudio de este libro tenga una repercusión positiva en la docencia de la subespecialidad y contribuya a difundir y sedimentar los conocimientos básicos que abren la puerta a niveles superiores.

Dr. Lluís Mont, Dra. Naiara Calvo y Dr. Josep Brugada
Servicio de Cardiología, Sección de Arritmias
Institut Clínic del Tòrax. Hospital Clínic Universitari de Barcelona
Institut d'Investigació Biomèdica August Pi i Sunyer (IDIBAPS)
Barcelona

Capítulo 1

Bases de los registros intracavitarios: registros bipolares y monopolares. Cómo medirlos e interpretarlos

E. Guasch, L. Mont[1]

Hospital Clínic de Barcelona
[1] lmont@clinic.ub.es

Introducción

Las distintas subespecialidades dentro de la cardiología estudian e interpretan la actividad del corazón desde distintos puntos de vista: mecánico, de irrigación, energético, etc. La electrofisiología se centra en el estudio de la actividad eléctrica del corazón y sus afecciones. A pesar de la importancia creciente de los avances tecnológicos y de las pruebas de imagen en la interpretación de los trastornos del ritmo, el electrograma (EGM) se mantiene como el factor esencial en el que se sustenta la mayoría de las técnicas. Recientemente, el interés de muchos electrofisiólogos ha apartado el EGM y se ha desplazado a la resonancia magnética, las reconstrucciones tridimensionales y la navegación remota, olvidando las bases clásicas. Una interpretación o una configuración deficiente de un EGM pueden acarrear errores diagnósticos importantes, por lo que ciertas nociones sobre la formación e interpretación de los EGM son imprescindibles para cualquier electrofisiólogo.

En este capítulo se presentan las características básicas, su configuración y la forma adecuada de interpretarlas.

1 Registro y configuración del electrograma. Electrogramas bipolar y monopolar

El recorrido mínimo para la obtención de un EGM interpretable se inicia en un catéter para la obtención de la señal, que posteriormente deberá digitalizarse y amplificarse (en sistemas antiguos el procesado de señal se realizaba de forma analógica). La señal debe filtrarse para depurarla de artefactos, y posteriormente se representa gráficamente.

1.1 Configuración monopolar y bipolar

Un EGM es la representación gráfica de la diferencia de potencial registrado entre dos polos, y de cómo éste se modifica con el tiempo (véase la figura 1). De esta forma, se representa la activación del miocardio. Los dos polos suelen fijarse en dos electrodos situados en distintos puntos de un catéter de electrofisiología: el electrodo más distal, en la punta del catéter, se define como el polo explorador (por consenso, polo positivo), y el segundo polo, de referencia, que suele situarse en una posición más o menos distante del electrodo explorador y definido como

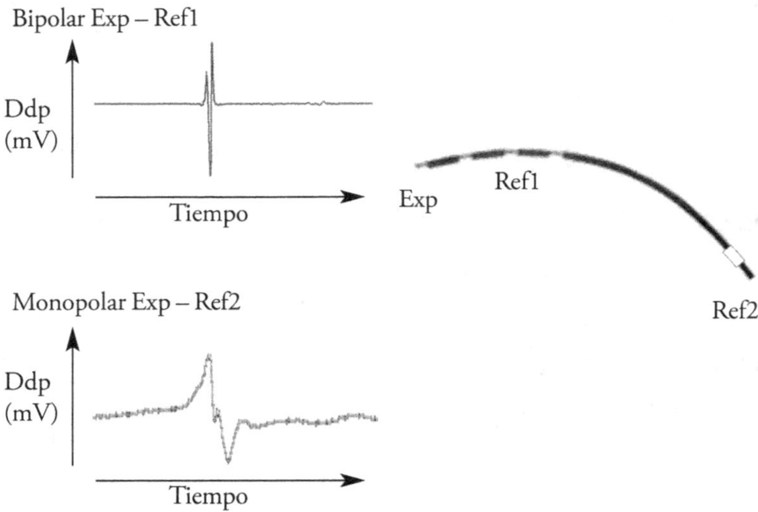

Figura 1
Los EGM son la representación gráfica del cambio en el tiempo del voltaje registrado entre dos puntos de un catéter. La diferencia entre un polo explorador (Exp) y un polo de referencia próximo (Ref1) origina un EGM bipolar; si la diferencia se establece entre Exp y un polo distante (Ref2) el EGM obtenido se denomina monopolar.

polo negativo. La diferencia de potencial entre el electrodo explorador (positivo) y el de referencia (negativo) origina el EGM (véase la figura 1).

El intercambio, accidental o voluntario, en la conexión de los electrodos explorador y de referencia (es decir, entre polos positivo y negativo) producirá un cambio en la polaridad del EGM, especialmente crítico en la configuración monopolar, y ocasionará la interpretación errónea del registro en muchos casos.

La distancia entre el electrodo explorador y el de referencia define el EGM como monopolar o bipolar, y determina sus características y forma de interpretarlo. Cuando el segundo electrodo se localiza a una distancia teóricamente infinita (o lo suficientemente lejos como para no detectar actividad eléctrica cardíaca), el EGM obtenido es *monopolar*. En la práctica habitual, una transformación de la señal del electrocardiograma (ECG) de superficie o un electrodo situado en el mismo catéter a 50 cm del polo explorador, se utilizan como polo de referencia (véase la figura 1).

Cuando ambos polos se encuentran próximos entre sí, acercándose el polo de referencia a la punta del catéter, éste registra actividad eléctrica miocárdica y la interpretación del EGM se modifica. Al EGM obtenido se le denomina *bipolar* (véase la figura 1).

En cualquier caso, el EGM intracavitario refleja únicamente la presencia de un flujo neto de corriente (despolarizante o repolarizante). Su ausencia durante la meseta del potencial de acción (equivalente en el ventrículo al segmento ST isoeléctrico del ECG) se corresponde a un potencial isoeléctrico en el EGM. La componente principal representará, pues, a la despolarización del tejido.

2 Factores de los que dependen los electrogramas

2.1 Tamaño y distancia interelectrodo

En los EGM bipolares la distancia entre los dos polos es un elemento esencial en la morfología del EGM generado. A mayor distancia entre electrodos, mayor será el territorio sobre el que se establece la diferencia de potencial e incluirá la actividad de una mayor porción de tejido miocárdico. El EGM originado a partir de una distancia interelectrodo grande pierde la capacidad para registrar la activación local (eso es, la activación del tejido subyacente al electrodo explorador), y presenta más deflexiones, una morfología distinta y un voltaje mayor (véase la figura 2).

Actualmente, la mayoría de procedimientos se realizan con catéteres con distancias interelectrodo de 1 cm o menos, habitualmente 5 mm, e incluso de 1 mm en los procedimientos de mapeo y cartografía. Como se definirá posteriormente, los valores de normalidad de la amplitud de voltaje variarán en paralelo con la distancia interelectrodo utilizada (de 1,5 mV con distancia de 1 mm a 3 mV con distancia de 10 mm).

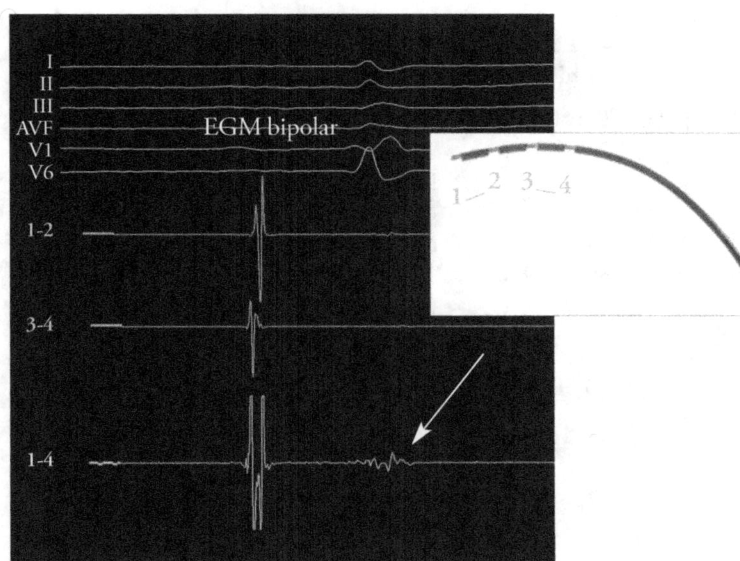

Figura 2
La distancia interelectrodo es un parámetro esencial en la configuración de los EGM bipolares; a menor distancia, el registro de la actividad local es más exacto y la presencia de campo lejano es menor. En la figura se representan seis derivaciones del ECG en la parte superior. En la parte inferior, dos EGM intracavitarios con una corta distancia interelectrodo (1-2 y 3-4) y uno con una distancia interelectrodo tres veces mayor (1-4). El EGM 1-4 presenta un mayor número de deflexiones y es de mayor voltaje en relación con los registros bipolares 1-2 y 3-4, con una magnitud de la señal de campo lejano mayor (flecha blanca). La visualización de los dos distintos bipolos permite, además, identificar la dirección de la activación; en este caso, el frente de activación procede del bipolo 3-4 y se dirige a 1-2.

2.2 Filtros

La señal recibida por el catéter debe amplificarse y filtrarse para obtener una representación de activación miocárdica. El registro bruto obtenido por el catéter contiene una gran parte de la señal que debe excluirse mediante el filtrado.

El proceso de filtrado descompone la señal original en ondas de distintas frecuencias. Dado que la frecuencia a la que habitualmente oscilan los artefactos es conocida y diferente a la de la actividad eléctrica del miocardio, su eliminación permite depurar el EGM.

Las ondas de frecuencias más bajas (inferiores a 30-60 oscilaciones por minuto, 0,5 a 1 Hz) son consecuencia de oscilaciones lentas, como la respiración o el movimiento del catéter. En el otro extremo, las ondas con una frecuencia elevada (superior a 250-500 Hz) tampoco corresponden a la actividad miocárdica y suelen ser típicas de artefactos. La eliminación de las frecuencias muy bajas (mediante filtros pasa-alta) y elevadas (con filtros pasa-baja) permite obtener un EGM adecuado para su interpretación (véase la figura 3).

La corriente alterna utilizada en la alimentación eléctrica del material de un laboratorio cambia de polaridad con una frecuencia de 50 Hz (60 Hz en determinados países). Esta oscilación suele también artefactuar el trazado. La eliminación puntual *(notch filter)* de las ondas sinusoidales con una frecuencia de 50/60 Hz permite eliminarla del registro (véase la tabla 1).

La configuración de los filtros es esencial para su interpretación. A pesar de que éstos suelen estar estandarizados, en ocasiones es necesario modificarlos. En ese caso, puede alterarse la morfología del EGM y no ser aplicables los criterios habituales de interpretación (véase la tabla 1).

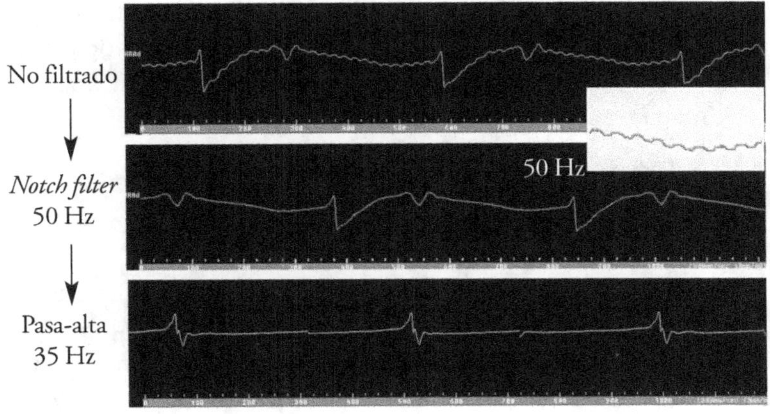

Figura 3
Efecto de los filtros en los registros en la morfología de registros monopolares. El filtro en 50 Hz (60 Hz en determinadas zonas) elimina el componente del cambio de polaridad de la corriente alterna (representación en el cuadro). La adición de un filtro pasa-alta a 0,5 Hz (eliminando las frecuencias bajas) elimina la oscilación del catéter y la respiración. Además, dispuesto a 35 Hz reduce la señal de campo lejano, pero distorsiona el EGM.

Tabla 1
Efectos e interpretación de los filtros utilizados más habitualmente en EGM monopolares y bipolares. En ambos casos, un filtro adicional situado en 50 o 60 Hz permite la eliminación de la interferencia de la corriente eléctrica alterna común.

Tipo de EGM	Filtro utilizado	Características
Monopolar	Pasa-banda 0,5-500 Hz	– **Mayor** influencia del campo lejano – Tiempo de activación local valorable – Dirección de activación valorable
	Pasa-banda 30-500 Hz	– **Menor** influencia del campo lejano – Tiempo de activación local valorable – Dirección de activación **no** valorable
Bipolar	Pasa-banda 30-500 Hz	– Baja influencia de campo lejano – **Difícil** valoración del tiempo y dirección de activación

3 Interpretación del electrograma

Del análisis de los EGM monopolares y bipolares puede obtenerse información referente al tiempo de activación local y dirección de activación, el voltaje y su complejidad.

3.1 Activación local

La principal ventaja que presentan los *EGM monopolares* en comparación con los bipolares es la identificación precisa del momento en que el frente de despolarización activa el miocardio situado justo por debajo del electrodo explorador, conocido como *tiempo de activación local*. Para la identificación de la activación local se han estudiado varios parámetros, como el punto de máxima amplitud del EGM, el cruce con la línea basal o la máxima pendiente; entre ellos, el que ha demostrado ser más preciso[1] y que debe utilizarse para la identificación del tiempo de activación local es el punto de máxima pendiente descendente.[2,3] Este momento coincide con el momento de velocidad máxima de la fase 0 del potencial de acción del miocito, y por lo tanto, con el momento de despolarización.[4] Es importante remarcar que el punto de máxima pendiente descendente identifica el tiempo de activación local en todos los EGM monopolares, ya sean filtrados o no.

La identificación del tiempo de activación local en los *EGM bipolares* es menos conocida. En el tejido miocárdico sano el punto de máxima amplitud del primer pico del EGM (filtro pasa-banda entre 30 y 300 Hz) se ha identificado como el tiempo de activación local, coincidente con la máxima pendiente en el EGM monopolar.[3] Los EGM fraccionados, complejos y con más de dos deflexiones, representan la activación asincrónica de distintos haces musculares debajo del catéter; en este caso, la elección del tiempo de activación local es compleja. Generalmente se utiliza el punto de máxima amplitud de la primera deflexión como indicativo de la activación local.

La determinación del punto de activación local se utiliza en la confección de los mapas electroanatómicos de activación y la interpretación de los circuitos que mantienen ciertas taquicardias. La falta de un criterio estricto o la elección de un criterio incorrecto para la determinación de la activación local, o bien su cambio durante el proceso de confección, pueden determinar que éste sea errante y el mapa de activación, poco definido e inútil.

3.2 Dirección de activación

Mediante la observación de los EGM es posible conocer si la activación del miocardio se acerca o aleja del catéter, es decir, identificar la dirección de la activación.

En los *EGM monopolares* no filtrados o con un filtro pasa-alta de 0,5 Hz, un frente de activación que se acerca al electrodo explorador se registra como una onda positiva, y cuando ésta

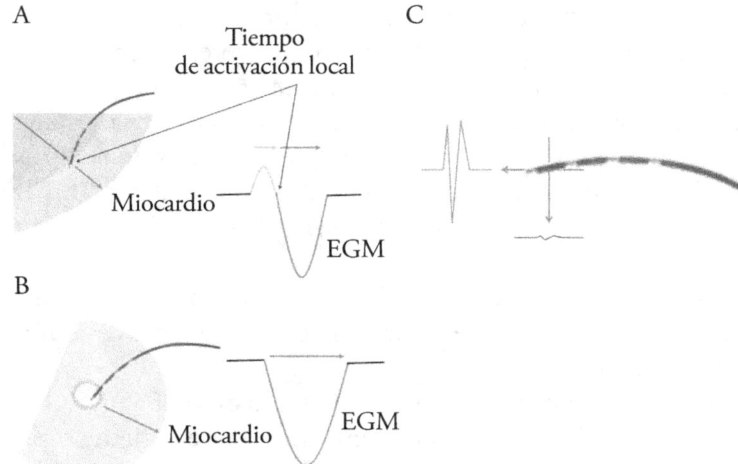

Figura 4
Formación de los EGM monopolares; a la izquierda, representación del desplazamiento del frente de activación en el miocardio y la situación del catéter; a la derecha, EGM obtenido.
A. La aproximación del frente de activación origina una onda positiva en el EGM monopolar. B. La morfología QS en el EGM monopolar identifica el punto de origen de una taquicardia focal. C. La orientación del catéter influye en el voltaje del EGM obtenido. Un frente de onda perpendicular a la disposición del bipolo se registra de forma similar en cada polo y se obtiene un EGM con bajo voltaje. Por el contrario, el EGM obtenido es de mayor amplitud cuando el frente de activación se desplaza en dirección paralela al bipolo del catéter.

se aleja la onda es negativa (véase la figura 4). Esta característica se pierde con filtrados alternativos, en los que no es posible obtener información sobre la dirección de la activación (véase la tabla 1). Un EGM monopolar totalmente negativo indica que el frente de activación se origina en el miocardio subyacente al catéter, y a partir de esa zona se difunde por el ventrículo o la aurícula. En el mapeo de taquicardias auriculares o ventriculares focales en un corazón sano, un EGM con morfología de QS permite identificar el foco de origen; por desgracia, la morfología QS no se registra únicamente en el foco de la taquicardia, sino en un área contigua de aproximadamente 1 cm^2. Aisladamente, pues, la presencia de QS ofrece una sensibilidad muy alta (raramente el punto de ablación adecuado presenta un EGM con morfología rS), pero una especificidad baja. A pesar de ser útil para una primera aproximación para la localización del punto de ablación, se precisa de EGM bipolares para la identificación precisa de la zona de ablación.

Los *EGM bipolares,* por su configuración como diferencia entre dos polos próximos, no permiten definir de forma directa la dirección del frente de activación. A pesar de este hecho, los cambios en la dirección de activación pueden identificarse como un cambio en la morfología del EGM resultante. El paso de un EGM negativo-positivo a un EGM positivo-negativo identifica un cambio en la dirección de activación. En la consecución de bloqueo del istmo cavotricuspídeo o la extrasistolia auricular es posible identificar cambios en la dirección de activación mediante EGM bipolares.

A pesar de una utilidad clínica limitada, la cuidadosa observación de dos pares instantáneos de EGM bipolares contiguos permite identificar la activación de proximal a distal o viceversa (véase la figura 2).

3.3 Voltaje

La amplitud de un EGM, medida en milivoltios, es una característica útil en la valoración del tejido explorado. La amplitud de los EGM bipolares se relaciona con la intensidad y la cantidad de activación del tejido subyacente. Sin embargo, tanto la distancia interelectrodo como la dirección de la activación son determinantes.

Puesto que una distancia interelectrodo mayor registra la actividad de mayor cantidad de miocardio entre ambos electrodos, el EGM será de mayor voltaje. El catéter Navistar* tiene una distancia interelectrodo de 1 mm, sensiblemente inferior a los 5-10 mm de otros catéteres habitualmente usados en los laboratorios de electrofisiología.

En distancias interelectrodos entre 5 y 10 mm, se consideran normales (representativo de tejido sano) los EGM con voltaje superior a 3 mV.[5] En los mapas de activación confeccionados con catéteres con menor distancia interelectrodo (1 mm), los EGM son de menor tamaño; voltajes por encima de 1,5 mV son indicativos de tejido sano,[6] tanto en el ventrículo izquierdo como en el derecho. En un trabajo realizado en animales, un punto de corte de 1 mV diferencia la presencia de cicatriz utilizando la imagen histológica como referencia en el sistema CARTO.[7] En pacientes sometidos a ablación de taquicardia ventricular, un límite de 0,25 mV identificaba las zonas incapaces de ser estimuladas, y por lo tanto, cicatriz necrótica.[8] EGM con amplitudes situadas entre 0,1 y 0,5 mV permiten identificar distintos grados de necrosis relacionados con los canales de conducción implicados en taquicardias ventriculares.[9] En el epicardio de corazones no patológicos, EGM con voltaje superior a 1 mV identifica el tejido sano, una vez excluida grasa y arterias coronarias.[10]

Zonas intermedias entre tejido normal (amplitud superior a 1,5 mV) y tejido cicatricial (inferior a 0,1-0,25 mV) representan zonas de penumbra o de cicatriz no completa, en las que aún es posible identificar haces de tejido viable en su interior.

Desde un punto de vista teórico, la activación perpendicular a un bipolo originará un EGM plano, lo que podría suponer una gran limitación de los EGM bipolares (véase la figura 4C). A pesar de ello, la pequeña distancia interelectrodo utilizada actualmente reduce la probabilidad de encontrar un frente de activación exactamente perpendicular. El cambio en la dirección del frente de activación modifica en alrededor de un 15 % los puntos definidos como tejido sano o zona necrótica.[11]

3.4 Influencia del campo lejano

La señal captada por el catéter y representada gráficamente refleja la actividad eléctrica generada por el miocardio subyacente. Ocasionalmente, por su proximidad a otras estructuras o la elevada intensidad de la señal, la actividad de otras zonas de miocardio situadas a distancia puede ser captada por el catéter. El registro de señal no originada en el punto sobre el que se sitúa el catéter se denomina señal de campo lejano (o *far field*) (véase la figura 5). Los EGM monopolares son especialmente proclives a la aparición de señal de campo lejano. Los EGM bipolares, por su configuración como diferencia de potencial entre dos polos cercanos, resultan afectados en menor frecuencia.

Visualmente, ciertas características permiten identificar un EGM de campo lejano y diferenciarlo de un EGM generado localmente. Los EGM de campo lejano presentan mayor fragmentacion, menor amplitud y con deflexiones con menor pendiente (véase la figura 5).

Característicamente, es posible observar señal de campo lejano ventricular colocando el catéter en la orejuela derecha, localizada anatómicamente en íntima relación con el ventrículo derecho. En otras localizaciones anatómicas, la identificación del campo lejano es crítica en la decisión de la localización o la necesidad de ablación.

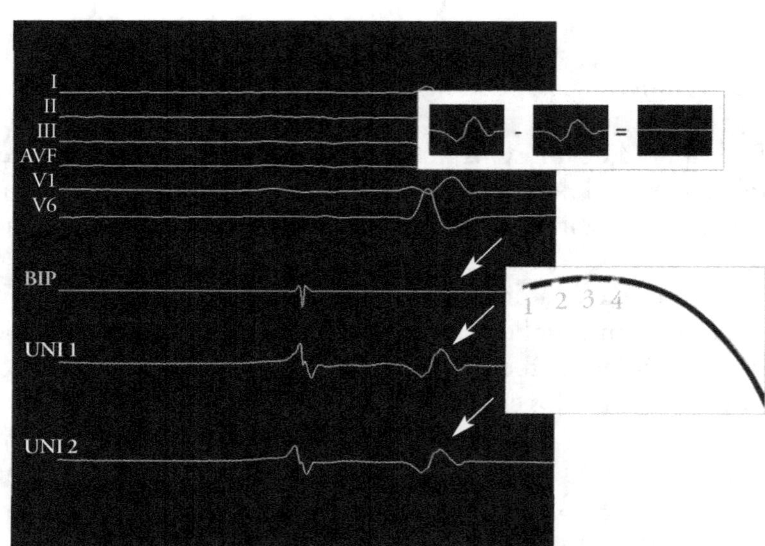

Figura 5
Los EGM unipolares, por su configuración, presentan una contaminación por campo lejano mayor. En la figura se representan 6 derivaciones electrocardiográficas en la parte superior. En los tres registros inferiores se ilustra el trazado bipolar obtenido entre los electrodos 2 y 4 (BIP) y el trazado unipolar procedente de los electrodos 2 (UNI 1) y 4 (UNI 2). Se indica con flechas el far field *en los registros unipolares procedentes de la activación ventricular; en el registro bipolar, el campo lejano obtenido en cada uno de los polos es de morfología similar y éstos se sustraen y desaparece en el trazado bipolar (NOTA: para una comprensión mejor se identifica el registro obtenido por cada electrodo como su EGM monopolar).*

- *Cicatriz miocárdica.* En el interior de una cicatriz miocárdica, habitualmente ventricular, el voltaje de los EGM registrados es característicamente bajo. La activación de la zona circundante, sana y de mayor intensidad, puede ocultar la señal de activación local. Los EGM con configuración monopolar son especialmente propensos a esta contaminación. Un filtrado de un EGM monopolar con un filtro pasa-alta de 30 Hz (en lugar de los habituales 0,5 Hz) permite eliminar gran cantidad de la señal de campo lejano, si bien el EGM queda alterado y no es posible valorar la dirección de la activación (véase la tabla 1).

- *Fibrilación auricular (FA).* La actividad eléctrica de estructuras miocárdicas contiguas puede registrarse en el interior de los antros de las venas pulmonares durante los procedimientos de ablación de FA. Esta señal de campo lejano puede interpretarse como persistencia de conducción al interior del área aislada, conduciendo a la aplicación innecesaria de radiofrecuencia. La activación de la orejuela izquierda puede registrarse en el interior de la vena pulmonar superior izquierda, mientras que la actividad de la vena cava superior puede registrarse en el interior de la vena pulmonar superior derecha. Las características morfológicas del EGM y diversas técnicas de estimulación permiten diferenciar un EGM de campo lejano de uno local.[12]

- *Mapeo epicárdico,* en particular en los procedimientos de ablación de taquicardias ventriculares epicárdicas. La interposición de capas más o menos densas de grasa epicárdica entre miocardio y catéter reduce la amplitud del EGM e incrementa el fraccionamiento, simulando el registro de tejido necrótico. La identificación previa de la grasa epicárdica mediante tomografía computerizada (TC) permite definir su posición y diferenciarla de zonas de necrosis.[13]

- La identificación como campo lejano del registro obtenido por el catéter cuando éste se encuentra flotando en el interior del corazón, sin contacto con la pared ventricular, es esencial para evitar aplicaciones indebidas de radiofrecuencia. Es imprescindible la visualización directa mediante escopia del movimiento del catéter y la identificación de las características morfológicas de campo lejano.

4 Electrogramas particulares

A pesar de la característica morfología bifásica o trifásica, en muchos procedimientos es posible encontrar EGM marcadamente distintos, representando cambios en el sustrato electrofisiológico o anatómico.

4.1 Potenciales fraccionados

Los EGM considerados normales presentan una alta pendiente, son bifásicos o trifásicos, de alta amplitud (superior a 3 mV) y duración inferior a 70 ms.[5] Los EGM fraccionados representan un extremo de los EGM anormales. Un EGM se considera fraccionado si es de baja amplitud (inferior a 0,5 mV) o una duración superior a 133 ms,[14] generalmente compuesto por más de dos deflexiones.

La definición de potencial fraccionado puede aplicarse a potenciales unipolares y bipolares. En la mayoría de las ocasiones los EGM fraccionados se registran en corazones patológicos[14] en los que los EGM monopolares son poco valorables por su afectación por campo lejano. Consecuentemente, en la práctica clínica el potencial fraccionado se centra en la valoración de EGM bipolares debido a la mejor representación de la activación local y menor influencia del campo lejano.

El potencial fraccionado se origina fisiopatológicamente por la activación asincrónica de distintos haces musculares en el punto de aposición del catéter[15] (véase la figura 6). Estudios de simulación computerizada[16] y ex vivo[17] han demostrado que el enlentecimiento de la conduc-

Figura 6 (véase figura a color en Apéndice de ilustraciones, pág. 205)

*Importancia de la dirección de activación en el origen de los potenciales fraccionados.
A. La activación se dirige de izquierda a derecha, a través de fibras musculares continuas.
B. La activación se dirige de abajo arriba, en cuyo trayecto diversas zonas de fibrosis interfieren en la conducción normal del estímulo. La activación de haces musculares en la misma zona en distintos momentos origina un potencial fraccionado. En negro, haces de fibrosis; las flechas blancas representan el recorrido de la activación.*

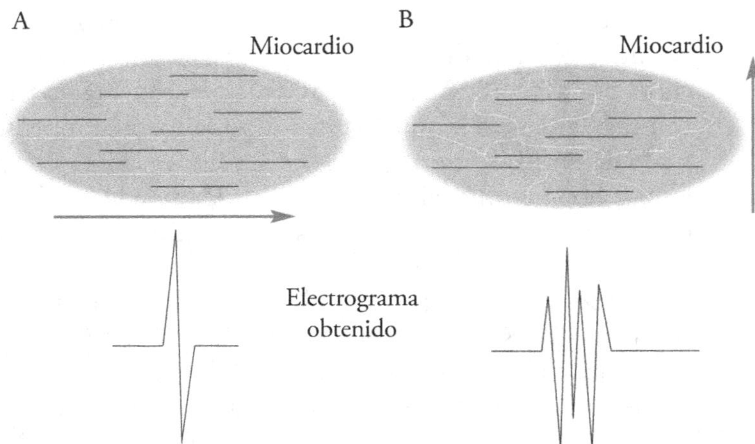

ción prolonga la duración del EGM pero no incrementa per se el número de deflexiones; la presencia de fibrosis y desorganización son el fenómeno fisiopatológico necesario para la génesis de fraccionamiento.[17]

La secuencia de activación del miocardio es esencial en el origen de potenciales fragmentados. La conducción anisotrópica puede originar per se potenciales fragmentados, demarcando una zona de conducción lenta capaz de participar en el circuito de taquicardias por reentrada.[18] El cambio de la secuencia de activación mediante estimulación desde ventrículo o aurícula permite desenmascarar hasta la mitad de los potenciales fragmentados (véase la figura 6).[19]

Un caso particular de potencial fraccionado lo representan aquellos que se registran durante los episodios de FA (véase la figura 7) y que reciben el nombre de electrogramas complejos fraccionados auriculares *(complex fractionated atrial electrogram* [CFAE]). En general, los CFAE se definen como aquellos EGM durante la FA que presentan dos o más deflexiones con una longitud de ciclo inferior a 120 ms;[20] en nuestra experiencia, los CFAE pueden mostrarse como EGM discretos, o como una activación continua, y reflejar posiblemente episodios fisiopatológicos distintos.

El origen fisiopatológico de los CFAE es incierto, y los mecanismos que explican su aparición y mantenimiento son diversos:

- Foco de conducción lenta, reentrada y mantenimiento de la FA.[20]
- Conducción anisotrópica durante FA.
- Recientes trabajos demuestran que los CFAE pueden localizarse como resultado de colisión y fusión de frentes de activación y bloqueo funcional de conducción.[21,22]

Los CFAE muestran una estabilidad temporal elevada,[23] a pesar de que su naturaleza dinámica se refleja en los cambios de localización significativos tras el aislamiento de las venas pulmonares.[24]

El papel de la ablación de los CFAE en los procedimientos intervencionistas se tratará en otros capítulos.

Figura 7 (véase figura a color en Apéndice de ilustraciones, pág. 205)

*Mapas electroanatómicos en los que se representa el grado de fraccionamiento de los EGM (rojo mayor fraccionamiento, verde menor fraccionamiento). Los EGM registrados en el punto blanco del mapa están indicados con la flecha blanca en la parte derecha.
A. EGM fraccionado, continuo. B. EGM fraccionado, discreto.*

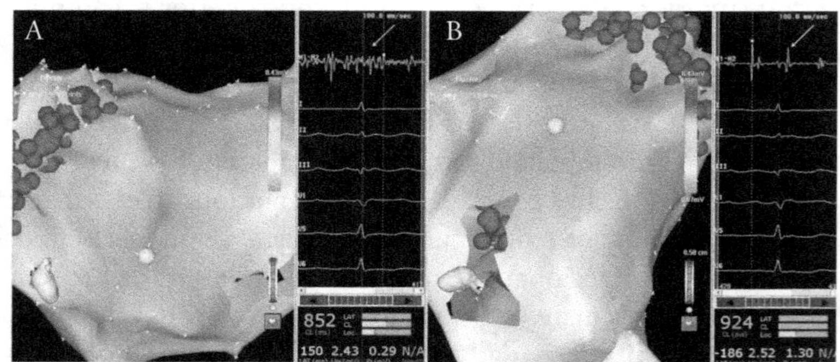

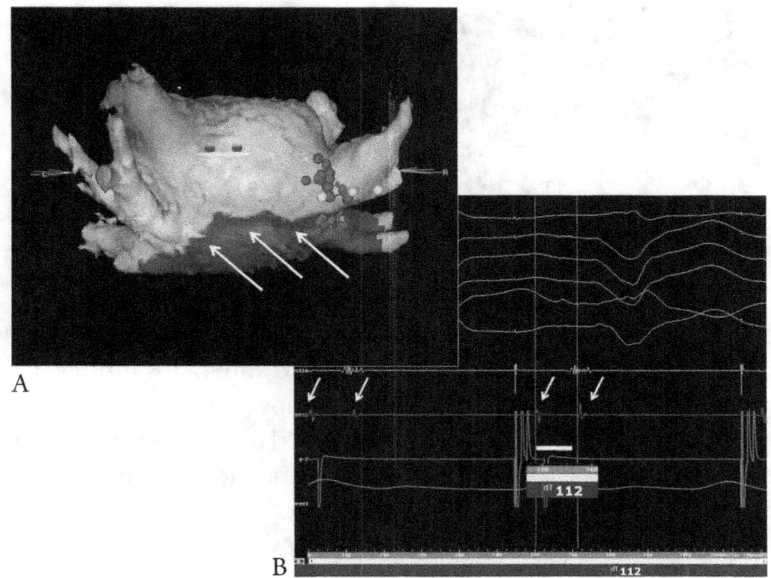

Figura 8 (véase figura a color en Apéndice de ilustraciones, pág. 206)

Demostración de doble potencial en la comprobación de la eficacia de la línea del techo en un procedimiento de ablación de FA.
A. Mapa de activación posterior a la ablación en el que se observa una línea de bloqueo en la línea del techo de la aurícula izquierda (flechas). B. Demostración de un doble potencial con el catéter situado en el techo de la aurícula izquierda, demostrando una amplia separación –112 ms– de ambos componentes (flechas).

4.2 Doble potencial

Un caso particular de potencial fragmentado son los potenciales dobles *(split o double potentials)*, definidos como dos EGM separados más de 30 ms, y divididos por una línea isoeléctrica.[25] La presencia de un doble potencial suele representar línea de bloqueo, lentificación extrema de la conducción o activación por dos frentes de onda en sentido opuesto. Igual que los potenciales fragmentados, pueden hallarse en el seno de cicatrices o lesiones miocárdicas. La presencia de dobles potenciales es útil para detectar el bloqueo de línea de ablación en el flúter auricular típico[26] o líneas de ablación de la aurícula izquierda (véase la figura 8).[27]

4.3 Fusión

En ocasiones, y en especial en los estudios electrofisiológicos realizados para casos de síndrome de Wolf-Parkinson-White (WPW), es posible identificar la fusión de dos EGM en la zona de la vía accesoria, uno procedente de la vertiente auricular y otro de la ventricular (véase la figura 9), que pueden interpretarse como un solo EGM, fraccionado y prolongado. La aplicación de radiofrecuencia necrosa el tejido accesorio y separa ambos EGM.

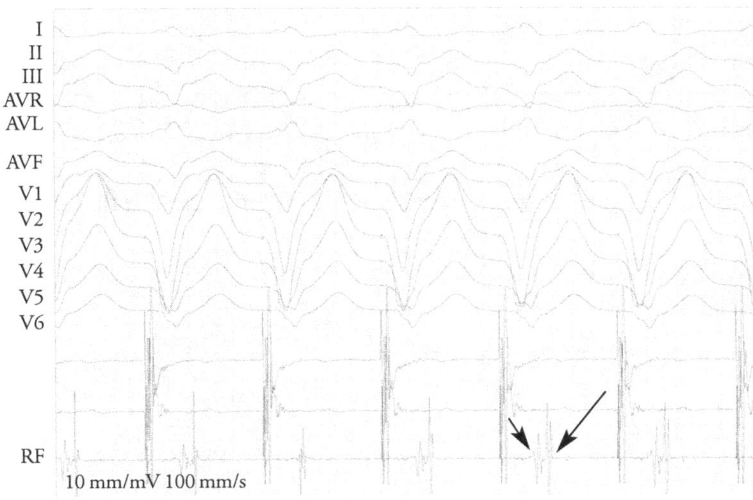

Figura 9
EGM fusionados registrados durante un estudio electrofisiológico de un paciente con síndrome de Wolff-Parkinson-White. El registro de la parte inferior corresponde al catéter de ablación (RF), situado en la vertiente auricular, donde se consiguió ablación efectiva de la vía accesoria. El estudio se practicó durante estimulación ventricular, por lo que el primer EGM corresponde a activación ventricular (punta de flecha) y el segundo a la activación auricular (flecha).

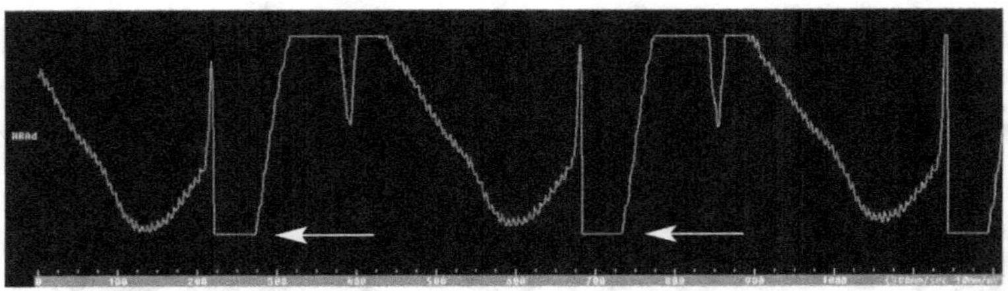

Figura 10
La saturación de la señal (flecha blanca) resulta
de una amplificación excesiva de ésta o de la
estimulación con voltajes elevados.

4.4 Saturación

Los sistemas de análisis permiten procesar señales englobadas en un rango limitado de valores, llamado rango dinámico. En ocasiones, la señal recibida por el polígrafo supera los límites del rango dinámico y la señal se satura. Cuando esto sucede, se amputan los picos y se distorsiona el EGM, lo que oculta y dificulta su interpretación (véase la figura 10). Generalmente, la estimulación con un voltaje elevado o la ganancia del amplificador demasiada elevada son las causas más comunes de la saturación de un EGM.

Conclusiones

En función de la configuración de los polos que componen el EGM, se definen EGM monopolares y bipolares. A pesar de que ambos tienen sus aplicaciones clínicas potenciales, los EGM monopolares tienen numerosas limitaciones, entre las que destaca la contaminación por campo lejano. Los EGM bipolares, por el contrario, reflejan con una precisión mayor la activación local y son ampliamente utilizados, especialmente en corazones patológicos.

Entre la información aportada por los EGM, el tiempo de activación local y la dirección de activación son ideales para ser estudiados con EGM monopolares. El voltaje del EGM bipolar se utiliza especialmente en los mapas electroanatómicos para identificar cicatriz. En los sistemas más comúnmente usados, un voltaje superior a 1,5 mV representa tejido sano, y por debajo de 0,25 mV tejido necrótico; valores intermedios incluyen el tejido viable capaz de ser estimulado.

El fraccionamiento de los EGM, indicativo de activación asincrónica de múltiples haces musculares, suele indicar un sustrato patológico, pero debe considerarse la activación anisotrópica del miocardio.

RECUERDA...

- El punto de máxima pendiente descendiente del EGM monopolar es el parámetro más preciso para la identificación del tiempo de activación local.
- Un EGM monopolar con morfología de QS no asegura estar en el foco de origen de la taquicardia, ya que se registra en un área contigua al foco de origen de aproximadamente 1 cm^2.
- Voltajes por encima de 1,5 mV son indicativos de tejido sano. Voltajes inferiores a 0,25 mV identifican la cicatriz necrótica.
- Los EGM de campo lejano presentan mayor fragmentación, menor amplitud y con deflexiones con menor pendiente.
- La presencia de un doble potencial suele representar línea de bloqueo, lentificación extrema de la conducción, o activación por dos frentes de onda en sentido opuesto.

BIBLIOGRAFÍA

1. Damiano RJ, Blanchard SM, Asano T, *et al.* Effects of distant potentials on unipolar electrograms in an animal model utilizing the right ventricular isolation procedure. J Am Coll Cardiol. 1988; 11: 1100-109.

2. Stevenson WG, Soejima K. Recording techniques for clinical electrophysiology. J Cardiovasc Electrophysiol. 2005; 16: 1017-022.

3. Recurrent ventricular tachycardia. En: Josephson ME, editor. Clinical cardiac electrophysiology. 4th ed. Filadelfia: Lippincott Williams & Wilkins; 2010; 447-642.

4. Spach MS, Kootsey JM. Relating the sodium current and conductance to the shape of transmembrane and extracellular potentials by simulation: effects of propagation boundaries. IEEE Trans Biomed Eng. 1985; 32: 743-55.

5. Cassidy DM, Vassallo JA, Marchlinski FE, *et al.* Endocardial mapping in humans in sinus rhythm with normal left ventricles: activation patterns and characteristics of electrograms. Circulation. 1984; 70: 37-42.

6. Marchlinski FE, Callans DJ, Gottlieb CD, *et al.* Linear ablation lesions for control of unmappable ventricular tachycardia in patients with ischemic and nonischemic cardiomyopathy. Circulation. 2000; 101: 1288-296.

7. Callans DJ, Ren JF, Michele J, *et al.* Electroanatomic left ventricular mapping in the porcine model of healed anterior myocardial infarction. Correlation with intracardiac echocardiography and pathological analysis. Circulation. 1999; 100: 1744-750.

8. Soejima K, Stevenson WG, Maisel WH, *et al.* Electrically unexcitable scar mapping based on pacing threshold for identification of the reentry circuit isthmus: feasibility for guiding ventricular tachycardia ablation. Circulation. 2002; 106: 1678-683.

9. Arenal A, del CS, González-Torrecilla E, *et al.* Tachycardia-related channel in the scar tissue in patients with sustained monomorphic ventricular tachycardias: influence of the voltage scar definition. Circulation. 2004; 110: 2568-574.

10. Cano O, Hutchinson M, Lin D, *et al.* Electroanatomic substrate and ablation outcome for suspected epicardial ventricular tachycardia in left ventricular nonischemic cardiomyopathy. J Am Coll Cardiol. 2009; 54: 799-808.

11. Brunckhorst CB, Delacretaz E, Soejima K, *et al.* Impact of changing activation sequence on bipolar electrogram amplitude for voltage mapping of left ventricular infarcts causing ventricular tachycardia. J Interv Card Electrophysiol. 2005; 12: 137-41.

12. Shah D. Electrophysiological evaluation of pulmonary vein isolation. Europace. 2009; 11: 1423-433.

13. Desjardins B, Morady F, Bogun F. Effect of epicardial fat on electroanatomical mapping and epicardial catheter ablation. J Am Coll Cardiol. 2010; 56: 1320-327.

14. Cassidy DM, Vassallo JA, Buxton AE, *et al.* The value of catheter mapping during sinus rhythm to localize site of origin of ventricular tachycardia. Circulation. 1984; 69: 1103-110.

15. De Bakker JM, Wittkampf FH. The pathophysiologic basis of fractionated and complex electrograms and the impact of recording techniques on their detection and interpretation. Circ Arrhythm Electrophysiol. 2010; 3: 204-13.

16. Jacquemet V, Henriquez CS. Genesis of complex fractionated atrial electrograms in zones of slow conduction: a computer model of microfibrosis. Heart Rhythm. 2009; 6: 803-10.

17. Gardner PI, Ursell PC, Fenoglio JJ Jr, *et al.* Electrophysiologic and anatomic basis for fractionated electrograms recorded from healed myocardial infarcts. Circulation. 1985; 72: 596-611.

18. Dillon SM, Allessie MA, Ursell PC, *et al.* Influences of anisotropic tissue structure on reentrant circuits in the epicardial border zone of subacute canine infarcts. Circ Res. 1988; 63: 182-206.

19. Brunckhorst CB, Stevenson WG, Jackman WM, *et al.* Ventricular mapping during atrial and ventricular pacing. Relationship of multipotential electrograms to ventricular tachycardia reentry circuits after myocardial infarction. Eur Heart J. 2002; 23: 1131-138.

20. Nademanee K, McKenzie J, Kosar E, *et al.* A new approach for catheter ablation of atrial fibrillation: mapping of the electrophysiologic substrate. J Am Coll Cardiol. 2004; 43: 2044-053.

21. Gerstenfeld EP, Gojraty S, Valles H, *et al.* Abstract 1034: Complex fractionated atrial electrograms are often due to wavefront collision or functional block rather than focal triggers in a canine model of atrial fibrillation. Circulation. 2008; 118: S-640.

22. Yamabe H, Morihisa K, Tanaka Y, *et al.* Abstract 1035: Analysis of the mechanisms responsible for the genesis of the complex fractionated atrial electrogram during atrial fibrillation using 3d non-contact mapping system. Circulation. 2008; 118: S.

23. Verma A, Wulffhart Z, Beardsall M, *et al.* Spatial and temporal stability of complex fractio-

nated electrograms in patients with persistent atrial fibrillation over longer time periods: relationship to local electrogram cycle length. Heart Rhythm. 2008; 5: 1127-133.

24. Roux JF, Gojraty S, Bala R, *et al.* Effect of pulmonary vein isolation on the distribution of complex fractionated electrograms in humans. Heart Rhythm. 2009; 6: 156-60.

25. Aliot EM, Stevenson WG, Almendral-Garrote JM, *et al.* EHRA/HRS Expert Consensus on Catheter Ablation of Ventricular Arrhythmias: developed in a partnership with the European Heart Rhythm Association (EHRA), a Registered Branch of the European Society of Cardiology (ESC), and the Heart Rhythm Society (HRS); in collaboration with the American College of Cardiology (ACC) and the American Heart Association (AHA). Europace. 2009; 11: 771-817.

26. Cosio FG, Arribas F, Barbero JM, *et al.* Validation of double-spike electrograms as markers of conduction delay or block in atrial flutter. Am J Cardiol. 1988; 61: 775-80.

27. Jais P, Hocini M, O'Neill MD, *et al.* How to perform linear lesions. Heart Rhythm. 2007; 4: 803-09.

Capítulo 2

Estudio electrofisiológico: conceptos básicos

P. Berne,[1] J. M.ª Tolosana[2]

Hospital Clínic de Barcelona
[1] pmberne@clinic.ub.es
[2] tolosana@clinic.ub.es

Introducción

El estudio electrofisiológico (EEF) es una técnica invasiva que se basa en el registro y análisis de las señales eléctricas intracardíacas espontáneas (los electrogramas intracavitarios), y la estimulación cardíaca desde diferentes puntos del corazón; tiene por objeto la evaluación de la función del sistema específico de conducción cardíaca (nodo sinusal, nodo auriculoventricular [AV] y sistema de His-Purkinje), así como el estudio de las características de un amplio espectro de arritmias cardíacas, mediante el mapeo de la localización de focos arrítmicos para potenciales ablaciones y la evaluación de la eficacia de diferentes fármacos antiarrítmicos para su tratamiento.

1 Laboratorio de electrofisiología

El laboratorio de electrofisiología consta de dos tipos de equipamiento: el equipamiento común a todas las salas de cateterización cardíaca (que incluye una unidad de fluoroscopia, una mesa de radioscopia, monitores cardíacos, instrumental para realizar accesos vasculares y equipo de emergencia), y equipamiento específico para la realización del EEF, como los electrocatéteres, el polígrafo (que cumple la función de registrar y grabar los impulsos cardíacos espontáneos, y que también funciona como estimulador externo programable) o interfases para conectar dichos electrocatéteres al polígrafo. La figura 1 muestra la disposición de los equipos en una sala de EEF.

Para la realización del EEF deben insertarse electrocatéteres a través de accesos vasculares, habitualmente venosos —más raramente arteriales— y situarlos en diversas localizaciones dentro del corazón. Los electrocatéteres están formados por cables aislados, que se conectan a electrodos en el extremo distal del catéter. Cuando el catéter está colocado dentro del corazón, los electrodos están en contacto íntimo con la superficie endocárdica y pueden utilizarse tanto para registrar las señales eléctricas cardíacas espontáneas, como para estimular el corazón. El electrocatéter utilizado con más frecuencia en los EEF es el electrocatéter tetrapolar (véase la figura 2).

El polígrafo es una unidad especializada de registro y estimulación. Registra la información eléctrica recogida por electrodos de superficie (electrocardiograma [ECG]) y por los

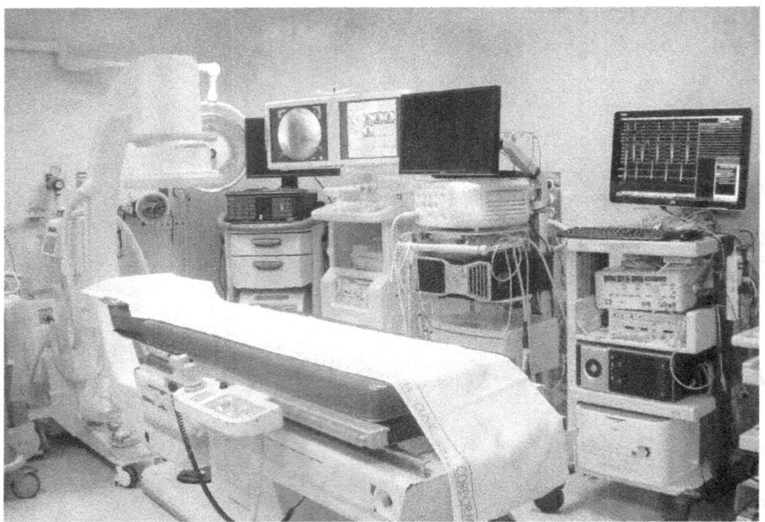

Figura 1
Equipamiento de la sala de electrofisiología.

electrocatéteres, la filtra y la muestra en tiempo real, lo que permite su almacenamiento (habitualmente en formato digital) para su posterior análisis. Cuenta con numerosos canales que reflejan las derivaciones de superficie (habitualmente las 12 del ECG convencional), así como las múltiples derivaciones intracardíacas provenientes de los electrocatéteres. También es un estimulador o marcapasos externo, que tiene la capacidad de introducir secuencias complejas de latidos estimulados, con una precisión de 10 ms. Puede sincronizar la estimulación con el ritmo intrínseco cardíaco y estimular múltiples sitios intracardíacos de manera simultánea.

La caja de conexiones permite al personal del laboratorio controlar las conexiones de los electrocatéteres a los diferentes dispositivos, ordenando múltiples pares de electrodos de múltiples catéteres para registro y estimulación.

2 Realización del estudio electrofisiológico

2.1 Preparación del paciente

Todos los pacientes que vayan a someterse a un EEF deberán recibir explicaciones claras sobre el propósito y la naturaleza del procedimiento, así como de los potenciales beneficios y riesgos de éste, y deben haber firmado un consentimiento informado previo al estudio.

Idealmente, el EEF debe realizarse con el paciente en estado basal: todos los fármacos no esenciales deben suspenderse (especialmente los antiarrítmicos), el paciente debe estar compensado en caso de isquemia cardíaca, insuficiencia cardíaca o trastornos del medio interno, y debe controlarse la ansiedad excesiva (que determina un tono simpático elevado).

2.2 Inserción y posicionamiento de los catéteres-electrodos

El paciente es llevado al laboratorio de EEF en ayunas, y los sitios donde se realizará la cateterización deben prepararse mediante rasurado y antisepsia. La mayoría de los EEF se realiza desde el lado venoso del sistema cardiovascular, evitando la necesidad de cateterizar el sistema arterial. En condiciones estériles y tras infiltrar la piel con anestesia local, los catéteres se insertan por vía percutánea mediante la técnica de Seldinger modificada. Sólo de manera excepcional los pacientes requieren anestesia general para la realización de un EEF; sin embargo, algunas veces se requiere premedicación con benzodiazepinas en pacientes extremadamente ansiosos. La mayoría de las veces los catéteres se insertan en las venas femorales (se pueden insertar dos catéteres con seguridad en una misma vena). Se utilizan accesos vasculares

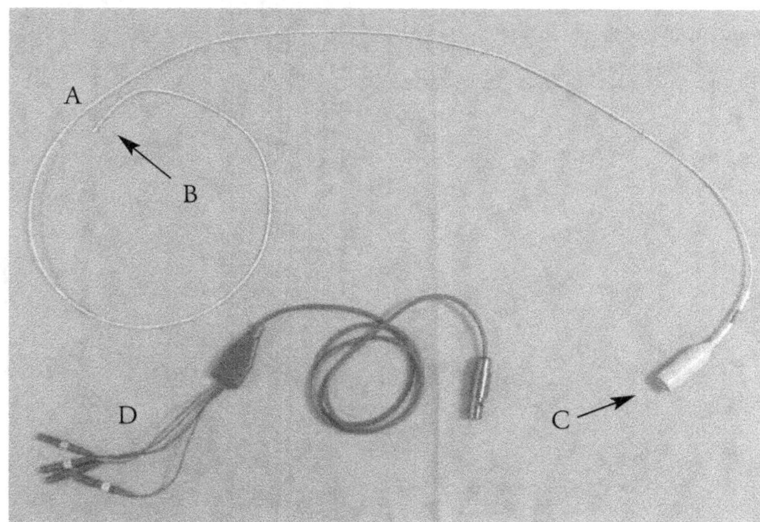

Figura 2
Electrocatéter tetrapolar (A); en su extremo
distal se observan los cuatro electrodos
(B). El extremo proximal del electrocatéter
(C) transmite los electrogramas intracavitarios
hacia el polígrafo a través
de las conexiones (D).

superiores (vía subclavia, vía yugular, vía braquial) en caso de estudios más complejos que requieren múltiples catéteres; cuando hay contraindicación para la utilización de la vía femoral; cuando se planea colocar un catéter en una posición fija hasta el fin del procedimiento, y también cuando la colocación del catéter sea más fácil desde las extremidades superiores (por ejemplo, cuando se desea cateterizar el seno coronario). En caso de que se requiera el acceso al ventrículo izquierdo, el abordaje utilizado con más frecuencia es la arteria femoral (vía retrógrada). En muchos laboratorios se realiza una monitorización invasiva continua de la presión arterial.

Bajo guía fluoroscópica los catéteres se colocan en diversas posiciones intracardíacas. Para un estudio diagnóstico, generalmente se coloca un catéter en la aurícula derecha alta y un segundo catéter en la posición del haz de His. Más tarde uno de esos catéteres puede posicionarse en el ventrículo derecho si se desea realizar estimulación ventricular. Para el estudio de arritmias supraventriculares, habitualmente se colocan catéteres adicionales en el ventrículo derecho y en el seno coronario (lo que permite, por tanto, tomar registros de las cuatro principales cámaras cardíacas y del haz de His).

En la aurícula derecha, los catéteres habitualmente se sitúan en la orejuela o en la pared lateral alta, cerca de la unión con la vena cava superior. Esta última posición está próxima al nodo sinusal y su estimulación genera ondas P con una morfología similar a la de los latidos sinusales normales (véase la figura 3).

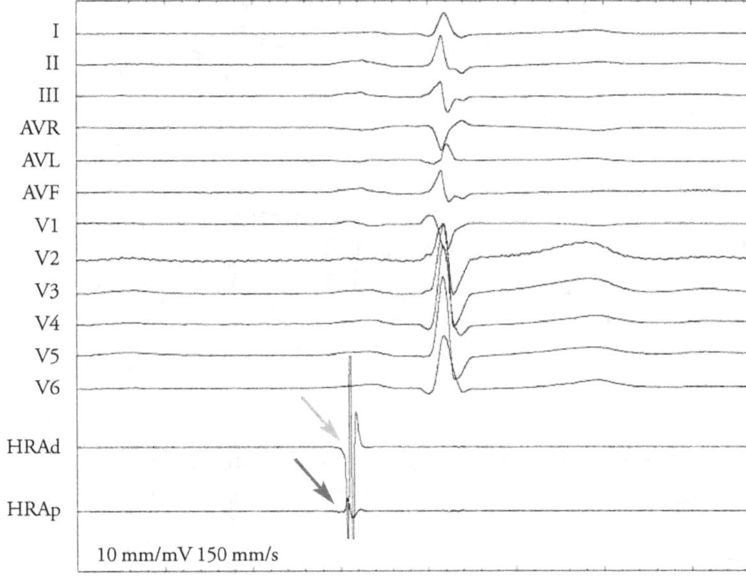

Figura 3 (véase figura a color en Apéndice
de ilustraciones, pág. 206)

Electrograma bipolar de aurícula derecha
registrado con un electrocatéter tetrapolar.
Flecha verde: bipolo distal. Flecha azul: bipolo
proximal.

HRAd: electrograma de aurícula derecha alta (bipolo distal); HRAp: electrograma de aurícula derecha alta (bipolo proximal).

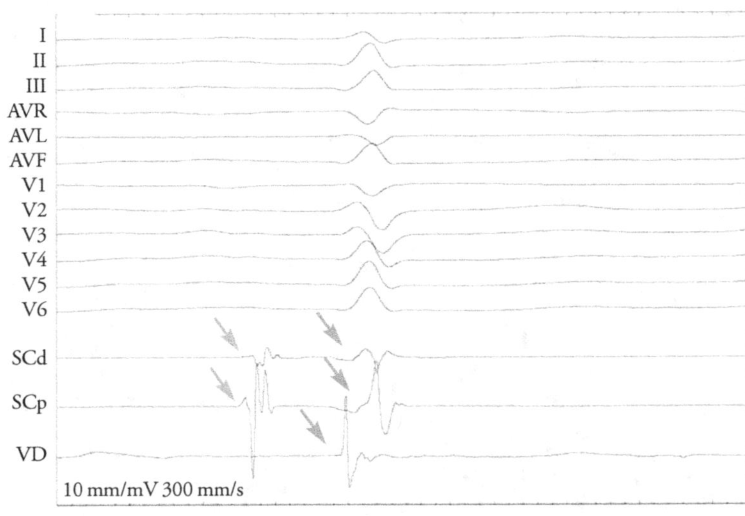

Figura 4
Electrogramas bipolares de seno coronario y ventrículo derecho. Las flechas verdes señalan el potencial auricular y las flechas rojas, el potencial ventricular.

SCd: seno coronario distal; SCp: seno coronario proximal; D: ventrículo derecho.

La estimulación y el registro desde la aurícula izquierda generalmente se realizan mediante la inserción de un electrocatéter dentro del seno coronario. La boca del seno coronario está localizada en posición posterior e inferior respecto a la válvula tricúspide, y se canaliza más fácilmente desde un abordaje superior. Dado que el seno coronario se localiza en el surco AV izquierdo (entre la aurícula y el ventrículo izquierdos), cuando el catéter se posiciona dentro del seno coronario se registran electrogramas de ambas cámaras (véase la figura 4). Estimulando desde el seno coronario se logra capturar fácilmente la aurícula izquierda (es más raro lograr captura ventricular izquierda estimulando desde esta posición). Aunque un foramen oval permeable a veces permite la entrada directa a la aurícula izquierda, se prefiere utilizar el seno coronario para evitar la posibilidad de causar una embolia sistémica. Los electrocatéteres que se colocan en el ventrículo derecho suelen situarse en el ápex para el registro, y en el ápex o el tracto de salida del ventrículo derecho para estimulación. La colocación de electrocatéteres en el ventrículo izquierdo no forma parte del EEF estándar. Cuando es necesario hacerlo (por ejemplo, cuando el procedimiento de ablación requiere acceso al ventrículo izquierdo o la aurícula izquierda), el acceso vascular se realiza a través de una de las arterias femorales; también puede accederse al lado izquierdo del corazón mediante punción transeptal desde la aurícula izquierda.

2.3 Protocolo electrofisiológico básico

El protocolo utilizado en el EEF varía de acuerdo con el tipo específico de procedimiento que se esté realizando; pero la mayoría de los EEF siguen el mismo esquema:

1. Medidas de los intervalos de conducción basales.
2. Estimulación auricular:

    a) Evaluación de la automaticidad y la conductividad del nodo sinusal.
    b) Evaluación de la conductividad y refractariedad del nodo AV.
    c) Evaluación de la conductividad y refractariedad del sistema de His-Purkinje.
    d) Inducción de arritmias auriculares.

3. Estimulación ventricular:

    a) Evaluación de la conducción retrógrada (conducción ventriculoauricular).
    b) Inducción de arritmias ventriculares.

4. Test con fármacos.

3   Evaluación de las propiedades electrofisiológicas del corazón

Mediante el registro y la estimulación desde electrocatéteres, se pueden evaluar las propiedades electrofisiológicas fundamentales del corazón (a saber, la velocidad de conducción, la automaticidad y los períodos refractarios).

3.1   *Velocidad de conducción-medida de los intervalos de conducción basales*

Las células miocárdicas son excitables, es decir, cuando son estimuladas eléctrica o mecánicamente su potencial transmembrana puede sufrir modificaciones. También poseen la propiedad de la conductividad (la capacidad de transmitir a las células que las rodean el estímulo que las excitan). La velocidad de conducción es la velocidad con la que un impulso eléctrico es conducido a través del corazón y se relaciona con la pendiente de la fase de despolarización (fase 0) del potencial de acción cardíaco. Se pueden evaluar las velocidades de conducción del impulso eléctrico cardíaco a través de las diferentes estructuras que componen el sistema específico de conducción mediante el registro de los potenciales intracardíacos en distintas áreas. Esto se denomina determinación de intervalos de conducción basales.

El mejor ejemplo de medida de la velocidad de conducción por medio de los electrogramas intracardíacos es la medida del electrograma del haz de His, que contiene señales de todas las estructuras críticas del sistema AV de conducción. La figura 5 representa el electrograma del haz de His de un paciente en ritmo sinusal normal. Tal como puede observarse, el electrograma del haz de His contiene tres deflexiones bipolares principales. La primera deflexión se denomina «onda A», y representa la despolarización del tejido de la aurícula derecha baja, cuando el impulso entra en el nodo AV. Dado que la despolarización del nodo AV es lenta, no se generan señales de alta frecuencia, y el pasaje del impulso a través de éste no produce una deflexión sobre el electrograma del haz de His. La conducción rápida del impulso a lo largo del haz de His da lugar a una nueva deflexión rápida que se observa en el electrograma, denominada «potencial H». Luego, el impulso pasa distalmente a través de las ramas del haz de His, se dirige hacia el sistema de Purkinje y despolariza el miocardio ventricular. La despolarización del miocardio en las zonas aledañas a los electrodos produce la onda V del electrograma del haz de His.

Analizando las deflexiones en el electrograma de His, se pueden deducir las propiedades de conducción de las estructuras principales del sistema de conducción AV. El intervalo de conducción comprendido entre el comienzo de la onda A hasta el comienzo del potencial H (intervalo A-H) representa el tiempo de conducción a través del nodo AV (normalmente comprendido entre 50 y 120 ms). El intervalo comprendido entre el comienzo de la deflexión H hasta el comienzo del QRS de superficie (el intervalo H-V) representa el tiempo de conducción intraventricular (desde la porción proximal del haz de His hasta el inicio de la despolarización ventricular a través del sistema de His-Purkinje), que mide normalmente entre 35 y 55 ms.

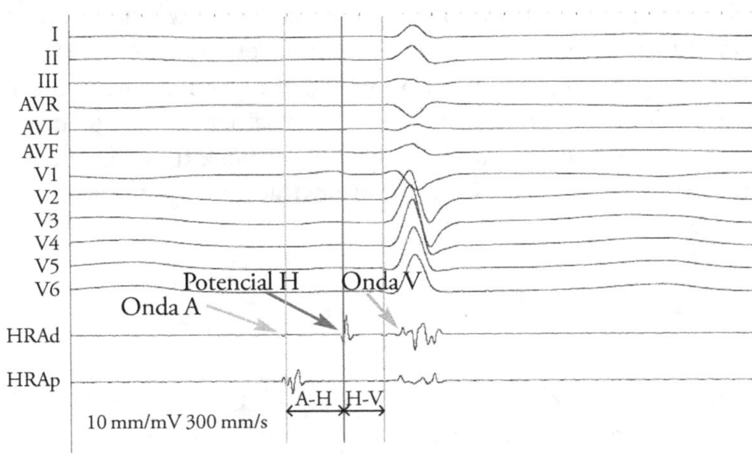

Figura 5
Electrograma del haz de His registrado con un catéter tetrapolar, que muestra la onda A, el potencial H y la onda V (flechas), y la medición de los intervalos A-H y H-V.

HRAd: electrograma de aurícula derecha alta (bipolo distal); HRAp: electrograma de aurícula derecha alta (bipolo proximal).

Los intervalos A-H y H-V son dos de los intervalos de conducción básicos medidos al comienzo del EEF. Otros intervalos de conducción básicos incluyen la longitud de ciclo cardíaco basal, la duración del QRS, el intervalo PR y el intervalo de conducción intraauricular. La longitud de ciclo basal es el intervalo entre impulsos auriculares sucesivos medidos en el catéter de aurícula derecha (con el objeto de determinar la frecuencia basal de despolarización del nodo sinusal). El intervalo PR se mide en las derivaciones del ECG de superficie y se define como el intervalo comprendido entre el comienzo de la onda P y el comienzo del complejo QRS. La duración del complejo QRS también se mide en las derivaciones de superficie. El intervalo de conducción intraauricular (o intervalo P-A) se aproxima al tiempo de conducción desde el nodo sinusal hasta el nodo AV, y se mide desde el comienzo de la onda P en el ECG de superficie hasta la onda A del electrograma del haz de His (valores normales entre 25 y 45 ms). Nótese que el intervalo PR está compuesto por la suma del intervalo de conducción intraauricular, el intervalo A-H, y el intervalo H-V.

Dependiendo del tipo de EEF que se esté realizando y del tipo de información que se requiera, se pueden medir otros intervalos de conducción, por ejemplo los intervalos de conducción retrógrada (desde el ventrículo a la aurícula).

3.2 Estimulación cardíaca

Para realizar estimulación cardíaca, un pulso de corriente eléctrica es conducido a través del electrocatéter desde el polígrafo hasta la superficie intracardíaca, donde provoca la despolarización de las células cardíacas cercanas a los electrodos. Esta despolarización celular regional es entonces propagada a través del corazón, donde genera un latido cardíaco. Mediante la manipulación de los electrocatéteres es posible estimular el corazón desde casi cualquier localización intracardíaca.

Se denomina «estimulación programada» a la estimulación cardíaca que se realiza durante el EEF, introduciendo estímulos eléctricos prematuros emitidos en patrones predeterminados y a intervalos precisos de tiempo, con el objeto de estudiar las propiedades eléctricas cardíacas. La estimulación cardíaca permite evaluar la automaticidad de diversos focos, estudiar la presencia y las características de los circuitos reentrantes, medir los períodos refractarios del tejido cardíaco, así como evaluar sus propiedades de conducción y el patrón de activación miocárdico.

La estimulación programada se realiza habitualmente mediante dos técnicas: estimulación incremental y estimulación con extraestímulos. La estimulación incremental consiste en introducir un tren de impulsos estimulados a una longitud de ciclo fija (se llama longitud de ciclo a la duración de tiempo, expresada en milisegundos, entre dos latidos cardíacos sensados o estimulados). La duración del tren de impulsos incremental es variable: desde pocos latidos a varios minutos (véase la figura 6A).

La estimulación con extraestímulos consiste en introducir uno o más impulsos prematuros, cada uno con un intervalo específico de acoplamiento (se denomina «intervalo de acoplamiento» al tiempo entre el último impulso normal y el extraestímulo y también se mide en milisegundos). El primer extraestímulo se introduce a un intervalo de acoplamiento en relación con un impulso cardíaco intrínseco o con el último de un corto tren de impulsos incrementales estimulados (este tren está habitualmente compuesto por ocho latidos). La nomenclatura usada para la técnica de extraestímulos es la siguiente: el S1 (estímulo 1) se usa para impulsos incrementales estimulados o para el latido intrínseco al cual se acoplará el primer extraestímulo; S2 se usa para el primer extraestímulo programado; S3 es el segundo extraestímulo programado, y así sucesivamente (véase la figura 6B).

3.2.1 Automatismo

El automatismo, una propiedad electrofisiológica que poseen algunas de las células miocárdicas, consiste en la capacidad para generar de manera espontánea y cíclica un estímulo que las

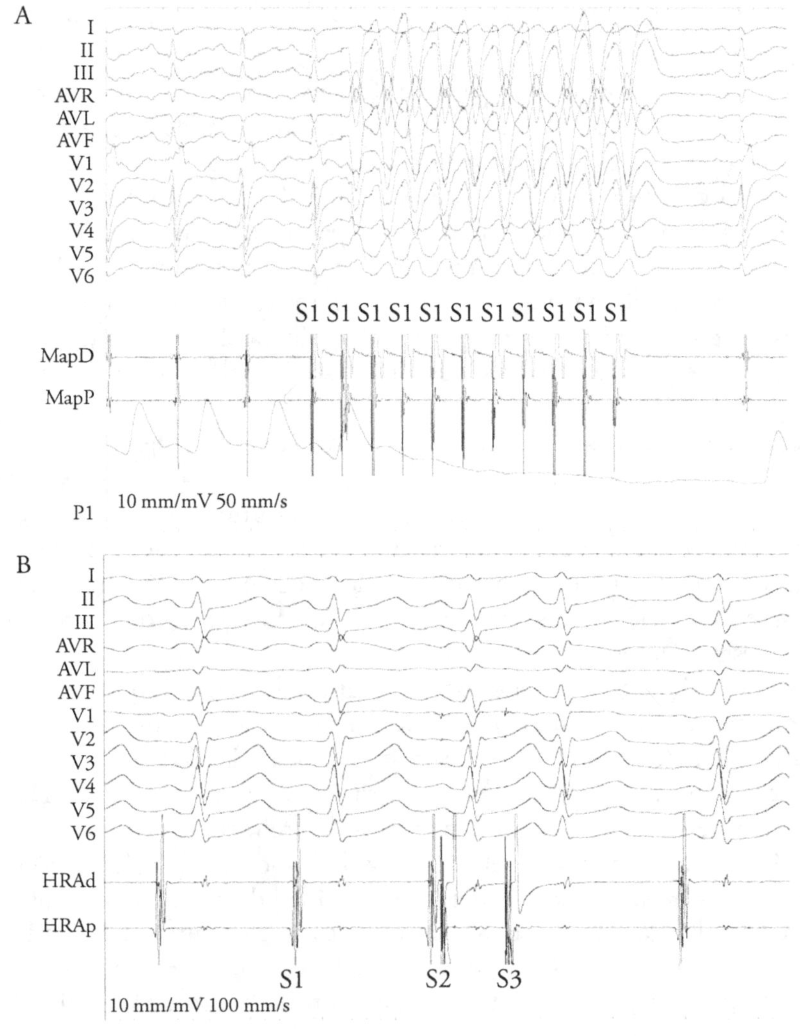

Figura 6
Estimulación programada.

A. Estimulación incremental en el ventrículo derecho con un tren de 11 estímulos (S1). El intervalo entre los estímulos es constante (300 ms).

B. Estimulación auricular con extraestímulos.

S1: latido intrínseco al que se acopla el primer extraestímulo; S2: primer extraestímulo programado; S3: segundo extraestímulo programado; HRAd: electrograma de aurícula derecha alta (bipolo distal); HRAp: electrograma de aurícula derecha alta (bipolo proximal).

excite. Las células del sistema específico de conducción cardíaco presentan esta propiedad, y el nodo sinusal es el marcapasos efectivo, porque su frecuencia de despolarización espontánea es mayor que la del resto de las células miocárdicas automáticas.

La automaticidad normal del nodo sinusal puede evaluarse mediante estimulación programada. Cuando un foco automático es estimulado a una frecuencia superior a su propia frecuencia de descarga, se produce hiperactividad de la bomba de sodio-potasio e hiperpolarización de la membrana celular. Esto hace que el máximo potencial diastólico de las células se aleje del potencial umbral. Cuando la sobreestimulación se detiene se produce una pausa que refleja el tiempo que el potencial diastólico máximo de este foco automático (ahora más negativo que lo habitual) tarda en alcanzar el potencial umbral y despolarizarse espontáneamente. La pausa inducida en un foco automático por sobreestimulación temporal se llama «supresión por sobreestimulación».

4 Períodos refractarios

El concepto de período refractario celular es el período de tiempo posterior a la despolarización durante el cual una célula no puede despolarizarse nuevamente y se relaciona con la duración del potencial de acción. Este período refractario celular no puede medirse en los laboratorios de EEF, por lo que se han definido conceptos que permiten una aproximación a esta medida.

El período refractario efectivo (PRE) de un tejido es el intervalo de acoplamiento más largo al que un impulso prematuro falla en propagarse en dicho tejido. El PRE se refiere al último estímulo prematuro bloqueado (si el impulso prematuro fuese más tardío, el tejido se recuperaría y el impulso se propagaría). El fin del PRE ocurre en algún momento durante el final de la fase 3 del potencial de acción cardíaco.

La recuperación de la refractariedad es un proceso gradual. Como se ha mencionado previamente, el fin del PRE ocurre durante la fase 3 del potencial de acción, antes de que la célula esté completamente repolarizada (esto es, antes del comienzo de la fase 4). Si una célula cardíaca es estimulada después del fin del PRE pero antes de que la célula esté completamente repolarizada, el resultante potencial de acción tiene una fase de despolarización más lenta (fase 0) y, por lo tanto, se propaga con una velocidad de conducción menor. El período desde el fin del PRE hasta el comienzo de la fase 4 se llama «período refractario relativo» (PRR). Formalmente, el PRR de un tejido es el intervalo de acoplamiento más largo para el cual un impulso prematuro resulta en conducción enlentecida a través de este tejido. Al final del PRR, el tejido está completamente recuperado.

Los PRE y los PRR pueden, en alguna medida, relacionarse con la duración del potencial de acción cardíaco.

Por último, el período refractario funcional (PRF) de un tejido es el mínimo intervalo de tiempo posible entre dos impulsos que pueden ser conducidos a través de este tejido. El PRF de un tejido es una medida tanto de refractariedad como de velocidad de conducción en dicho tejido, dos propiedades íntimamente asociadas a la medida de los intervalos de conducción. El PRF es la manera de cuantificar esta relación.

Los períodos refractarios del miocardio están afectados por la longitud de ciclo con que son estimulados (tanto del ritmo espontáneo como estimulado). Para la mayoría de los tejidos cardíacos, cuanto más corta sea la longitud de ciclo (esto es, cuanto mayor sea la frecuencia cardíaca), menor será el período refractario. La excepción a esta regla general la constituye el nodo AV, en el cual la estimulación a longitudes de ciclo más cortas es seguida por períodos refractarios más largos.

El tono autonómico también afecta los períodos refractarios y la velocidad de conducción en el miocardio. Un incremento del tono simpático aumenta la velocidad de conducción y disminuye los períodos refractarios en el corazón. Un incremento del tono parasimpático disminuye la velocidad de conducción e incrementa los períodos refractarios. Dado que el nodo AV es más rico en inervación parasimpática que el resto del corazón, el tono parasimpático tiene un efecto mayor en esta zona.

5 Evaluación de las arritmias reentrantes

La capacidad de poderse inducir y terminar arritmias reentrantes las hace susceptibles de un estudio detallado. En consecuencia, el EEF se ha vuelto de vital importancia en la evaluación y tratamiento de estas arritmias. Aunque las técnicas utilizadas para evaluar los diferentes tipos de

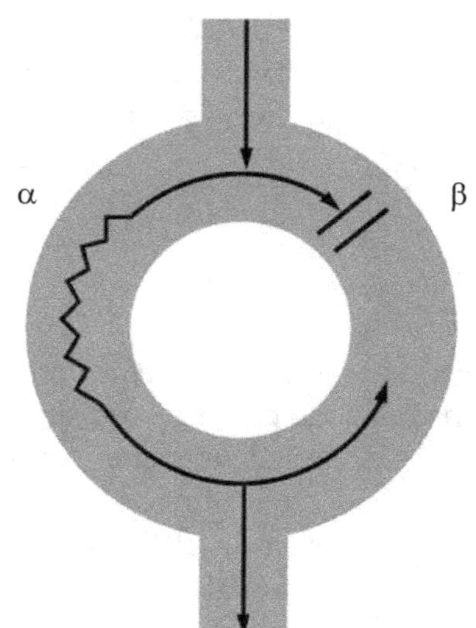

Figura 7

Mecanismo de reentrada. Un impulso prematuro encuentra la vía β durante el PRE y se bloquea su conducción anterógrada. El mismo impulso alcanza la vía α durante el PRR, y es conducida a través de la misma de manera lenta, lo que permite que la vía β se recupere y acepte el impulso prematuro en dirección retrógrada, con lo que se establece la reentrada.

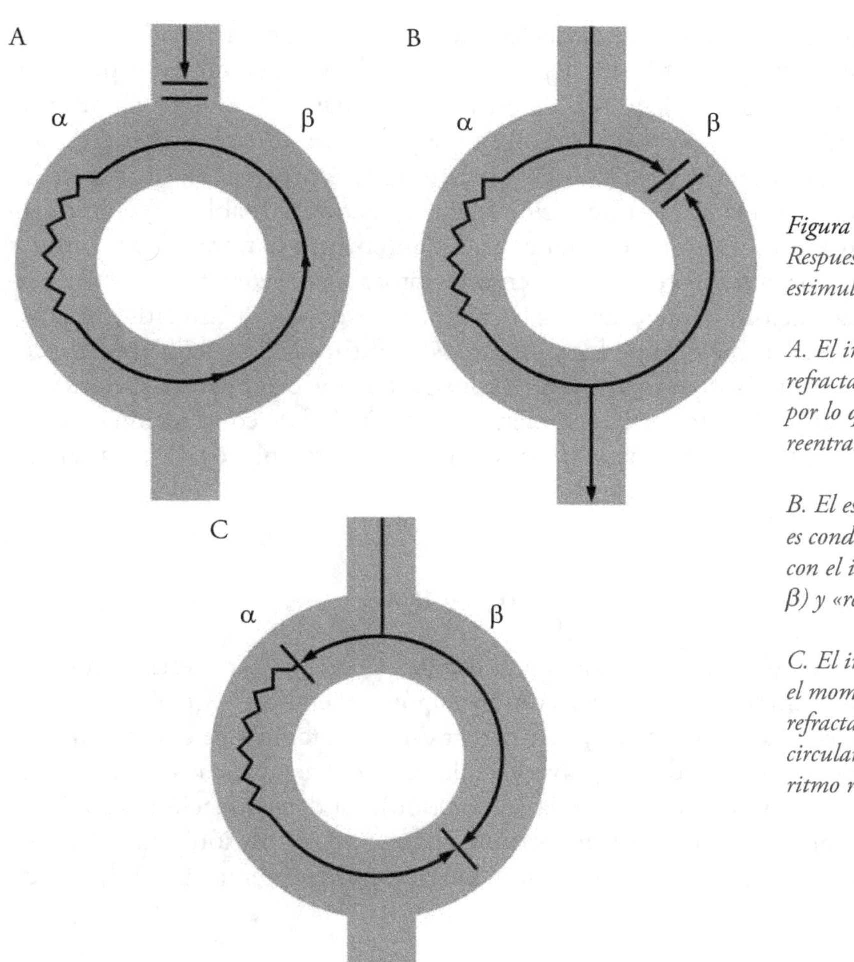

Figura 8
Respuesta de una taquicardia reentrante a la estimulación programada.

A. El impulso prematuro encuentra tejido refractario, que impide su entrada en el circuito, por lo que el latido prematuro no afecta el ritmo reentrante.

B. El estímulo prematuro entra en el circuito y es conducido por la vía lenta (vía α), chocando con el impulso reentrante en la vía rápida (vía β) y «reseteando» el ritmo reentrante.

C. El impulso prematuro entra en el circuito en el momento exacto en que la vía α se encuentra refractaria y choca con el frente de onda circulante en la vía β, haciendo que termine el ritmo reentrante.

arritmias reentrantes varía (y se discutirá en detalle en los siguientes capítulos), los principios de la evaluación electrofisiológica de todos los tipos de arritmias reentrantes son los mismos.

5.1   Estimulación programada en arritmias reentrantes

El sello distintivo de las arritmias reentrantes es la habilidad para inducir y terminar la arritmia con técnicas de estimulación programada. En la figura 7 se expone el principio básico en el que se basa la inducción de las arritmias reentrantes. Un impulso estimulado prematuro entra en el circuito reentrante con un intervalo crítico, cuando la vía β está todavía refractaria *a posteriori* del paso del previo impulso (esto es, el impulso prematuro llega a la vía durante el PRE de la vía β) pero después del PRE de la vía α, que acepta el paso del estímulo prematuro. Obsérvese que si el impulso entra en la vía α durante el PRR, el impulso se conduciría lentamente por ésta. Dado que existe conducción lenta por la vía α, la vía β tiene tiempo de recuperarse y aceptar el impulso prematuro en dirección retrógrada, con lo que se establece la reentrada.

Una vez una arritmia reentrante se ha establecido, la introducción de estímulos prematuros en el circuito puede tener tres resultados (véase la figura 8). El impulso prematuro puede encontrar tejido refractario, que impide su entrada en el circuito (véase la figura 8A). En este caso, el latido prematuro no afecta el ritmo reentrante. El estímulo prematuro también puede entrar en el circuito y ser conducido a lo largo de la vía lenta (vía α), pero chocar con el impulso reentrante en la vía rápida (véase la figura 8B). En este caso, el impulso estimulado «resetea» el ritmo reentrante. Finalmente, el impulso prematuro puede entrar en el circuito en el momento exacto en que la vía α se encuentra refractaria y chocar con el frente de onda circulante en la vía β (véase la figura 8C). En este último caso, termina el ritmo reentrante.

Un impulso estimulado debe llegar al circuito reentrante en un momento crítico para gatillar o cortar una arritmia. La habilidad para llegar a tal momento crítico depende de varios factores, incluyendo la distancia del electrodo de estimulación hasta el circuito reentrante, así como la refractariedad y la velocidad de conducción en el tejido que se encuentra entre el catéter y el circuito. Si el catéter está alejado del circuito reentrante, y el tejido que interviene tiene períodos refractarios largos y conducción lenta, es menos probable que el impulso estimulado alcance el circuito reentrante de manera suficientemente temprana para inducir o terminar una arritmia. Por esta razón, generalmente los protocolos de estimulación se realizan en más de una localización, para aumentar las chances de encontrar un sitio más cercano al circuito reentrante. La mayoría de los protocolos de estimulación requieren el acoplamiento de tres o cuatro impulsos prematuros. Los consiguientes acortamientos de longitud de ciclo reducen los períodos refractarios e incrementan la velocidad de conducción en el tejido interviniente, dando a los subsecuentes impulsos una mayor chance de alcanzar el circuito reentrante.

5.2 Registro de electrogramas durante arritmias reentrantes

El registro de los electrogramas durante arritmias reentrantes permite la caracterización de las vías de grandes circuitos reentrantes o mapear la localización general de pequeños circuitos reentrantes. El patrón de activación auricular y ventricular durante taquicardia es especialmente útil en la evaluación de las taquicardias supraventriculares y ventriculares, respectivamente (y muchas veces lleva al diagnóstico de la arritmia en cuestión). La determinación del sitio de activación más precoz durante una taquiarritmia permite deducir la localización general del circuito reentrante. Y mediante el mapeo del patrón de activación puede intentarse la ablación de circuitos reentrantes.

5.3 Efectos de las maniobras autonómicas, fármacos antiarrítmicos y estimulación en arritmias reentrantes

Mediante la manipulación del tono autonómico y la reevaluación de la inducibilidad de las arritmias, puede determinarse si las arritmias reentrantes son dependientes del tono autonómico. En el caso de arritmias supraventriculares, que la reentrada dependa del tono autonómico suele sugerir que el nodo AV forma parte del circuito reentrante. La infusión de fármacos con efecto simpaticomimético se utiliza con frecuencia, en caso de que las arritmias reentrantes no sean inducibles mediante estimulación programada en condiciones basales.

Asimismo, el efecto de los fármacos antiarrítmicos sobre las arritmias reentrantes puede evaluarse en el laboratorio de EEF. Los fármacos pueden mejorar, exacerbar o no afectar los circuitos reentrantes. La estimulación programada ofrece una forma de predecir el efecto de un fármaco sobre un circuito reentrante antes de asignar un tratamiento a largo plazo a un paciente con este fármaco. Idealmente, si un medicamento tiene un efecto favorable sobre un circuito reentrante, volverá no inducible una arritmia que previamente lo era.

El estudio de las arritmias ventriculares inducibles también permite evaluar la indicación de implante de desfibriladores automáticos implantables (DAI) para el tratamiento de arritmias espontáneas, y para ayudar a programar los tratamientos antitaquicardia. Teniendo en cuenta numerosos factores (el número de arritmias inducidas, sus respectivas longitudes de ciclo, las secuencias de estimulación que fueron capaces de revertirlas a ritmo sinusal, si la estimulación transformaba una arritmia compensada hemodinámicamente en otra con descompensación hemodinámica, el efecto de diferentes fármacos sobre la frecuencia, la morfología y la reversión de las arritmias, la existencia de ritmos benignos capaces de ser confundidos con taquiarritmias que requieran tratamiento por el DAI, etc.) y adecuando la programación del dispositivo a cada paciente, se obtiene el mayor rendimiento terapéutico, con la menor tasa de complicaciones. Mucha de esta información puede obtenerse durante el curso del EEF.

6 Complicaciones del estudio electrofisiológico

El EEF es una forma de cateterización cardíaca y necesariamente presenta los riesgos cualitativos de dicha intervención. Éstos incluyen perforación cardíaca, hemorragia, tromboembolia, flebitis e infección. Dado que las complicaciones más frecuentes de los cateterismos cardíacos son secundarias a lesiones del árbol arterial, y como la mayoría de los EEF no requieren punción arterial, el riesgo estadístico de daño vascular grave es sustancialmente menor con el EEF. En la mayoría de los laboratorios, el riesgo acumulado de tromboembolia o flebitis, bacteriemia o bien hemorragia que requiera transfusión es bastante inferior al 1 %.

El riesgo de muerte durante un EEF es cercano a cero. Las arritmias ventriculares reentrantes inducidas en los laboratorios de EEF se hacen en condiciones controladas, y dado que se realizan esfuerzos inmediatos destinados a revertir las arritmias hemodinámicamente inestables, éstas son fácilmente revertidas a ritmo sinusal. En la mayoría de los laboratorios el promedio de tiempo que un paciente permanece en taquicardia ventricular inducida es menor a 30 s. Sólo una minoría de los pacientes con taquicardias ventriculares inducibles requieren cardioversión eléctrica para su finalización, y la necesidad de aplicar maniobras de reanimación cardiopulmonar avanzadas es extremadamente rara.

RECUERDA...

- El EEF es un estudio invasivo de la actividad eléctrica cardíaca, basado en el registro de la actividad eléctrica cardíaca espontánea y en la estimulación programada en diferentes sitios del corazón.
- El EEF permite definir las características del sistema específico de conducción y de las diferentes arritmias cardíacas, así como su respuesta a maniobras autonómicas y fármacos antiarrítmicos.
- El equipo específico para realizar un EEF está compuesto por el polígrafo y por electrocatéteres.
- La colocación de los electrocatéteres a través de accesos vasculares en diferentes zonas del corazón permite el registro de electrogramas intracardíacos, la medición de diversos intervalos de conducción y la estimulación programada (incremental y con extraestímulos).
- Las complicaciones son poco frecuentes (el riesgo acumulado de tromboembolia, flebitis, bacteriemia o hemorragia que requiera transfusión es inferior al 1 %).

Agradecimientos

Los autores desean agradecer a Nicolás Berne y a Nuria López Iglesias por su colaboración en la preparación de las imágenes de este capítulo.

BIBLIOGRAFÍA

1. Josephson ME. Electrophysiologic investigation. Technical aspects. En: Clinical cardiac electrophysiology: techniques and interpretation, 3.ª ed. Filadelfia: Lippincott Williams & Wilkins; 2002.

2. García-Civera R. Los registros intracavitarios. En: Electrofisiología cardíaca clínica y ablación. 2.ª ed. Madrid: McGraw-Hill Interamericana; 1999; 47-51.

3. García-Civera R. Estimulación eléctrica programada del corazón. En: Electrofisiología cardíaca clínica y ablación. 2.ª ed. Madrid: McGraw-Hill Interamericana; 1999; 53-60.

4. Chiale PA, Elizari MV. Arritmias cardíacas. Fundamentos celulares y moleculares, diagnóstico y tratamiento. 2.ª ed. Madrid: Editorial Médica Panamericana; 2003.

5. Fogoros RN. Principles of the electrophysiological study. En: Electrophysiologic testing. 4.ª ed. Nueva York: Blackwell Publishing; 1999; 35-7.

Capítulo 3

Mecanismos de las arritmias. Generalidades.
Respuesta de la taquicardia a la estimulación eléctrica programada

M. Nadal, L. Mont[1]

Hospital Clínic de Barcelona
[1] lmont@clinic.ub.es

Introducción

El estudio de la respuesta a la estimulación eléctrica de las arritmias en los laboratorios de electrofisiología ha permitido desarrollar estrategias de estimulación simplificadas que facilitan su reconocimiento y diagnóstico diferencial. Sin embargo, los métodos de que se dispone actualmente en los laboratorios de electrofisiología no permiten determinar de forma exacta los mecanismos electrofisiológicos o las bases iónicas de muchas de las arritmias clínicas, y en ocasiones tan sólo se podrá concluir que una determinada arritmia se explica mejor por uno u otro mecanismo, a excepción de las arritmias causadas por macroreentradas, en las que el estudio a la respuesta a la sobreestimulación eléctrica sí permitirá asegurar su mecanismo.

1 Mecanismos de las arritmias. Generalidades

Los mecanismos causantes de las arritmias cardíacas fundamentalmente se deben a anomalías en la formación y/o conducción del impulso.

1.1 Anomalías en la formación del impulso

Las anomalías en la formación del impulso se deben a alteraciones eléctricas de la membrana celular de las células cardíacas, que dan lugar a alteraciones del automatismo celular o a la presencia de pospotenciales.

1.1.1 Alteraciones del automatismo

- **Alteraciones del automatismo normal**
  Se entiende por automatismo normal la capacidad que tienen ciertas células cardíacas especializadas (células marcapasos) para autoexcitarse, esto es, de iniciar un impulso espontáneamente sin necesidad de ser estimuladas previamente. Se sabe que la excitabilidad y la frecuencia de descarga de una célula marcapasos dependen de su potencial de

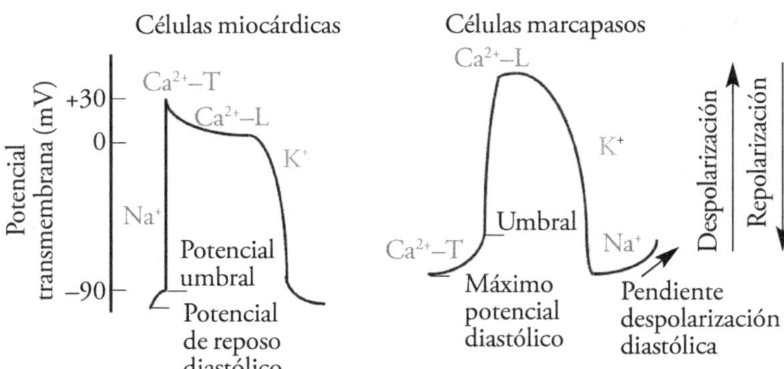

Figura 1 (véase figura a color en Apéndice de ilustraciones, pág. 206)

Representación esquemática del potencial de acción transmembrana (PAT) y, de forma muy simplificada, las corrientes que intervienen en su generación. En el panel de la izquierda se representa el PAT de las células miocárdicas comunes y en el de la derecha, el de las células marcapasos (nodo sinusal, nodo AV y Purkinje). Las corrientes de entrada se muestran en azul, y las de salida en violeta.

acción transmembrana,[1] la representación de la actividad eléctrica que se genera al alterarse la relación intra-extracelular de cargas eléctricas (véase la figura 1). Las corrientes iónicas involucradas en el mantenimiento del potencial de membrana en reposo, en la despolarización y la repolarización de la membrana son distintas para los diferentes tipos de cardiomiocitos (células marcapasos del nodo sinusal, del nodo auriculoventricular [AV] y de Purkinje, o bien células miocárdicas comunes), y hoy por hoy todavía no conocemos todos los mecanismos iónicos implicados. Si bien su descripción exhaustiva no es el objeto de dicho texto, en lo que respecta a las corrientes de entrada y de forma muy simplificada podemos decir que la despolarización inicial de las células del nodo sinusal y del nodo AV se debe a la corriente de entrada de Ca^{2+} y la de los cardiomiocitos comunes (auriculares, ventriculares y fibras de Purkinje) a la entrada rápida de Na^+. Tan sólo cabe destacar la llamada corriente marcapasos, causante de la despolarización diastólica de la fase 4 de las células del nodo sinusal, debida al Na^+ y al K^+, activada por la hiperpolarización de la célula.

La frecuencia de descarga de la célula marcapasos está determinada por la pendiente de repolarización diastólica, el potencial diastólico máximo y el potencial umbral. El sistema nervioso vegetativo influye en el automatismo de las células del nodo sinusal, de modo que la estimulación simpática da lugar a un aumento de la pendiente de despolarización diastólica, y por lo tanto a un aumento de la frecuencia de descarga (taquicardia); al contrario, la estimulación vagal produce una disminución de dicha pendiente y en consecuencia un enlentecimiento de la frecuencia de descarga (bradicardia).

Un ejemplo clínico de arritmias producidas por alteraciones del automatismo es la taquicardia sinusal inapropiada y posiblemente la parasistolia ventricular.

Por otra parte, la pérdida de las células marcapasos del nodo sinusal, como acontece en la enfermedad del seno, comportará una reducción del automatismo y, por consiguiente, bradicardia, pausas y paros sinusales.

- **Automatismo anormal**

El automatismo anormal, tanto de las células automáticas como de las miocárdicas comunes, se debe a una disminución del potencial de reposo diastólico, al alterarse las corrientes iónicas que generan el potencial de acción, o bien a una pérdida del potencial de reposo diastólico, así como a la presencia, en su lugar, de una pendiente de despolarización, que al alcanzar el umbral dará lugar a un nuevo potencial de acción. Esto puede ocurrir en la isquemia miocárdica aguda, durante la cual disminuye la concentración intracelular de K^+ y aumenta la concentración de K^+ extracelular, se libera noradrenalina, que junto a la acidosis puede explicar el aumento intracelular de Ca^{2+} y de las corrientes de entrada transitorias inducidas por este ión, y contribuir en su conjunto al desarrollo de gran variedad de arritmias durante la isquemia-reperfusión.

Existen dos circunstancias en las que podemos tener actividad manifiesta de marcapasos ectópicos, que pueden aparecer en fibras localizadas en diversas partes de las aurículas, seno coronario, venas pulmonares, válvulas AV, unión AV y sistema de His-Purkinje:

a) La frecuencia intrínseca de las células de los marcapasos subsidiarios aumenta hasta tal punto que sobrepasa la frecuencia de descarga del nodo sinusal, lo que permite el escape del marcapasos latente que en condiciones normales está suprimido por sobreestimulación causada por la descarga más rápida del nodo sinusal. Un ejemplo clínico es la bradicardia sinusal por debajo de los 45 lat/min, que permite la aparición de ritmos de escape de la unión AV a 50 lat/min.

b) La frecuencia de descarga de un marcapasos latente puede acelerarse de forma inapropiada, aunque el nódulo sinusal tenga una frecuencia de descarga normal, por ejemplo, la interrupción del ritmo sinusal normal por una racha de taquicardia ventricular.

1.1.2   Actividad desencadenada

Se entiende por pospotencial a toda oscilación anómala de la membrana inducida por uno o más potenciales de acción precedentes, que si alcanza un cierto umbral despolariza el voltaje de la membrana y da lugar a otro potencial de acción, y así de forma consecutiva. Es decir, la actividad desencadenada es una actividad de marcapasos originada por un impulso o serie de impulsos precedentes, sin los cuales habría una fase de reposo eléctrico.

- **Pospotenciales precoces**
  Son los que acontecen en la meseta (fase 2) o rama descendente (fase 3) del potencial de acción transmembrana (véase la figura 2A), es decir, antes de la repolarización completa de la fibra, y se deben al aumento de las corrientes de entrada (de Na$^+$ o Ca2$^+$) o a la reducción de las corrientes de salida (de K$^+$), que prolongan el potencial de acción. La bradicardia y las pausas favorecen su aparición. Los fármacos que alargan el QT, la hipopotasemia, la hipoxia o la hipercapnia con frecuencia nos permiten observar la presencia de arritmias secundarias a pospotenciales precoces.

- **Pospotenciales tardíos**
  Son los que se producen cuando ya se ha completado la repolarización (fase 4 del potencial de acción; véase la figura 2B), y se deben a un aumento de la concentración intracelular de Ca2$^+$. Las arritmias inducidas por intoxicación digitálica y durante la fase de isquemia-reperfusión son algunos de los ejemplos.

1.2   Conducción anormal del impulso

1.2.1   Bloqueo de la conducción eléctrica con escape de marcapasos subsidiarios

- **Bloqueo unidireccional y reentrada**
  La reentrada es el mecanismo por el cual la onda de activación generada por un impulso eléctrico, si persiste el tiempo suficiente como para que el tejido miocárdico adyacente supere el período refractario y sea nuevamente excitable, es capaz de volver a excitar dicho

A

Pospotenciales precoces

B

Pospotenciales tardíos

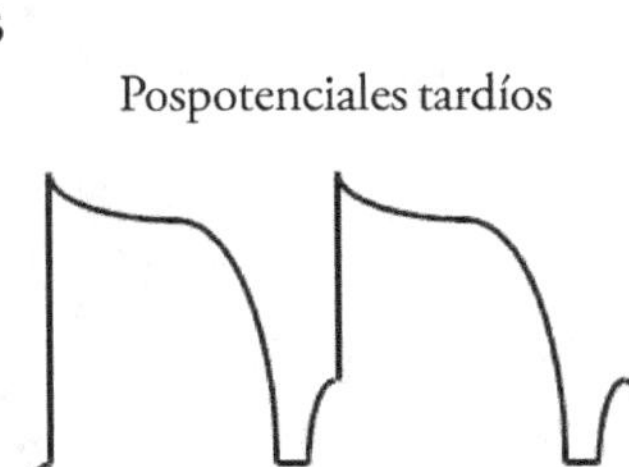

Figura 2
Esquema de la producción de respuestas repetitivas por la presencia de pospotenciales precoces (A) y tardíos (B).

tejido formando el circuito reentrante (véase la figura 3). Las condiciones necesarias para que se forme una reentrada anatómicamente determinada son:

- La existencia de un circuito anatómico.
- El bloqueo unidireccional de la transmisión del impulso que permite la propagación de la onda de activación en un solo sentido.
- Una longitud de onda del impulso reentrante inferior a la longitud del circuito, o lo que es lo mismo, la existencia de un *gap* excitable. Para ello, la relación existente entre la longitud del circuito, su refractariedad misma y la velocidad de conducción de la onda circulante deber ser tal que el frente de la onda reentrante siempre encuentre por delante una zona de tejido nuevamente excitable.

Ejemplos de taquicardias debidas a reentradas anatómicas son la taquicardia por reentrada AV, las vías accesorias, el flúter auricular típico, las taquicardias ventriculares rama-rama y la mayoría de las taquicardias ventriculares postinfarto.

Las reentradas en las que el circuito no está determinado por obstáculos anatómicos se basan en la conducción anisotrópica de las fibras miocárdicas: la propagación del estímulo por fibras adyacentes con propiedades de conducción heterogéneas hace que el bloqueo de la conducción en las fibras de mayor refractariedad permita, ocasionalmente, su reexcitabilidad por el impulso procedente de las fibras adyacentes. Estas reentradas funcionales se caracterizan porque no hay *gap* excitable y el tiempo de revolución depende básicamente de la refractariedad del tejido.

1.3 Alteraciones simultáneas del automatismo y de la conducción

La situación habitual en la que se dan ambos mecanismos simultáneamente es la parasistolia.

2 Respuesta de la taquicardia a la estimulación eléctrica programada

Gracias a la utilización de la estimulación eléctrica programada en los laboratorios de electrofisiología, tanto para lograr el desencadenamiento de la taquicardia como durante la taquicardia, ha sido posible la diferenciación de las taquicardias y una mejor comprensión de los mecanismos subyacentes. Sin embargo, para estudiar de forma adecuada los mecanismos de las arritmias es imprescindible llevar a cabo una interpretación correcta de la respuesta de la taquicardia a la estimulación programada.

2.1 Desencadenamiento de las taquicardias

De forma simplificada, la técnica empleada en el laboratorio para inducir las taquicardias consiste en la introducción de un número creciente de extraestímulos acoplados a los estímulos

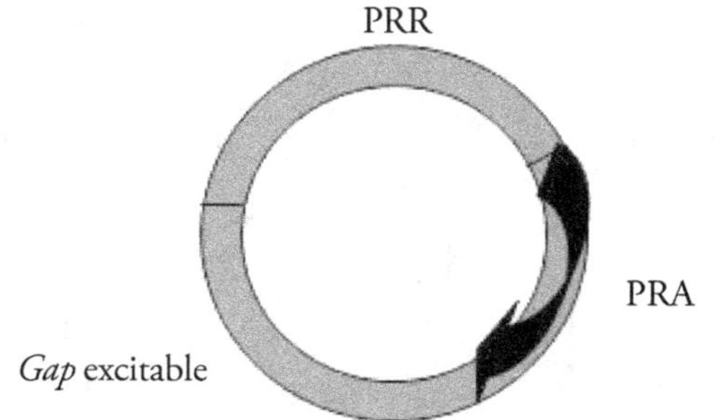

Figura 3
Representación esquemática de una reentrada anatómica: la flecha representa la onda de activación que se transmite en sentido ortodrómico a través de una zona de conducción lenta, debido a la existencia de bloqueo unidireccional de la rama en sentido contrario (antidrómico).

PRA: período refractario absoluto;
PRR: período refractario relativo.

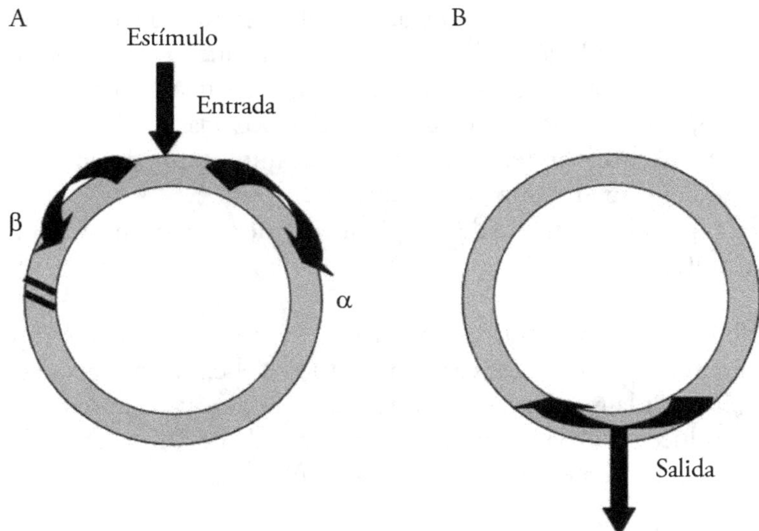

Figura 4
Representación esquemática del mecanismo de la reentrada: en la figura A, el frente de onda generado por un extraestímulo alcanza la entrada del circuito, invadiendo ambas ramas de forma que, mientras la activación se propaga por la vía rápida (α), de período refractario más corto, ésta se bloquea en la vía lenta (β), de período refractario más largo. Si el frente de onda del estímulo circulante en sentido ortodrómico encuentra la vía lenta excitable (figura B), el estímulo seguirá circulando, originando una taquicardia reentrante.

sensados del paciente o bien sobre un ciclo base de 8-10 extraestímulos a longitud de ciclo constante, con intervalos de acoplamiento decrementales en el último estímulo del tren de impulsos hasta alcanzar el refractario. La frecuencia de los ciclos base y el número de extraestímulos acoplados dependen de la cámara cardíaca estimulada, y la agresividad de la estimulación variará en función de la respuesta obtenida y el objetivo del estudio. La estimulación a frecuencias crecientes, con extraestímulos tras cambios bruscos de la frecuencia del ciclo base y el empleo de isoproterenol son de gran utilidad para el desencadenamiento de las taquicardias. A pesar de los diferentes protocolos de estimulación programada empleados, el factor determinante en la inducibilidad de las taquicardias es el mecanismo de la taquicardia subyacente.

2.1.1   Taquicardias automáticas

Las taquicardias automáticas son difícilmente inducibles con estimulación eléctrica programada y son altamente dependientes de las condiciones electrofisiológicas basales del paciente; en ocasiones puede ser útil la infusión de isoproterenol.

2.1.2   Taquicardias reentrantes

La introducción de extraestímulos con un acoplamiento tal que permita la invasión de ambas ramas del circuito de la taquicardia, de modo que se produzca el bloqueo en la rama de mayor período refractario (vía beta) y la conducción por la otra (vía alfa) de forma que el frente de la onda circulante al invadir la vía beta encuentre dicha vía nuevamente excitable, permite completar la reentrada y perpetuar el movimiento circular continuo dando lugar a una taquicardia por reentrada (véase la figura 4).

El mecanismo de la reentrada fue categorizado por Hofman y Rosen en:

1. Reentrada aleatoria, en la que existen varios circuitos reentrantes simultáneos que cambian constantemente de tamaño y localización, como ocurre en la fibrilación auricular y ventricular.
2. Reentrada ordenada, que implica un único circuito reentrante, fijo y causante de la gran mayoría de las taquicardias macrorreentrantes, como el flúter auricular, las taquicardias por reentrada nodal o las reentradas AV.[2]

La respuesta de la reentrada a la estimulación programada se caracteriza porque:

- El inicio de la taquicardia depende del punto de estimulación y del período refractario del tejido interpuesto entre el punto de estimulación y el circuito, de manera que la relación entre éstos permita que el extraestímulo alcance el circuito, de tal forma que encuentre la vía rápida excitable y la lenta refractaria, permitiendo la propagación unidireccional en el circuito.
- Existe una relación inversa entre los acoplamientos de los extraestímulos que desencadenan la taquicardia y el intervalo al primer complejo de ésta.
- El ciclo de la taquicardia suele ser independiente del acoplamiento del extraestímulo y de la frecuencia del tren de estimulación.

Variando los acoplamientos de los extraestímulos, el número de estímulos acoplados y el punto de estimulación, se logrará en la mayoría de los casos la invasión del circuito con la estimulación y, en última instancia, inducir la taquicardia. Es interesante remarcar la utilidad de la perfusión de isoproterenol en la inducción de la taquicardia por reentrada nodal, así como la estimulación auricular con altas frecuencias en el caso del flúter auricular típico.

2.1.3 Taquicardias por pospotenciales

A pesar de que pueden inducirse con estimulación programada, presentan ciertas diferencias respecto a las taquicardias reentrantes:

- El inicio de la taquicardia es independiente del punto de estimulación.
- Existe una relación directa entre los acoplamientos de los extraestímulos que desencadenan la taquicardia y el intervalo al primer complejo de ésta.
- El inicio y el ciclo de la taquicardia tienen una relación directa con el ciclo de estimulación con frecuencias crecientes.

2.2 Introducción de extraestímulos durante la taquicardia

La introducción de uno o más extraestímulos con acoplamiento decremental durante la taquicardia es de gran utilidad para estudiar su mecanismo.

2.2.1 Reciclaje

Se entiende por reciclaje de la taquicardia la aceleración de la frecuencia de la taquicardia a la frecuencia de estimulación. El fenómeno de reciclaje se produce porque los extraestímulos al-

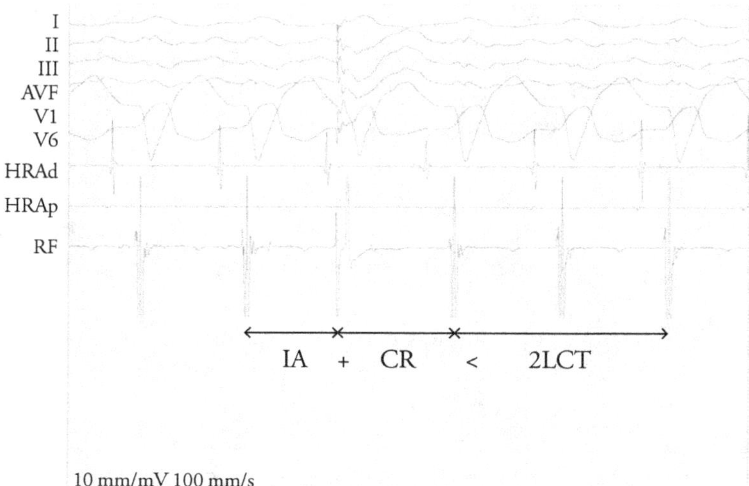

Figura 5

Taquicardia por reentrada AV. Obsérvese que al introducir un extraestímulo ventricular se produce el reciclaje de la taquicardia, al cumplirse IA + CR < 2 LCT.

IA: intervalo de acoplamiento del extraestímulo;
CR: ciclo de retorno de la taquicardia;
LCT: longitud de ciclo de la taquicardia;
HRAd: AD distal; HRAp: AD proximal.

Estímulo

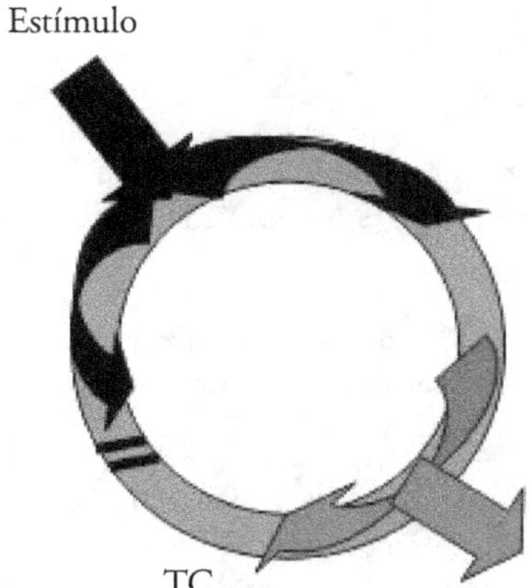

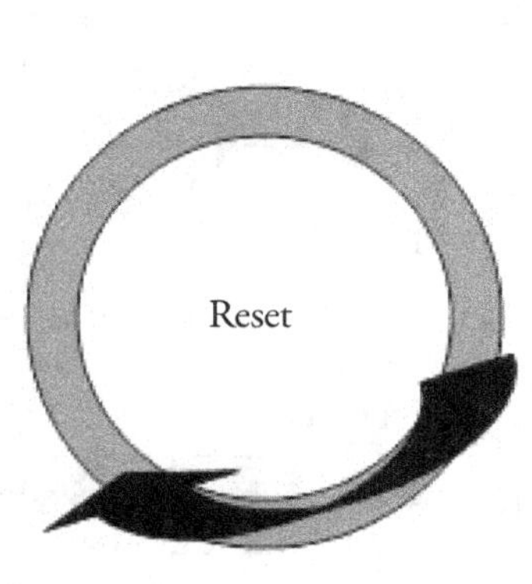

Figura 6
Representación esquemática del reciclaje de una taquicardia por reentrada producida por un extraestímulo introducido durante la taquicardia.

canzan el foco o circuito de la taquicardia, alterando su frecuencia de descarga o ritmo. Se entiende por acoplamiento el intervalo entre el latido que precede al extraestímulo (ST1), y por ciclo de retorno el intervalo entre el extraestímulo y el latido siguiente de la taquicardia (ST2); se sabe que tiene lugar el reciclaje de la taquicardia cuando la suma del acoplamiento y el ciclo de retorno es inferior a dos ciclos de la taquicardia (pausa compensadora incompleta) (véase la figura 5). En la figura 6 esto se representa esquemáticamente: cuando un extraestímulo alcanza el circuito de la taquicardia (en una reentrada) lo invade en ambos sentidos, de modo que en sentido antidrómico (contrario al sentido de la reentrada) el frente de onda del extraestímulo choca contra el frente de onda circulante y ambos se extinguen, a la vez que en sentido ortodrómico se propaga, alcanzando la salida del circuito de forma prematura y produciendo una pausa compensadora incompleta.

Hay que recordar que el reciclaje no es específico del mecanismo de reentrada,[3,4] puesto que si el extraestímulo alcanza un foco automático y es capaz de producir la despolarización de las células de dicho foco, también se producirá el reciclaje de la taquicardia. Sin embargo, la presencia en el electrocardiograma (ECG) de superficie de un complejo de fusión durante el reciclaje de la taquicardia (esto es, un complejo QRS u onda P, en función de la cámara estimulada, de morfología intermedia entre la estimulada y la de la taquicardia) implica que la cámara estimulada ha sido activada tanto por el frente de onda procedente del extraestímulo como por el procedente del circuito de la taquicardia, por lo que su presencia implica necesariamente que el mecanismo subyacente es una reentrada.[5] No obstante, en ocasiones la fusión no será aparente en el ECG de superficie y sólo será evidente en el análisis de los electrogramas locales registrados en el circuito de la taquicardia, donde se podrá observar la existencia de actividad eléctrica local que se anticipa a la señal del extraestímulo, sin modificarse la parte inicial del electrograma (fusión local).

Finalmente, es importante mencionar que no siempre es posible obtener el reciclaje de la taquicardia. Taquicardias con ciclos demasiado cortos y/o refractariedad de las células adyacentes al punto de estimulación demasiado larga pueden impedir que el extraestímulo invada el circuito antes de completarse la revolución del mismo por el latido previo. La existencia de una reentrada funcional en la que no exista *gap* excitable o bien la presencia de un bloqueo de entrada, como ocurre en los focos parasistólicos, son ejemplos que escenifican la dificultad para lograr el reciclaje de la taquicardia.

2.2.2 Encarrilamiento transitorio

Entendemos por encarrilamiento la aceleración transitoria de la frecuencia de la taquicardia a nuestra frecuencia de estimulación, al estimular a una frecuencia superior a la de la taquicardia. Este fenómeno fue descrito por Waldo en el año 1977 al estudiar en un grupo de treinta pacientes durante el transcurso de cirugías cardíacas abiertas el efecto que producía la estimulación auricular rápida en el flúter auricular,[6] el mismo que junto a Henthorn y colaboradores

<table>
<tr><th colspan="2">Criterios para demostrar el encarrilamiento transitorio de una taquicardia</th></tr>
<tr><td rowspan="4">*Tabla 1*
Criterios modificados de Hentorn et al.
Circulation. 1988; 77: 1003-12.</td><td>Durante la taquicardia, la estimulación a una frecuencia fija y superior a ésta da lugar a una fusión constante en el ECG, excepto en el último complejo capturado, que no muestra fusión.</td></tr>
<tr><td>Durante la taquicardia, la sobreestimulación con dos o más frecuencias diferentes pero constantes da lugar a diferentes grados de fusión (fusión progresiva).</td></tr>
<tr><td>Durante la taquicardia, cuando se estimula el ciclo que interrumpe la taquicardia, puede demostrarse en los electrogramas locales la existencia de un bloqueo de conducción localizado, seguido de la activación de ese punto en el siguiente latido estimulado, pero con una dirección diferente y de forma más precoz.</td></tr>
<tr><td>Durante la taquicardia, cuando se sobreestimula dos ciclos constantes que no interrumpen la taquicardia, pueden observarse cambios en la activación endocavitaria local (fusión progresiva local).</td></tr>
</table>

define los criterios clásicos, tal y como se listan en la tabla 1,[7] de gran utilidad y reproducibilidad en el laboratorio. De forma muy simple podríamos decir que el encarrilamiento no es más que el reciclaje repetido de la taquicardia.

Sabemos que la sobreestimulación en taquicardia dará lugar a una fusión constante en el ECG, exceptuando el último complejo capturado del tren, que no mostrará fusión y que además el grado de fusión dependerá de la frecuencia de estimulación (fusión progresiva). Estos dos criterios son fundamentales porque su presencia sí es específica de la reentrada y permite excluir el mecanismo de automatismo y de actividad desencadenada.

Existen dos situaciones en las que no se verá: la primera tiene lugar cuando la estimulación es tan rápida que el frente de onda producido por la estimulación alcanza la salida del circuito antes que el frente de onda circulante previo (la morfología del latido capturado será el de un latido puramente estimulado). La segunda ocurre cuando se estimula en la zona de conducción lenta del circuito. El clásico ejemplo consiste en encarrilar un flúter auricular típico estimulando desde el istmo cavotricuspídeo, como se aprecia en la figura 7. Se habla del encarrilamiento con fusión oculta cuando durante ésta, a pesar de la aceleración de la taquicardia a la frecuencia de estimulación, no se observan cambios aparentes en la morfología electrocardio-

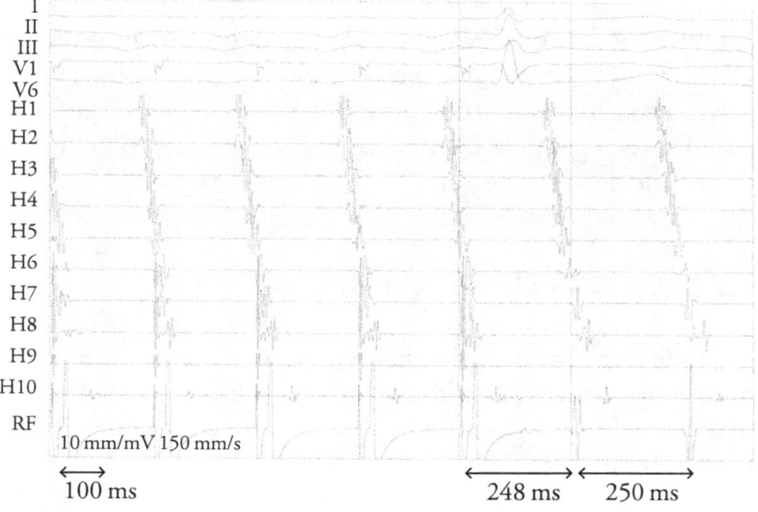

Figura 7
Encarrilamiento de un flúter auricular típico estimulando desde el istmo cavotricuspídeo. Nótese la ausencia de cambios aparentes en la morfología electrocardiográfica de la actividad auricular y en la secuencia de los electrogramas locales registrados durante la taquicardia.

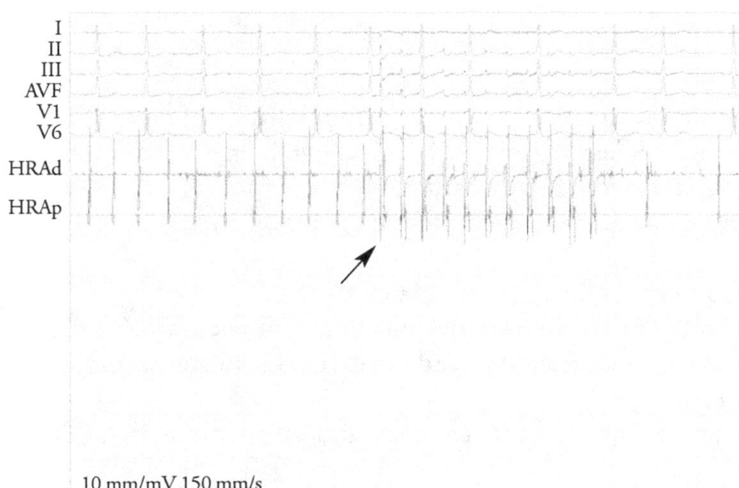

Figura 8
Terminación de una taquicardia macrorreentrante mediante estimulación auricular. Se registran cinco derivaciones del ECG de superficie y el electrograma (EEG) del catéter tetrapolar situado en la AD. En la primera parte del registro se observa una taquicardia macrorreentrante auricular derecha. Mediante la estimulación desde el catéter tetrapolar (inicio marcado con flecha) se consigue el encarrilamiento de la taquicardia. Al interrumpir la estimulación, ambos sentidos del circuito están inexcitables, por lo que se interrumpe la taquicardia.

AD: aurícula derecha; HRAd: AD distal; HRAp: AD proximal.

gráfica de la actividad auricular o ventricular, según el tipo de taquicardia, ni en la secuencia de los electrogramas locales registrados durante la taquicardia.[8] Analizando el intervalo postestimulación del último ciclo (IPE) estimulado se podrá determinar, por tanto, si el punto de estimulación está dentro o fuera del circuito, de modo que si el IPE es igual a la longitud de ciclo de la taquicardia, el punto de estimulación está en el circuito de la taquicardia, mientras que si el IPE es mayor que la longitud de ciclo de la taquicardia, el punto de estimulación estará fuera del circuito.

El tercer y el cuarto criterios precisan la obtención de electrogramas locales dentro del circuito de la taquicardia con una calidad del registro aceptable, por lo que no suelen comprobarse en los estudios que se realizan en la práctica clínica habitual. El tercer criterio consiste en estimular el ciclo que interrumpe la taquicardia, de manera que el estímulo se bloquea en sentido ortodrómico (a través de la zona de conducción lenta) y antidrómico (o vía beta, que es la de conducción más rápida), de modo que al introducir un siguiente extraestímulo activará el circuito en dirección contraria a la del sentido de la reentrada (antidrómica), alcanzando la salida del circuito de forma más temprana, como se observará en el electrograma en dicho punto. El cuarto y último criterio explica que al estimular dos ciclos que no interrumpen la taquicardia se observarán cambios en la activación endocavitaria local (esto es, fusión progresiva local).

2.2.3   Interrupción de la taquicardia

En las taquicardias reentrantes, al introducir un extraestímulo tan temprano que encuentra ambos sentidos del circuito inexcitables o refractarios, éste se bloquea en ambos sentidos, con lo que la taquicardia se interrumpe (véase la figura 8).

Conclusiones

El estudio de la respuesta de las taquicardias a la estimulación eléctrica programada en el laboratorio de electrofisiología ha permitido avanzar en el conocimiento de los diferentes mecanismos de las taquicardias y, a pesar de su incuestionable utilidad, en ocasiones las maniobras no son fácilmente reproducibles, como tampoco son exclusivas para cada tipo de taquicardia. La presencia de respuestas específicas a la estimulación programada y la realización de maniobras sencillas y rápidas serán fundamentales para simplificar los estudios electrofisiológicos, de modo que estas técnicas pasen a ser fácilmente interpretadas y entendidas por los profesionales interesados.

RECUERDA...

- Los mecanismos causantes de las arritmias cardíacas son debidos a anomalías en la formación y/o la conducción del impulso. Se distinguen las arritmias debidas a alteraciones del automatismo, las debidas a pospotenciales y las taquicardias reentrantes.
- La respuesta de las taquicardias a la estimulación eléctrica programada dependerá del mecanismo subyacente.
- Las taquicardias automáticas son difícilmente inducibles en el laboratorio.
- Existen respuestas específicas de las taquicardias a las maniobras de estimulación eléctrica, como el reciclaje con fusión o el encarrilamiento de la taquicardia con fusión constante, ambas específicas de las taquicardias reentrantes.
- La imposibilidad de obtener el reciclaje o el encarrilamiento de la taquicardia no descarta un mecanismo reentrante.

BIBLIOGRAFÍA

1. Rubart M, Zipes DP. Genesis of cardiac arrhythmias. Electrophysiological considerations. En: Braunwald E, editor. Heart disease: a textbook of cardiovascular medicine. 6.ª ed. Filadelfia: Saunders; 2004; 808-57.
2. Horman BF, Rosen MR. Cellular mechanisms for cardiac arrhythmias. Circ Res. 1981; 49: 1-15.
3. Wit AL, Rosen MR. Cellular electropshysiology of cardiac arrhythmias. En: Josephson ME, Wellens HJJ, editores. Tachycardias: mechanisms, diagnosis and treatment. Filadelfia: Lea & Febiger; 1984; 1-27.
4. Jhonson NJ, Rosen MR. The distinction between triggered activity and other cardiac arrhythmias. En: Brugada P, Wellens HJJ, editors. Cardiac arrhythmias: were to go from here? Mount Kisko: Futura Publishing; 1987; 129-45.
5. Rosenthal ME, Stamato NJ, Almendral J, *et al.* Resseting of ventricular tachycardia with electrocardiographic fusion: incidence and significance. Circulation. 1988; 77: 581-88.
6. Waldo AL, MacLean WA, Karp RB, *et al.* Entrainment and interruption of atrial flutter with atrial pacing: studies in man following open heart surgery. Circulation. 1977; 56(5): 737-45.
7. Henthorn RW, Okumura K, Olshansky B, *et al.* A fourth criterion for transient entrainment: the electrogram equivalent of progressive fusion. Circulation. 1988; 77(5): 1003-012.
8. Arribas F, López-Gil M, Cosío FG, *et al.* The upper link of human common atrial flutter circuit: definition by multiple endocardial recordings during entrainment. PACE. 1997; 20: 2924-929.

Capítulo 4

Evaluación de las propiedades electrofisiológicas del nodo sinusal, nodo auriculoventricular y sistema His-Purkinje

F. E. Díaz, J. Fernández-Armenta, J. M.ª Tolosana[1]

Hospital Clínic de Barcelona
[1] tolosana@clinic.ub.es

Introducción

El nodo sinusal (NS), el nodo auriculoventricular (AV) y el sistema His-Purkinje son causantes de la generación, propagación y distribución del impulso eléctrico cardíaco. Por lo que desempeñan un papel importante en la determinación del ritmo y la frecuencia cardíaca (FC). El NS regula las fluctuaciones de la FC según la necesidad del organismo y el nodo AV junto al sistema de His-Purkinje optimiza la transmisión del impulso eléctrico de aurícula a ventrículo, así como la contracción ventricular izquierda y derecha.

En este capítulo se discutirá la importancia clínica del NS, el nodo AV y el sistema de His-Purkinje y se destacará la manera en la que el estudio electrofisiológico contribuye a su evaluación.[1]

1 Función sinusal

1.1 Consideraciones anatómicas

El NS, descrito por primera vez por Martin Flack y Arthur Keith en 1906 en el corazón de un topo, se localiza debajo del epicardio a lo largo de la pared lateral de la aurícula derecha, cerca de la unión cavoauricular, en un surco habitualmente cubierto de grasa y llamado *sulcus terminalis*. El NS del adulto mide aproximadamente 3 mm de grueso y 10 mm de largo. En la mayoría de los casos el NS se coloca lateral a la cresta del apéndice de la aurícula derecha y tiene una cola que se extiende hacia abajo y hacia la vena cava inferior. Probablemente, las células que pueden asumir la responsabilidad de marcapasos se encuentran más allá de estos límites anatómicos, especialmente a lo largo de la *crista terminalis* de la aurícula derecha.[2]

Existen unas células P o células nodulares típicas en el centro del NS que se cree que son las células marcapasos principales. Estas células se caracterizan por la escasez de miofilamentos organizados con unas mitocondrias escasas y distribuidas al azar.[3] Se han encontrado células idénticas en el origen de las venas pulmonares de pacientes con fibrilación auricular, sin que se conozca su papel etiopatogénico en ésta.[4]

Tabla 1
Protocolo electrofisiológico abreviado para la evaluación de la función sinusal y del tejido específico de conducción cardíaca.

TRNS: tiempo de recuperación del NS; AV: auriculoventricular; LC: longitud de ciclo.

* Cuando existen datos sugerentes, pero no concluyentes, de enfermedad grave del sistema His-Purkinje el estudio puede completarse con una sobrecarga farmacológica del tejido de conducción.

Prueba	Hallazgo
Masaje del seno carotídeo	Hipersensibilidad del seno carotídeo
Medida del intervalo de conducción	Conducción del nodo AV (AH) e infrahisiana (HV)*
TRNS (600, 500 y 430 de LC)	Disfunción sinusal
Estimulación auricular a frecuencias crecientes	Punto de Wenkebach

1.2   Impulso sinusal normal

El NS es el marcapasos fisiológico del corazón y se encuentra ricamente inervado por el sistema nervioso parasimpático y simpático, y muestra una destacada capacidad en cuanto a alterar y adaptar la FC a los cambios del medio ambiente. El origen del grupo marcapasos sinusal dominante puede cambiar a lo largo de una distancia de hasta 3 cm en respuesta a influencias autonómicas. La activación simpática da lugar a un cambio craneal en la localización del marcapasos, mientras que la estimulación vagal da lugar a un cambio caudal a lo largo de la *crista terminalis*.

Con la intención de estudiar la función del NS aislándolo de sus reguladores (fundamentalmente los sistemas simpático y parasimpático), se han desarrollado protocolos de bloqueo químico con dosis altas de fármacos (atropina y propranolol). De este modo, puede conocerse cuál es la FC intrínseca de un paciente. La técnica ha ido progresivamente cayendo en desuso por su mala tolerabilidad y porque sus resultados no tienen una interpretación precisa.[5,6] En nuestro centro no se utilizan estos test farmacológicos de forma sistemática.

1.3   Evaluación de la función sinusal

Existen dos funciones básicas que se han de analizar.

1.3.1   Automatismo sinusal

Para analizar el automatismo se emplea la técnica de sobreestimulación sinusal a frecuencia constante por un tiempo de 30 o 60 s, tiene como objetivo penetrar en el NS e inundarlo; el NS no emitirá ningún latido. Cuando termina la sobreestimulación, el siguiente latido espontáneo surgirá por el automatismo intrínseco del NS. La medición de este intervalo temporal valora de forma reproducible la capacidad de automatismo sinusal. Este intervalo se denomina tiempo de recuperación del nodo sinusal (TRNS) y su longitud no debería ser mayor de 1.500 ms. Para valorar de manera más fiable el TRNS es mejor corregir el valor con el ritmo que presenta el paciente durante el estudio. Denominándose a este intervalo TRNS corregido (TRNSc) que se calcula restando al TRNS la longitud de ciclo sinusal basal del paciente. Los valores normales publicados del TRNSc varían en un amplio rango, pero se aceptan como anormales valores superiores a 550 ms, lo que sugiere la presencia de disfunción del NS (DNS).[7,8] Las «pausas secundarias» (aquellas que ocurren después del latido sinusal postestimulación) pueden expresar disfunción sinusal, pero son menos específicas.

1.3.2   Conducción sinoauricular

El estímulo sinusal se genera en un grupo de células con alto automatismo, pero debe atravesar el tejido perisinusal para alcanzar las células de trabajo auricular y propagarse al resto de la cámara auricular. La medición directa de este tiempo de conducción mediante obtención de potenciales del NS es muy engorrosa y en ocasiones, imposible.

Los métodos indirectos clásicos (test de Stauss, test de Narula) son una alternativa pero también han caído progresivamente en desuso. El hallazgo aislado de una alteración de la conducción sinoatrial tiene una significación clínica completamente incierta.[7]

1.4 Indicaciones de la evaluación invasiva de la función del nodo sinusal

Las pruebas electrofisiológicas se usan para la evaluación de los síntomas que no han podido explicarse mediante las técnicas no invasivas, y que son compatibles con la disfunción sinusal.

Se acepta como indicación principal del estudio invasivo de la función sinusal la sospecha de DNS como causa principal de una sintomatología no atribuible a otras causas. En los pacientes con DNS documentada es razonable realizar un estudio electrofisiológico, cuando sus hallazgos (conducción AV, inducción de arritmias, etc.) puedan ayudar a seleccionar el dispositivo de estimulación más adecuado. En ocasiones, el estudio electrofisiológico puede permitir realizar el diagnóstico diferencial entre DNS intrínseca, disfunción autonómica o efecto farmacológico.[11]

Cuando el diagnóstico ya está establecido debe evitarse el estudio electrofisiológico si de su resultado no derivará ningún cambio terapéutico. Asimismo, no está indicado el estudio invasivo en pacientes asintomáticos con bradicardia sinusal o pausa sinusales observadas durante el sueño.[11]

2 Evaluación de la conducción auriculoventricular

2.1 Consideraciones anatomofisiológicas

El nodo AV es una estructura ovalada, un 40 % del tamaño del NS, ubicada del lado izquierdo de la aurícula derecha, en el tabique interauricular, anterior al orificio del seno coronario y encima de la inserción de la lámina septal de la válvula tricúspide.

Generalmente, la unión AV se divide en tres zonas: la región de células transicionales, el nodo AV compacto y el haz penetrante de His. Cada una de estas partes participa, en distinto grado, en el retraso de la conducción necesario para la sincronización adecuada de aurículas y ventrículos.

El nodo AV tiene propiedades electrofisiológicas específicas que provocan, entre otros fenómenos, los ciclos de Wenkebach, que sirven para bloquear el paso de la estimulación auricular rápida al miocardio ventricular, y tiene por tanto una función protectora del ventrículo frente a ritmos auriculares rápidos.

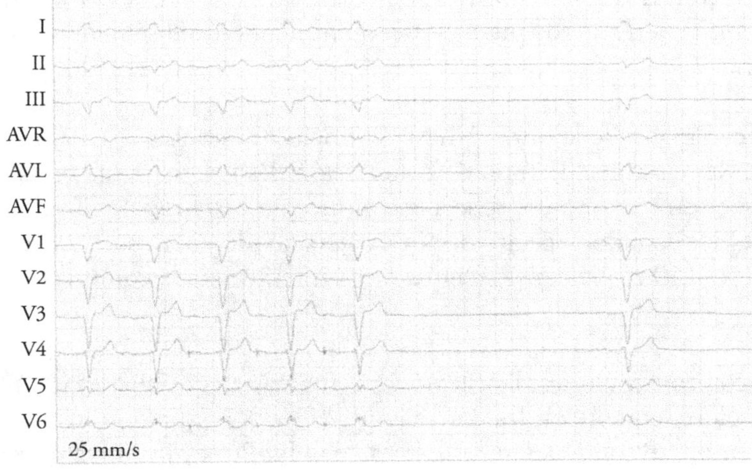

Figura 1
TRNS patológico. La figura muestra ECG de superficie, la interrupción de la estimulación auricular a un ciclo de 800 ms da lugar a una pausa de 3.400 ms. Basalmente, el paciente también muestra un trastorno de la conducción intraventricular.

Figura 2 (véase figura a color en Apéndice de ilustraciones, pág. 207)

La fotografía de la izquierda muestra el ventrículo izquierdo de un corazón de cordero. Con tinta china inyectada en la rama izquierda del haz de His se tiñe todo el sistema His-Purkinje izquierdo. En la imagen de la derecha: microscopía óptica del mismo espécimen (tinción hematoxilina-eosina) que muestra el corte transversal de un fascículo del tejido específico de conducción que se encuentra separado del miocardio ventricular circundante por una vaina fibrosa; el espacio virtual entre ésta y el fascículo lo ha llenado la tinta china.

RIHH: rama izquierda del haz de His; VAo: válvula aórtica; VMi: válvula mitral.

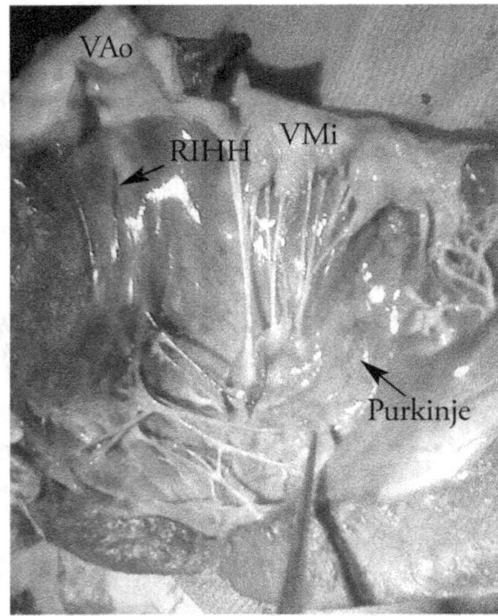

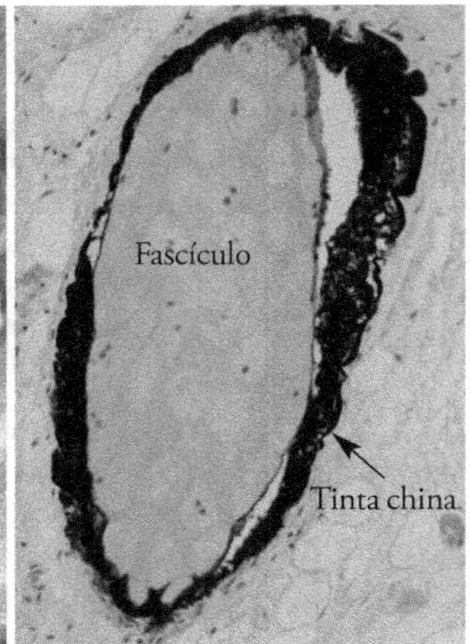

A partir del nodo AV la onda de excitación despolariza el tronco del haz de His, sus ramas y la red de Purkinje, hasta encontrar el miocardio ventricular. El sistema de His y sus ramas se mantiene aislado del miocardio adyacente, a modo de un cable conductor recubierto de un aislante eléctrico (véase la figura 2). La activación del miocardio ventricular se produce en las uniones Purkinje-fibra muscular, que tienen unas características histológicas y electrofisiológicas diferentes de las fibras típicas de Purkinje.[7] Cuando las células de Purkinje pierden su cubierta conectiva, los impulsos eléctricos pasan desde el sistema de conducción a los miocitos ventriculares de trabajo. Es la orientación espacial de las miofibrillas de trabajo a lo largo de las paredes ventriculares la que determina la naturaleza anisotrópica de la conducción ventricular.[8]

2.2 Estudio de la conducción auriculoventricular. Los intervalos

Para realizar el estudio invasivo de la conducción del nodo AV se debe situar el catéter en la parte alta del anillo tricúspide. En nuestro centro habitualmente realizamos los estudios de conducción AV con un solo catéter tetrapolar. En esta zona es posible distinguir tres electrogramas en la misma posición del electrodo correspondientes a la aurícula septal, el haz de His y el ventrículo. Esto permite descomponer la conducción AV en tres intervalos (PA, AH y HV) y obtener una información más detallada de los tiempos de conducción.

- *Intervalo PA:* medido desde el comienzo de la onda P del electrocardiograma (ECG) de superficie hasta el comienzo de la señal auricular bipolar registrada con el catéter en la posición del haz de His. Corresponde al tiempo de conducción desde el NS hasta el nodo AV. Su valor normal se sitúa en torno a 40 ms y no varía con la FC y la influencia vegetativa. La conducción en la aurícula izquierda puede superar ampliamente el intervalo PA en determinadas situaciones.

- *Intervalo AH:* medido desde el inicio de la onda A hasta el inicio de la onda H en el registro con el catéter de His. Representa el tiempo de conducción desde la aurícula septal baja hasta el haz de His, que en su mayor parte refleja la conducción intranodal. Su valor está muy influido por la FC y el estado vegetativo. No existe acuerdo sobre sus valores normales, pero a partir de 150-160 ms se considera que hay un retraso de la conducción suprahisiana.

- *Intervalo HV:* medido desde el comienzo de la deflexión hisiana hasta el inicio del QRS en el ECG de superficie, preferiblemente en las derivaciones V1 o V2, que son las más tempranas. Representa el tiempo de conducción del sistema de His-Purkinje. Su valor es de 40 a 50 ms y permanece relativamente constante durante la taquicardia o bajo influencia vegetativa. El posicionamiento inadecuado del catéter puede inducir a errores en la medición. Debe registrarse junto al potencial de His una buena señal auricular. En posiciones más distales («ventricularizadas») puede tomarse erróneamente el registro de la rama derecha como potencial de His. Asimismo, interesa «mapear» la zona en la que se registra el potencial de His en búsqueda de bloqueos intrahisianos.

2.2.1 Determinación de la refractariedad

Mediante la estimulación con períodos de acoplamiento al ritmo normal progresivamente más cortos, se pueden conocer y analizar los períodos refractarios de las diversas estructuras del sistema de conducción. Para estos cálculos se pueden utilizar extraestímulos únicos de precocidad creciente acoplados al ritmo normal del sujeto o bien en un tren de estímulos[8-10] a frecuencia fija y un extraestímulo de precocidad creciente en pasos de 10 ms. El cálculo de la refractariedad puede analizarse en sentido tanto anterógrado como retrógrado. La conducción VA está presente en un alto porcentaje de pacientes.

Se comienza la aplicación de trenes de extraestímulos más un extraestímulo único en aurícula derecha alta con acortamientos de 10 ms hasta alcanzar el período refractario. De igual modo estimulando desde el ápex de ventrículo derecho se exploran los períodos refractarios nodales retrógrados y ventriculares. Estas mediciones son posibles con sus elementos situados en serie, siempre que los períodos refractarios de los elementos sean más prolongados que los ele-

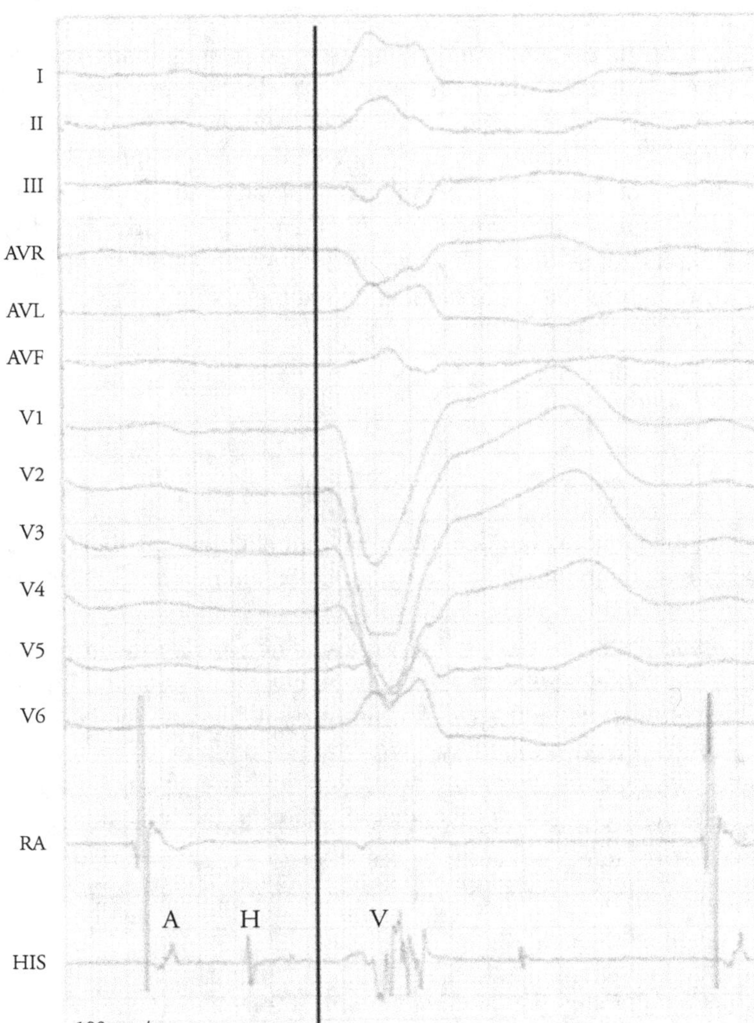

Figura 3
Intervalo HV patológico. Se observa en el registro del catéter en la posición de His (HIS) un intervalo entre el inicio de la deflexión de His (H) y el inicio del QRS (marcado con la línea vertical) de 149 ms.

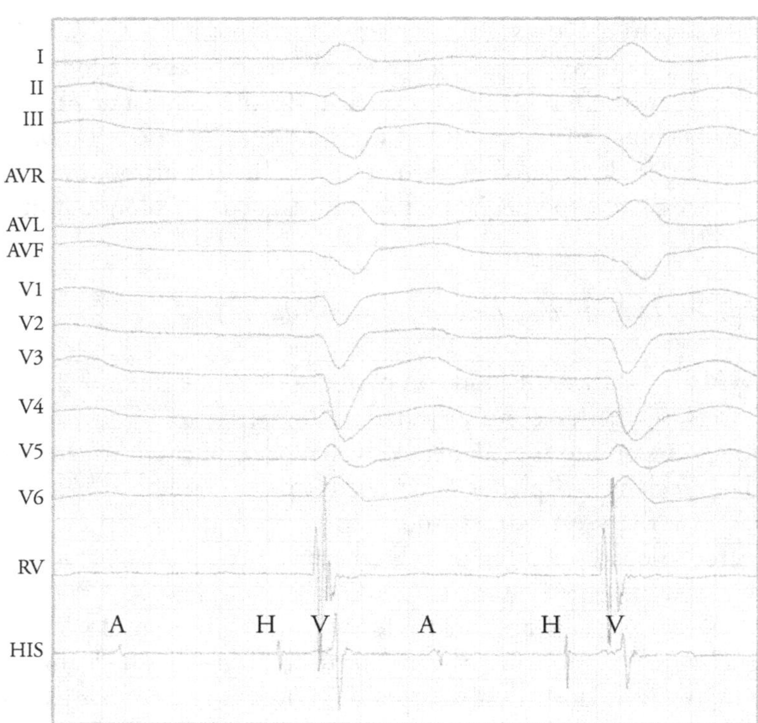

Figura 4
En esta figura con trazo de ECG de superficie y electrogramas se observa el intervalo AH prolongado 310 ms. Bloqueo suprahisiano de 1r grado. El bloqueo completo paroxístico suprahisiano es poco frecuente.

RV: catéter en ápex de ventrículo derecho; HIS: catéter en la posición del haz de His; A: aurícula; H: His; V: ventrículo.

mentos superiores. Por el contrario, si el período refractario nodal anterógrado es menor que el sistema de His-Purkinje, este último nunca podrá conocerse.[7,9]

La respuesta normal a la introducción de extraestímulos con intervalo de acoplamiento decreciente es la del alargamiento progresivo de la conducción nodal. Cuando con pequeños acortamientos en la estimulación se producen grandes alargamientos en la conducción hablamos de que existe fisiología de doble vía nodal. Generalmente se define con salto un incremento del intervalo AH superior a 50 ms con un acortamiento del intervalo de acoplamiento del extraestímulo de 10 ms. En ocasiones es difícil obtener de forma mantenida un buen registro del His, en nuestro centro usamos una medida indirecta que sería la prolongación ≥ 50 ms del intervalo A-inicio del QRS, esto nos permite comprobar la existencia de «salto» con un solo catéter.

2.2.2 Trastornos de conducción: los bloqueos

- **Bloqueos suprahisianos**

  - *Bloqueo nodal de primer grado:* prolongación del intervalo AH por encima de 150-160 ms (véase la figura 4) es la causa más frecuente en pacientes que presentan un PR largo en ECG.
  - *Bloqueo nodal de segundo grado:* aparecen ondas P bloqueadas de forma intermitente, sin que exista potencial hisiano tras el potencial auricular. Se clasifican en tipo I cuando existe alargamiento del AH hasta la aparición de una onda A bloqueada y tipo II cuando el intervalo AH es constante antes del bloqueo.
  - *Bloqueo de tercer grado:* existe una disociación completa entre los dos auriculogramas y ventriculogramas, y estos últimos siempre precedidos por onda H. Los complejos QRS son estrechos si no existe otro problema asociado, ya que el escape es suprahisiano y el impulso puede utilizar el tejido específico de conducción ventricular al completo.

- **Bloqueos intrahisianos**
  La obtención del potencial hisiano permite determinar el tiempo de conducción a través del tronco de His. Cuando la duración de la onda H es superior a 25 ms puede hablarse

de bloqueo intrahisiano. En la mayoría de los casos se observa la fragmentación de la onda H en dos potenciales separados (H y H') que corresponden a la activación de la zona proximal y distal respectivamente. El bloqueo se segundo grado se define como la conducción intermitente entre los registros proximal y distal del haz de His. La disociación completa entre ambos registros define el bloqueo intrahisiano de tercer grado. Cabe sospechar la existencia de bloqueo intrahisiano ante la imposibilidad de registrar potencial de His tras un mapeo cuidadoso.

- **Bloqueo infrahisiano**
  Se considera cuando la zona de bloqueo se encuentra por debajo del tronco de His, partiendo de que la base del sistema infrahisiano es trifascicular para que exista conducción AV al menos algún fascículo debe conducir. Por tanto, los bloqueos infrahisianos demuestran bloqueo completo de dos fascículos y conducción alterada por el restante. En el ECG aparecerá un QRS ancho.

  — *Bloqueo infrahisiano de primer grado:* existe una prolongación del intervalo HV (véase la figura 3), este intervalo presenta un valor normal hasta 55 ms aunque en presencia de bloqueo de rama izquierda se acepta hasta 60 ms.
  — *Bloqueo infrahisiano de segundo grado:* fallo intermitente de conducción entre las deflexiones H y V, ya sea con prolongación progresiva del intervalo HV o con manteni-

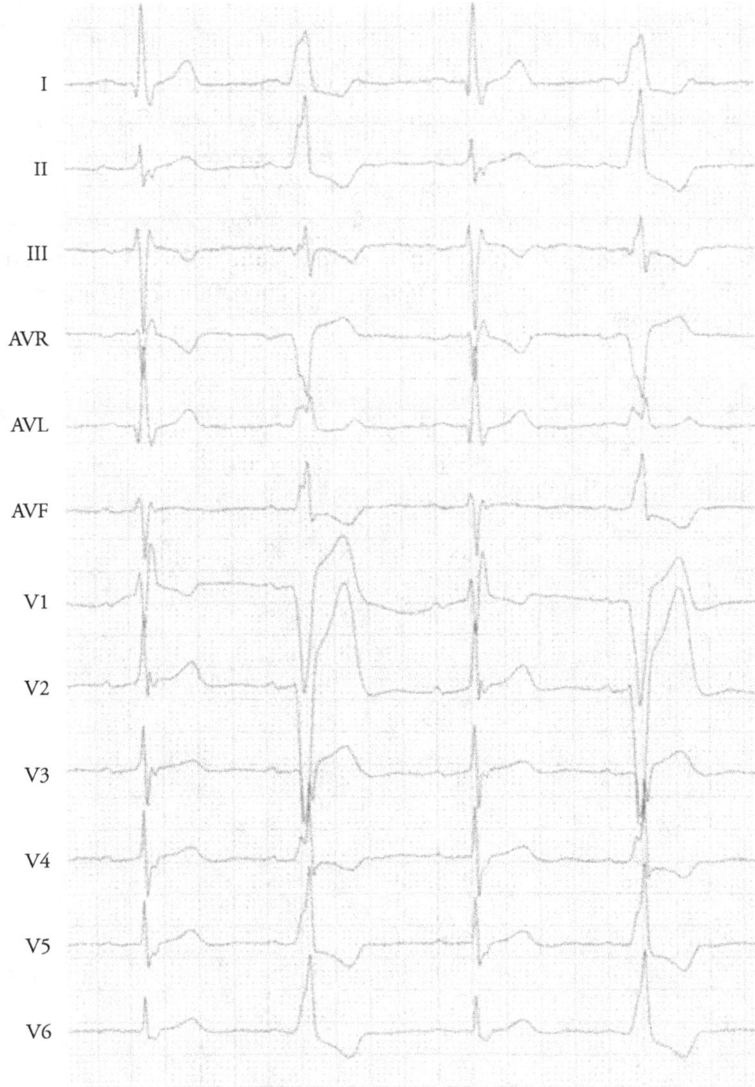

Figura 5
Ejemplo de bloqueo alternante de rama en un ECG de 12 derivaciones.

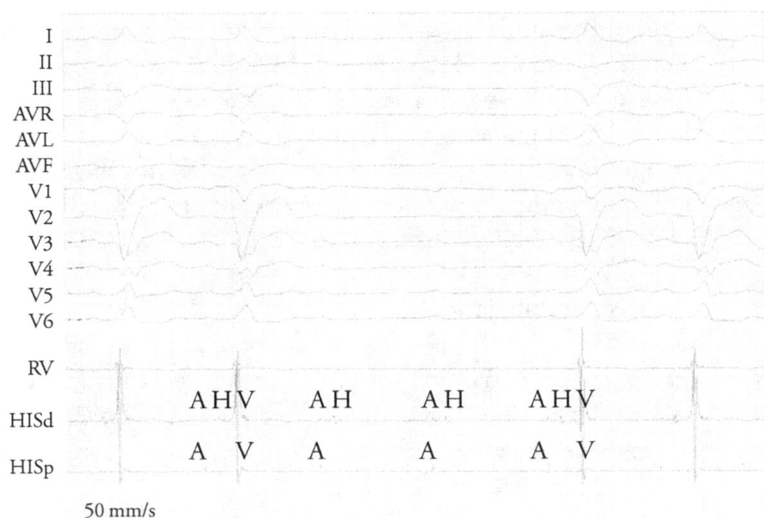

Figura 6

Ejemplo de bloqueo de conducción infrahisiano avanzado. Dos impulsos auriculares están bloqueados por debajo del haz de His.

RV: catéter en ápex de ventrículo derecho; HISd: dipolo distal del catéter en la posición del haz de His; HISp: dipolo proximal del catéter en la posición del haz de His; A: aurícula; H: His; V: ventrículo.

miento constante de éste (tipos I y II). Pueden asociarse a la aparición del bloqueo de rama alternante, indicativo de enfermedad severa del tejido de conducción (véase la figura 5). El patrón de alargamiento progresivo es muy infrecuente.

— *Bloqueo infrahisiano de tercer grado:* disociación completa entre los potenciales H y V (véase la figura 6). Supone la causa más frecuente de bloqueo completo en adultos.[9]

• **Prueba de flecainida**

Cuando existen dudas acerca de la severidad de la enfermedad del sistema de conducción se pueden realizar test farmacológicos. Éstos pretenden sobrecargar el sistema para poner de manifiesto una alteración de la conducción inadvertida. La flecainida y otros antiarrítmicos de clase I bloquean los canales de sodio y pueden poner de manifiesto trastornos de la conducción infrahisianos significativos. Se considera patológica la aparición de bloqueos AV de segundo y tercer grado. Con respecto al alargamiento del HV, parecen tener valor prolongaciones hasta alcanzar valores de HV superiores a 100 ms o el aumento del 100 % sobre el valor basal (véase la figura 7).

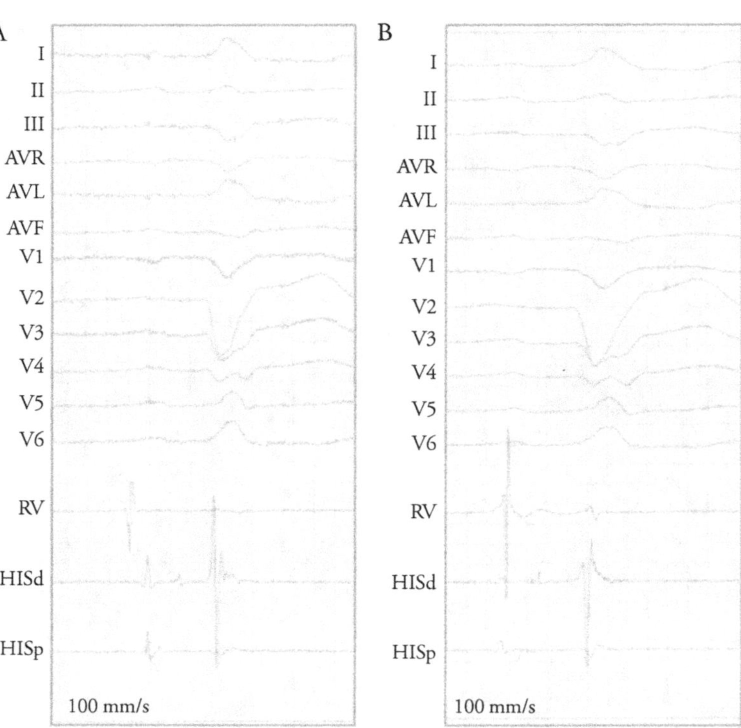

Figura 7

Prueba de sobrecarga del sistema de conducción con flecainida. En el panel A, en el canal de His distal, la situación basal con intervalo HV en límites de la normalidad (55 ms). En el panel B, se muestra alargamiento del intervalo HV (a 110 ms) posterior a la administración de flecainida.

AD: catéter en la orejuela de la aurícula derecha; HISd: dipolo distal del catéter en la posición del haz de His; HISp: dipolo proximal del catéter en la posición del haz de His.

2.3 Indicaciones del estudio electrofisiológico en trastornos de la conducción auriculoventricular

Se recomienda el estudio electrofisiológico en pacientes sintomáticos en los que se sospecha la presencia del bloqueo del sistema de His-Purkinje pero esto no ha podido demostrarse. Es razonable su realización en pacientes con bloqueo de segundo o tercer grado, en los que el conocimiento del lugar del bloqueo o la respuesta a intervenciones temporales pueden variar el tratamiento o el pronóstico. Sin embargo, no está indicado en pacientes sintomáticos en los que se haya documentado la relación del bloqueo en los síntomas ni en aquellos asintomáticos en los que se han registrado episodios de bloqueo tipo Wenckebach nocturnos.[11]

RECUERDA...

- El parámetro más utilizado en el estudio invasivo de la función sinusal es el TRNSc.
- La estimación del tiempo de conducción sino-atrial y de la función sinusal intrínseca actualmente tienen escasa aplicación clínica.
- Cuando la disfunción sinusal se ha demostrado clínicamente, no está indicado el estudio invasivo si el resultado de éste no modifica la actitud terapéutica.
- El intervalo HV debe medirse en posiciones con buen registro del potencial auricular. En caso contrario pueden pasar inadvertidos trastornos de la conducción en el haz de His proximal.
- La prolongación del HV a más de 100 ms o el desarrollo de bloqueo infrahisiano tras la administración de antiarrítmicos de clase I refleja disfunción significativa del His-Purkinje. En esta situación es recomendable el implante de marcapasos definitivo.

Agradecimientos

A Montserrat Rigol y Núria Solanes por las imágenes del sistema de conducción cardíaco en el modelo animal.

BIBLIOGRAFÍA

1. Fogoros RN. Electrofisiologic testing. 4.ª ed. Pittsburgh: Blackwell Publishing; 2006.
2. Ho SY, Anclerson RH, Sánchez-Quintana D. Atrial structure and fibres: morfhologic bases of atrial conduction. Cardiovasc Res. 2002; 54: 325-36.
3. Boyett MR, Honjo H, Kodoma I. The sinoatrial node, a heterogeneous pacemaker structure. Cardiovasc Res. 2000; 47: 658-57.
4. Pérez-Lugones A, McMahon JT, Ratliff NB, *et al.* Evidence of specialized conduction cells in human pulmonary veins of patients with atrial fibrillation. J Cardiovasc Electrophysiol. 2003; 14(8): 803-09.
5. Zipes DP, Jalife J. Cardiac electrophysiology. From cell to beside. 4.ª ed. Filadelfia: Saunders; 2004.
6. Sánchez-Quintana D, Ho SY. Anatomía de los nodos cardíacos y del sistema de conduccion específico auriculoventricular. Rev Esp Cardiol. 2003; 56(11): 1085-092.
7. García R, Ruiz R, Morell S, *et al.* Electrofisiología cardíaca clínica y ablación. Valencia: McGraw-Hill Interamericana; 1999.
8. Ansari A, Ho SY, Anderson RH. Distribution of the Purkinge fibres in the sheep. An Rec. 1999; 254: 92-7.
9. García R, Cabades A, Cosin J. Automatismo y conducción cardíaca. 2.ª ed. Barcelona: Editorial MCR; 1987.
10. Natale A, Oussama W. Handbook of cardiac electrophysiology. Cleveland: Informa Healthcare; 2007.
11. ACC/AHA Guidelines for clinical intracardiac electrophysiological and catheter ablation procedures. J Am Coll Cardiol. 1995; 26: 555.

Capítulo 5

Diagnóstico diferencial electrofisiológico de las taquicardias con QRS estrecho

M. Nadal, L. Mont[1]

Hospital Clínic de Barcelona
[1] lmont@clinic.ub.es

Introducción

Entendemos por taquicardias supraventriculares paroxísticas (TPSV) todas aquellas taquicardias con inicio y finalización bruscos que dependen de estructuras supraventriculares, ya sean las aurículas, el nodo auriculoventricular (AV) o la unión AV para el desencadenamiento y el mantenimiento de la taquicardia, con independencia de cuál sea su mecanismo eléctrico. El estudio de la respuesta de las taquicardias a la estimulación eléctrica programada permitirá identificar el mecanismo subyacente, y mediante el mapeo auricular y de los anillos AV, localizar de forma precisa el foco o circuito reentrante causante de la taquicardia.

1 Aproximación inicial mediante electrocardiografía. Limitaciones

Desde el punto de vista electrocardiográfico las TPSV son taquicardias con QRS estrecho, entendiendo por QRS estrecho el de duración < 120 ms, que necesariamente requieren una relación A/V ≥ 1. Para establecer un diagnóstico diferencial es necesaria una correcta identificación de las ondas de despolarización eléctrica auricular, puesto que éste se basará en los factores que se describen a continuación.

- *Morfología de las ondas auriculares:* ondas P sinusales en el caso de la taquicardia sinusal, en dientes de sierra en el flúter u ondas auriculares no sinusales, separadas por una línea isoeléctrica, en el caso de las taquicardias auriculares.
- *Relación PR:* 1:1 necesariamente en el caso de las taquicardias por reentrada AV mediadas por vía accesoria, y variable pero nunca P < R en el resto de las TPSV.
- Relación entre los intervalos RP/PR:

  - RP < PR (o RP < 60 ms) en la taquicardia intranodal común.
  - RP > PR en la taquicardia intranodal no común, las taquicardias por reentrada AV o en taquicardias auriculares.

Sin embargo, todos estos criterios requieren una correcta identificación electrocardiográfica de la onda de activación auricular, lo que no siempre es posible, por quedar oculta en el QRS o en la onda T, o bien ser de muy pequeño voltaje, y es de gran ayuda la realización de maniobras adicionales para bloquear el nodo AV, así como la realización de maniobras de Valsalva, el masaje del seno carotídeo o la administración de adenosina. Con ellas se puede lograr interrumpir la taquicardia siempre que el QRS forme parte del circuito de la taquicardia (como en la taquicardia intranodal o por reentrada AV) o bien permitir una mejor identificación de las ondas auriculares al producir un mayor grado de bloqueo AV (como en el flúter auricular o en la taquicardia auricular).

2 Inducibilidad de las taquicardias paroxísticas supraventriculares mediante estimulación eléctrica programada

Como se sabe, las taquicardias mediadas por un mecanismo de reentrada serán fácilmente inducibles mediante estimulación eléctrica, a diferencia de las taquicardias automáticas o por pospotenciales, cuya inducibilidad está muy condicionada al tono autonómico del paciente.

La inducibilidad de una taquicardia reentrante dependerá del punto de estimulación y distancia al circuito reentrante, así como de la existencia de un *gap* excitable en el caso de las reentradas anatómicamente determinadas, como se ha comentado en el capítulo 3.

2.1 Flúter auricular típico

Se trata de una taquicardia macrorreentrante, cuyo circuito en la aurícula derecha (AD) está comprendido por el istmo cavotricuspídeo (ICT), como la zona de conducción lenta (véase la figura 1). Para inducir un flúter dependiente del istmo se recomienda estimular en AD, preferiblemente con trenes de 8-10 extraestímulos con intervalos de acoplamiento decrementales o frecuencias crecientes desde 200 hasta 350 lat/min o hasta una captura 2:1. La inducción de un flúter horario (esto es, con activación caudocraneal de la pared lateral de la AD y craneocaudal en el tabique interauricular) u antihorario (con activación de la AD en sentido contrario al anterior) dependerá de la permeabilidad en ambos sentidos del ICT así como del punto de estimulación. Generalmente, si éste está permeable en sentido horario y estimulamos en la parte inferior de la pared lateral de la AD, se facilita el bloqueo antihorario del istmo y el inicio del flúter horario. Al contrario, si estimulamos en el *ostium* de seno coronario se facilita el bloqueo horario del istmo y el inicio del flúter antihorario (véase la figura 2). Sin embargo, en la práctica clínica debido al carácter persistente del flúter, en muchas ocasiones no suele ser necesaria su inducción, ya que el paciente llega al laboratorio en flúter auricular. Por otro lado, la presencia de un flúter auricular típico documentado mediante un electrocardiograma (ECG) de 12 derivaciones y la comprobación de la permeabilidad en sentido horario y/o antihorario del ICT pueden hacer prescindible su inducción en el laboratorio de electrofisiología.

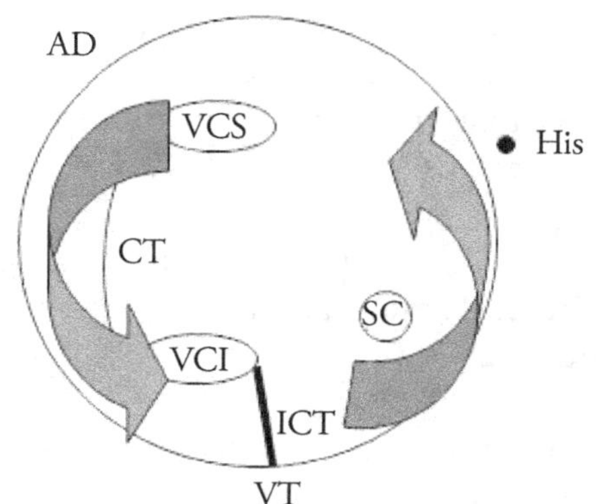

Figura 1
Esquema del circuito del flúter auricular típico.

AD: aurícula derecha; VCS: vena cava superior;
VCI: vena cava inferior; CT: *crista terminalis;*
SC: seno coronario; VT: válvula tricúspide;
ICT: istmo cavotricuspídeo.

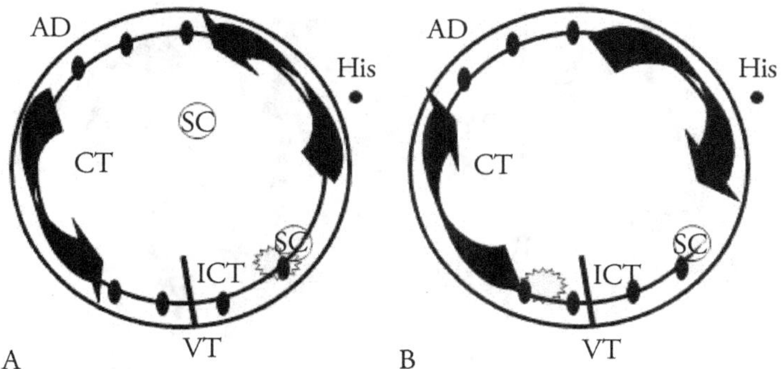

Figura 2
Representación esquemática de la activación del circuito del flúter con la estimulación eléctrica. A. Al estimular en la parte inferior de la pared lateral de la AD, se facilita el bloqueo antihorario del istmo y el inicio del flúter horario. B. Al estimular en el ostium *de seno coronario se facilita el bloqueo horario del istmo y el inicio del flúter antihorario.*

SC: seno coronario; VT: válvula tricúspide;
CT: *crista terminalis;* ICT: istmo cavotricuspídeo;
AD: aurícula derecha.

2.2 Taquicardia intranodal

La inducción de la taquicardia intranodal suele ser mucho más fácil con estimulación auricular, puesto que la inducción con la estimulación ventricular requiere el bloqueo retrógrado de la vía lenta y la persistencia de la conducción a la aurícula por la vía rápida, para lo cual es necesario que el período refractario de la vía lenta sea superior al de la vía rápida. Los protocolos de estimulación auricular para inducir una taquicardia intranodal común (lenta-rápida) varían según los grupos, según se utilicen extraestímulos auriculares acoplados de forma decremental hasta alcanzar el refractario sobre un ciclo base estimulado o sobre sensado, o bien estimulación auricular con alta frecuencia. Además la inducción y el mantenimiento de las taquicardias intranodales dependerán en gran medida del tono autonómico del paciente, por lo que en muchas ocasiones será necesaria la perfusión paralela de isoproterenol, con lo que se reducirán los períodos refractarios de ambas vías. El desencadenamiento de la taquicardia depende de un intervalo A-H crítico: el comienzo de la taquicardia se produce tras el salto de conducción AH de la vía rápida a la vía lenta (alargamiento de la conducción AH > 50 ms al introducir sobre un tren fijo de 8-10 estímulos un extraestímulo auricular acoplado 10 ms antes que el último extraestímulo del tren precedente). La presencia de una curva de conducción nodal anterógrada discontinua (salto de la vía rápida a la lenta; véase la figura 3) o bien la presencia de al menos dos ecos nodales, en presencia de una TPSV documentada electrocardiográficamente, se consideran criterios suficientes para permitir la ablación de la vía lenta, cuando se fracasa en el intento de inducir la TPSV clínica en el laboratorio de electrofisiología.[1]

En ocasiones, la introducción de un extraestímulo auricular se conduce de forma simultánea por la vía rápida y la lenta, con posterior desarrollo de la reentrada típica.

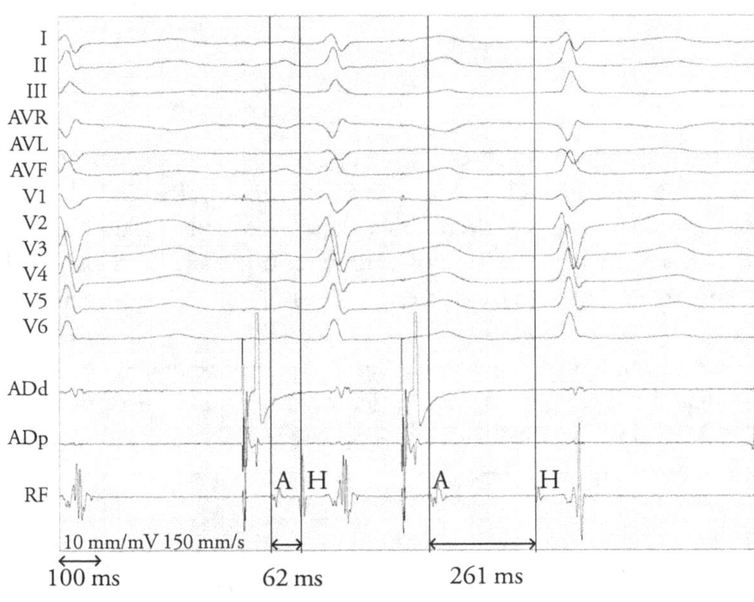

Figura 3
Salto de la vía rápida a la vía lenta. Se muestra el ECG de superficie de 12 derivaciones y el EEG del catéter tetrapolar situado en la AD y del catéter de ablación (RF) situado en el His. Tras la estimulación auricular, se observa un alargamiento de la conducción AH de 199 ms, lo que se debe al salto de la conducción de la vía rápida a la vía lenta.

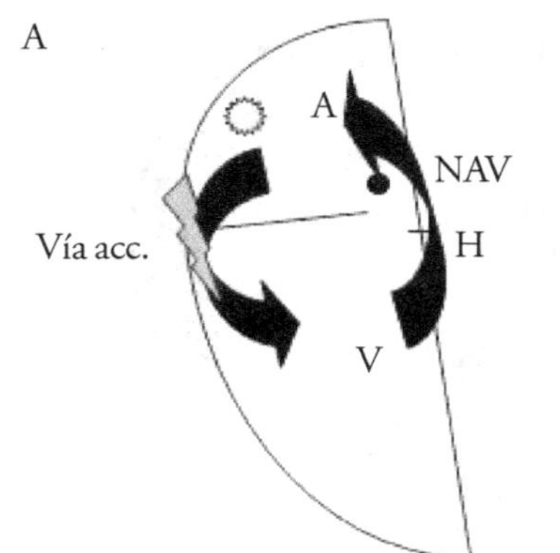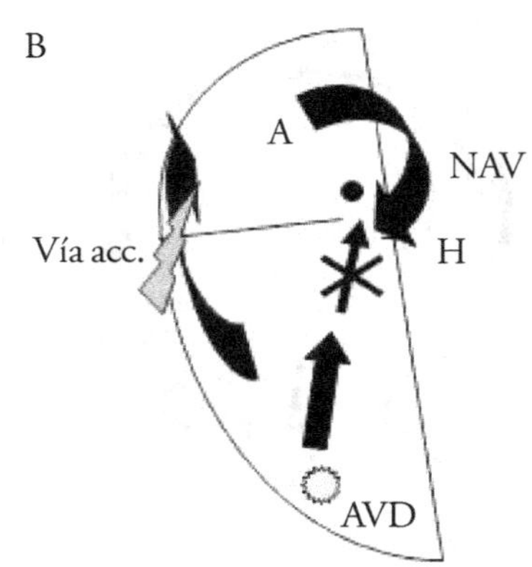

Figura 4
Ilustración de la inducción de una taquicardia por reentrada AV mediada por una vía accesoria. A. Inducción de una taquicardia antidrómica con estimulación auricular. B. Inducción de una taquicardia ortrómica con estimulación ventricular.

Vía acc.: vía accesoria; A: aurícula; NAV: nodo auriculoventricular; H: haz de his; V: ventrículo; AVD: ápex de ventrículo derecho.

2.3 Taquicardias por reentrada auriculoventricular

Las taquicardias mediadas por vías accesorias AV se producen al formarse un circuito reentrante constituido por:

- Una vía generalmente de conducción rápida (vía accesoria AV) que cruza los anillos mitral o tricúspide y que puede tener conducción anterógrada y/o retrógrada.
- El nodo AV, estructura con conducción más lenta y decremental, cuya conducción estará altamente influenciada por el tono autonómico del paciente.

Las taquicardias ortodrómicas (en las que la conducción anterógrada se produce por el nodo AV y la retrógrada por la vía accesoria) podrán desencadenarse fácilmente con la estimulación programada ventricular, de manera que cuando el impulso ventricular debe bloquearse en el sistema de conducción (habitualmente en un punto del sistema de His-Purkinje o en la unión músculo-Purkinje) y conducirse retrógradamente a la aurícula a través de la vía (véase la figura 4A).

Las taquicardias antidrómicas (en las que la conducción anterógrada tiene lugar por la vía y la retrógrada por el nodo AV) se inducen con estimulación programada auricular. La taquicardia se inicia cuando se alcanza el intervalo PR, de modo que sumado al tiempo de conducción intraventricular permite activar la vía de forma retrógrada y alcanzar la aurícula cuando ésta ya está excitable (véase la figura 4B). El retraso crítico para encontrar excitable nuevamente la vía (en el caso de que haya preexcitación patente) o el tejido auricular tiene lugar en el nodo AV.

Cuanto más próxima esté la vía, más fácil será su inducción. Así, se entiende que para inducir una taquicardia en las vía laterales izquierdas puede ser necesaria la estimulación en el seno coronario.

2.4 Taquicardia auricular

A excepción de las taquicardias auriculares relacionadas con la cirugía reparadora de ciertas cardiopatías congénitas, debidas a macrorreentradas en la zona de la incisión quirúrgica, las taquicardias auriculares comprenden un amplio grupo de taquicardias que pueden estar producidas por cualquiera de los mecanismos electrofisiológicos que se conocen (descritos en el capítulo 3). En general, las taquicardias auriculares pueden clasificarse en dos grupos:

- *Taquicardias no controlables por estimulación,* que son las debidas a la presencia de un foco auricular con automatismo elevado. Este grupo de taquicardias se inician espontáneamente y en ocasiones puede ser de ayuda la infusión de isoproterenol, pero la estimulación programada no suele poder desencadenarlas.

- *Taquicardias controlables por estimulación,* que son debidas a reentradas auriculares (micro o macrorreentradas) o bien a actividad desencadenada (pospotenciales). El inicio de la taquicardia auricular por reentrada suele lograrse con extraestímulos auriculares, mientras que la taquicardia auricular por pospotenciales suele inducirse con estimulación atrial con frecuencias crecientes.

3   Respuesta de las taquicardias paroxísticas supraventriculares a la estimulación eléctrica programada

La respuesta de las TPSV a la estimulación programada dependerá del mecanismo electrofisiológico subyacente, esto es, de que se deban a una reentrada, un foco automático o actividad desencadenada. Una clasificación muy práctica de las TPSV consiste en diferenciar las taquicardias mediadas por macrorreentradas del resto:

1. Taquicardias mediadas por macrorreentradas:

   – Flúter auricular (típico o no).
   – Taquicardia intranodal (común o no).
   – Taquicardia por reentrada AV (mediadas por vías accesorias).
   – Taquicardias TC auriculares «incisionales» postcirugía cardíaca.

2. Taquicardias no debidas a una macrorreentrada:

   – Taquicardias auriculares focales: que pueden ser debidas a microrreentradas, a un foco automático o a pospotenciales.

Esta clasificación tan simple es de gran utilidad en el laboratorio de electrofisiología, puesto que en función del mecanismo subyacente tendrán una respuesta determinada a la estimulación eléctrica que permitirá demostrar el mecanismo electrofisiológico subyacente así como guiar la ablación.

3.1   *Flúter auricular típico*

El flúter auricular dependiente del istmo se debe a una macrorreentrada en la AD, cuyo borde anterior lo forma la zona de conducción lenta del circuito, el ICT, y el posterior la cresta *terminalis* y desembocadura de las venas cavas (véase la figura 1). En función del sentido de activación del circuito hablamos del flúter común o antihorario, con activación craneocaudal de la pared lateral de la AD y caudocraneal del septo interauricular, y del flúter horario, con activación en sentido opuesto del circuito.

Los criterios electrofisiológicos que permitirán realizar su diagnóstico son:

– *Macrorreentrada* en la que los electrogramas (EGM) de AD ocupan prácticamente toda la longitud de ciclo de la taquicardia (LCT), puesto que el circuito está en la AD. Este criterio puede ser útil en el caso de taquicardias procedentes de la aurícula izquierda, en las que se produzca una activación antihoraria de la AD y pueden presentar un patrón de activación local en la AD similar al del flúter. En este caso los EGM de AD ocupan una pequeña parte de la LCT.
– *LCT* de 200-240 ms.[2]
– Poca *variabilidad* de la taquicardia (LCT con variabilidad no superior a 20 ms).
– *Secuencia* de activación compatible (horaria en el caso del flúter no común y antihoraria en el común; véanse las figuras 5A y B, respectivamente) demostrable fácilmente con un catéter multipolar que permita registrar la actividad eléctrica local en la AD.
– *Encarrilamiento* con fusión oculta al estimular en el ICT.

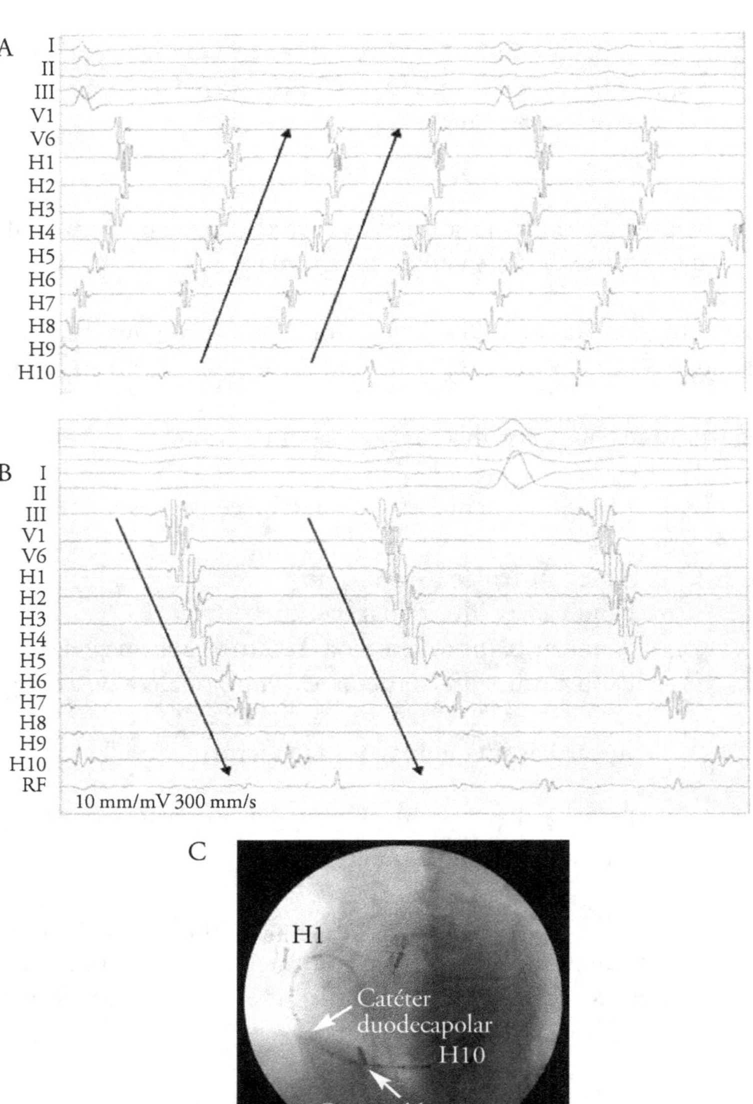

Figura 5

Secuencia de la activación auricular registrada en las derivaciones endocavitarias obtenidas por un catéter duodecapolar. A. Registro de un flúter típico horario. El catéter Halo está situado en la AD, de modo que el polo proximal (H1) está situado a nivel de la AD lateral alta y el polo distal (H10) está situado en el seno coronario. Obsérvese la secuencia de activación caudocraneal de la AD. B. Registro de un flúter típico antihorario. Obsérvese la secuencia de activación craneo-caudal de la AD. C. Proyección RX oblicua anterior izquierda. Se muestra el catéter duodecapolar en la AD con el polo distal en el SC y el catéter de ablación situado en el istmo tricuspídeo.

- El *análisis* del último ciclo estimulado permite determinar si el punto de estimulación se encuentra dentro o fuera del circuito: al interrumpir la estimulación programada una vez encarrilada la taquicardia, cuanto menor sea la diferencia entre el intervalo postestimulación (IPE), o lo que es lo mismo, el ciclo de retorno (CR) y la LCT, tanto más cerca se está del circuito, de forma que se considera que si el CR-LCT es ± 10 ms se está dentro del circuito (véase la figura 6).[3]

3.2 Taquicardia intranodal

3.2.1 Taquicardia común por reentrada nodal (lenta-rápida)

Es la más frecuente de las taquicardias por reentrada nodal (> 80 % de los casos), y se caracteriza porque la reentrada usa la vía lenta de forma anterógrada y la vía rápida con salida septal anterior de forma retrógrada, en el vértice del triángulo de Koch. De forma excepcional, la salida retrógrada de la vía rápida se localizará en la base del triángulo de Koch, próxima al *ostium* del seno coronario. Para el diagnóstico diferencial de la taquicardia por reentrada nodal resulta de gran utilidad la medición del intervalo VA, que debe medirse en el punto del auriculograma más precoz. En el caso de la TRN común, el intervalo VA debería medirse en el punto de mayor hisiograma, y en la TRN no común en el *ostium* del seno coronario.

Debido a la conducción retrógrada VA por la vía rápida, el inicio de la activación auricular y ventricular durante la TC lenta-rápida se produce casi simultáneamente (esto es, con intervalos VA de ≤ 50 ms en zona de registro de His), de gran valor, especialmente si se produce desde el primer latido de la taquicardia, mientras que las taquicardias que usan una vía accesoria AV el inicio de la activación auricular siempre será posterior al de la ventricular, con intervalos VA habitualmente > 50 ms, lo cual en ocasiones puede ser útil para diferenciar una taquicardia lenta-rápida de una taquicardia ortodrómica mediada por una vía accesoria septal, dos tipos de taquicardias en las que el patrón de activación auricular retrógrada será concéntrico y con activación más precoz en el septo anterior.[4]

3.2.2　Taquicardia por reentrada nodal no común (rápida-lenta)

Representa < 10 % de las taquicardias nodales, aunque con frecuencia se asocia a otras formas de reentrada nodal. Se caracteriza por usar la vía rápida en sentido anterógrado y la vía lenta con salida más temprana en el septo posterior, próxima al *ostium* del seno coronario. Este tipo de taquicardia se caracteriza electrocardiográficamente por tratarse de una TPSV con una relación RP′ > P′R, debido a la conducción retrógrada por una vía con conducción lenta. En la taquicardia intranodal invertida los tiempos VA son > 50 ms (especialmente > 70 ms), planteando el diagnóstico diferencial con una TC ortodrómica mediada por una vía accesoria septal con conducción decremental y con una taquicardia auricular originada en el septo posterior, que en ocasiones puede resultar complejo:

- *Diferenciación entre una taquicardia intranodal rápida-lenta y una taquicardia ortodrómica septal con conducción decremental*

    En ambas taquicardias los tiempos de conducción VA serán > 50 ms, por lo que se necesitan maniobras adicionales para demostrar si el ventrículo participa o no en el circuito de la taquicardia. Es posible asegurar que el ventrículo no participa en el circuito de la taquicardia y así descartar una taquicardia mediada por una vía accesoria AV:

    - Con la aparición, durante la taquicardia, de un bloqueo supra o infrahisiano de segundo grado o superior con mantenimiento de la taquicardia.
    - Cuando al inicio de la taquicardia la activación auricular precede o se produce de forma simultánea al inicio de la activación ventricular.
    - Cuando, durante la taquicardia, al introducir estímulos ventriculares coincidentes y hasta 50 ms antes de la activación del haz de His (His refractario) no logra modificarse el ciclo auricular.[5]

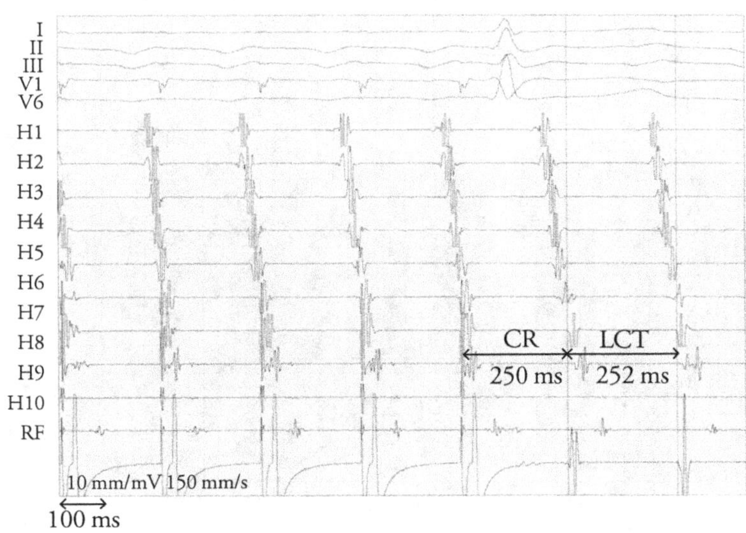

Figura 6
Encarrilamiento del flúter con fusión oculta al estimular en el istmo cavotricuspídeo. Nótese que al interrumpir la estimulación, el ciclo de retorno (CR) es ± 10 ms al ciclo de la taquicardia (LCT), lo que indica que estamos estimulando en el circuito.

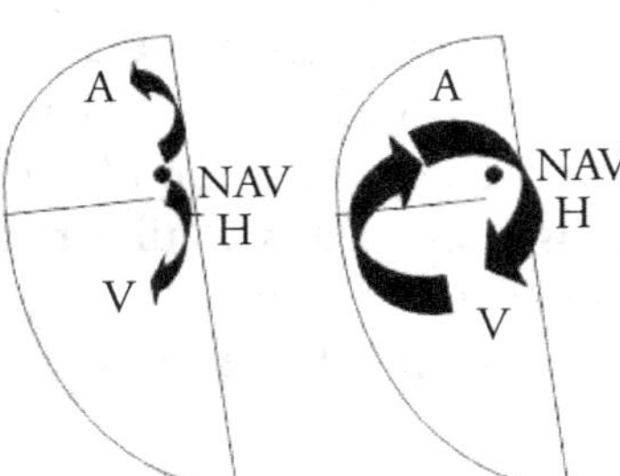
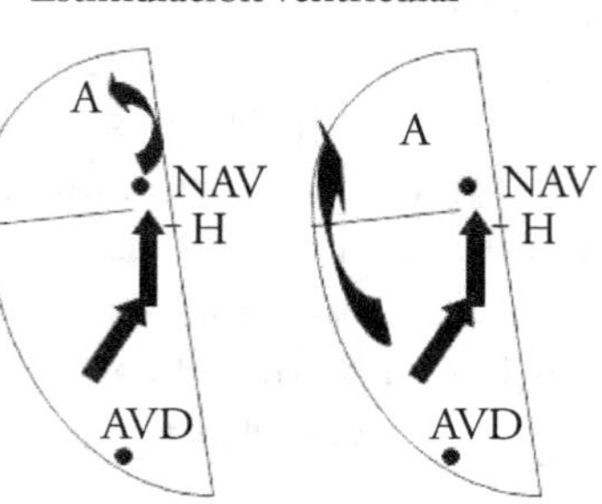

Figura 7
Diagnóstico diferencial entre TC intranodal y
TC ortodrómica mediada por vía accesoria.

A: aurícula; NAV: nodo auriculoventricular;
H: haz de His; V: ventrículo;
AVD: ápex de ventrículo derecho. TC intranodal:
HA′(TC) < HA′(EV); VA′(TC) < VA′(EV).
TC vía accesoria: HA′(TC) > HA′(EV);
VA′(TC) > VA′(EV).

Otro criterio que se debe emplear consiste en comparar los tiempos de conducción HA′ en taquicardia (HA′$_{TC}$) o con estimulación ventricular desde el ápex del ventrículo derecho (HA′$_{EV}$). Cuando HA′$_{TC}$ < HA′$_{EV}$ puede concluirse que se trata de una taquicardia por reentrada nodal, mientras que cuando HA′$_{TC}$ > HA′$_{EV}$ se trata de una taquicardia mediada por vía accesoria (véase la figura 7).[6]

- *Diferenciación entre una taquicardia intranodal rápida-lenta y una taquicardia auricular originada en el septo posterior*

  Ambas taquicardias no necesitan el ventrículo para su perpetuación, por lo que en presencia de una relación P = R pueden ser difíciles de diferenciar:

  – La presencia de una relación entre los EGM auriculares y los ventriculares > 1 (P > R) va a favor de la taquicardia auricular, puesto que la taquicardia intranodal con bloqueo infra/suprahisiano de la vía rápida no es muy frecuente, aunque es posible.
  – Cuando, al interrumpir la estimulación ventricular tras haber encarrilado la taquicardia y el siguiente latido no estimulado no está precedido de actividad auricular (siempre que se mantenga la taquicardia), esto es, se observe un patrón de respuesta VArV, puede prácticamente descartarse la taquicardia auricular[7] (véase la figura 8). Excepcionalmente observamos una respuesta pseudo-AV en taquicardias sinusales o auriculares cuando la maniobra se hace durante la infusión de isoproterenol. En estos casos, la estimulación ventricular con conducción VA 1:1 puede inhibir el foco atrial y la infusión de isoproterenol aumentar el automatismo del nodo, lo que produciría una respuesta VAV.[8] En el caso contrario, cuando se obtenga una respuesta VArAV, irá a favor de una taquicardia auricular. No obstante, existe una excepción a esta norma. Una respuesta pseudo-VAAV puede ocurrir en la TRN no común, donde la conducción retrógrada VA durante la estimulación ventricular tiene lugar a través de la vía lenta.[8]

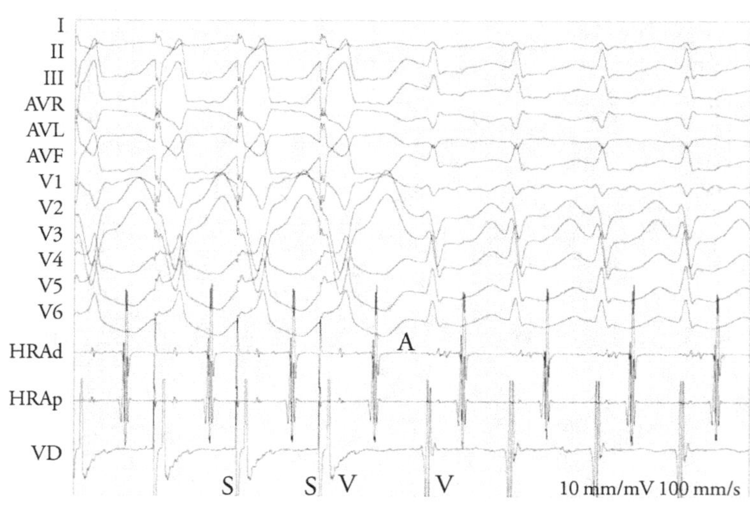

Figura 8
Diagnóstico diferencial entre taquicardia
auricular y taquicardia por reentrada
auriculoventricular o del nodo.

AV: encarrilamiento de la taquicardia con
estimulación ventricular continua mediante un
catéter tetrapolar situado en el VD. Al interrumpir
la estimulación ventricular se obtiene una respuesta
VArV, lo que nos permite descartar la taquicardia
auricular; HRAd: AD distal; HRAp: AD proximal;
VD: ventrículo derecho; S: extraestímulo.

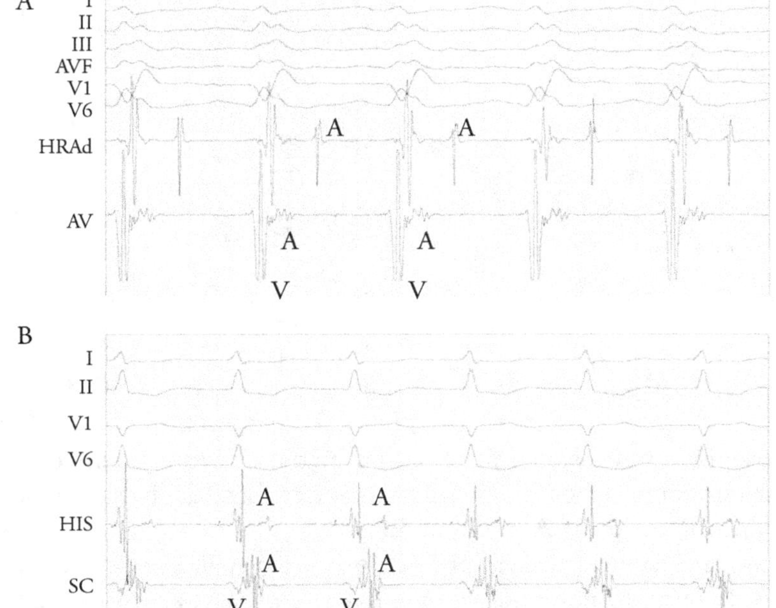

Figura 9
*Patrón de activación auricular retrógrada
mediante una vía accesoria. Se registra el ECG
de superficie de 6 y 4 derivaciones y el EEG de
los catéteres tetrapolares situados en la AD y
anillo mitral (A), y en His y SC (figura B).
A. Vía anterolateral izquierda. Se observa la
máxima precocidad a nivel lateral del anillo
mitral, lo que sugiere activación excéntrica.
B. Vía posteroseptal. Se observa mayor
precocidad de la aurícula retrógrada en el
ostium del SC respecto al registro en el His.*

HRAd: aurícula derecha distal; SC: *ostium* del SC;
AV: nivel lateral del anillo mitral.

3.3 Taquicardia por reentrada auriculoventricular (mediadas por vías accesorias)

Las taquicardias mediadas por vías accesorias se caracterizan porque la reentrada AV está formada por el nodo AV y tejido específico de conducción en una de las ramas del circuito, con propiedades de conducción decremental, así como por la vía accesoria, formando la otra rama de éste, que habitualmente es un tejido de conducción rápida no decremental.[9] En función de que haya conducción anterógrada por la vía accesoria habrá preexcitación patente, que será más o menos manifiesta en función de la capacidad de conducción del tejido específico de conducción y de la vía.

- *Conducción anterógrada.* Se entiende por preexcitación la activación ventricular adelantada debida a la conducción AV a través de la vía accesoria, que se manifiesta con la presencia de una onda delta en el ECG de superficie que se confirmará con un tiempo H-delta (del ECG o electrograma ventricular más precoz) < 30 ms. Con la estimulación auricular rápida creciente podrá hacerse aparente una preexcitación no patente o mínima, y aumentará el grado de preexcitación a medida que aumenta la frecuencia de estimulación. Además mapeando el anillo AV podrá identificarse el electrograma ventricular más temprano, que indica la inserción ventricular de la vía. Generalmente se prefiere realizar el mapeo del anillo en ritmo sinusal con estimulación atrial rápida y no en taquicardia porque permite una mayor estabilidad del catéter.

- *Conducción retrógrada.* Podrá evidenciarse bien porque se induzca una taquicardia ortodrómica o bien porque con la estimulación ventricular se produzca una conducción retrógrada (V-A) por la vía accesoria, lo que en ambos casos permitirá identificar la inserción auricular de la vía en el punto de registro del electrograma auricular más temprano. Entre los datos que hay que observar se encuentran los siguientes:

  - La conducción V-A es constante a pesar de que la LCT varíe.
  - La conducción V-A será concéntrica en el caso de las vías septales y excéntrica en el caso de las vías laterales (véase la figura 9A). En el caso de las vías posteroseptales la diferenciación entre una activación auricular retrógrada por el tejido específico de conducción será más sencilla, pues en el caso de las vías posteroseptales el auriculograma más temprano se registrará en el *ostium* del seno coronario (véase la figura 9B). Sin em-

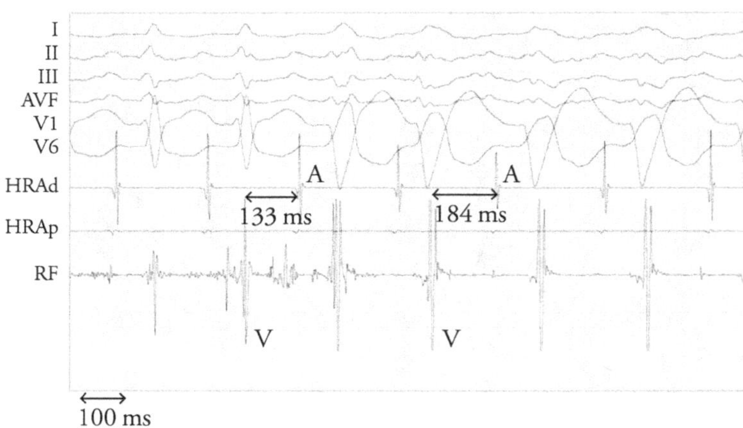

Figura 10

Efecto de la aparición de un bloqueo de rama durante la taquicardia en las taquicardias ortodrómicas mediadas por una vía accesoria lateral: nótese cómo la aparición de bloqueo de rama izquierda en taquicardia se acompaña de un alargamiento de los tiempos de conducción V-A de más de 35 ms, lo que sugiere un origen izquierdo de la vía.

HRAd: aurícula derecha distal; HRAp: aurícula derecha proximal; RF: catéter de ablación, situado en el ventrículo derecho.

bargo, en las vías anteroseptales (y ocasionalmente en las medioseptales) la actividad auricular retrógrada más temprana se observará en la zona de registro del hisiograma, y será indistinguible de la conducción V-A por el nodo AV.

- En presencia de una taquicardia ortodrómica mediada por una vía accesoria lateral, la aparición de bloqueo de rama ipsilateral a la vía en taquicardia se acompaña de un alargamiento de los tiempos de conducción V-A de al menos 35 ms (véase la figura 10).
- La interrupción de la taquicardia mediante extraestímulos ventriculares introducidos con el haz de His refractario sin capturar aurícula exige la presencia de una vía accesoria como mecanismo de la taquicardia.

3.4 Taquicardias auriculares «incisionales»

Las taquicardias auriculares «incisionales» se deben a macrorreentradas anatómicamente determinadas por las zonas de conducción lenta en las atriotomías, especialmente tras las cirugías correctoras de cardiopatías congénitas. El reciclaje y el encarrilamiento de la taquicardia permitirán esclarecer el mecanismo subyacente, y mediante el análisis de los ciclos de retorno (descritos anteriormente) podrá identificarse la zona de conducción lenta, región crítica en el circuito. Debido a la complejidad anatómica y a la coexistencia de múltiples circuitos, especialmente en estos casos puede resultar de gran utilidad la realización de mapas de activación y voltaje de las aurículas, mediante sistemas de mapeo no fluoroscópicos tridimensionales, lo que permitirá la identificación detallada de los circuitos reentrantes.

3.5 Taquicardias auriculares «focales»

Las taquicardias auriculares «focales» constituyen un grupo muy heterogéneo de taquicardias que pueden ser mediadas por cualquiera de los mecanismos electrofisiológicos que se conocen, y cuyo diagnóstico, en ocasiones difícil, tiene que establecerse por exclusión. Apoyan su diagnóstico los siguientes factores:

- *La demostración de su independencia del ventrículo para su mantenimiento:* esto se puede evidenciar al encontrar una relación A/V > 1 y también porque con la estimulación ventricular se logra disociar la aurícula del ventrículo (en ambos casos se descarta una taquicardia mediada por una vía accesoria, pero no una taquicardia intranodal).
- *Los ciclos de retorno tras encarrilar la aurícula son variables,* a diferencia de lo que ocurre con las taquicardias reentrantes (intranodal o por reentrada AV), en las que éstos son constantes.
- El intervalo VA puede ser variable.

4 Interrupción de las taquicardias paroxísticas supraventriculares con estimulación eléctrica programada

Analizar cómo finalizan espontáneamente las taquicardias o bien cómo se interrumpen con estimulación programada puede proporcionar la clave para acabar de realizar un diagnóstico diferencial adecuado.

4.1 Flúter auricular

La estimulación auricular rápida con encarrilamiento del flúter o a frecuencias crecientes puede lograr interrumpir el flúter, al invadir el circuito en ambos sentidos con la precocidad necesaria como para encontrar la rama ortodrómica en refractario y bloquear en la rama antidrómica el frente de onda del latido reentrante previo.

4.2 Taquicardia intranodal

Mediante estimulación programada auricular y ventricular puede interrumpirse la taquicardia en las vía lenta o rápida, respectivamente, tras encarrilar la taquicardia. La interrupción de la taquicardia con estimulación ventricular tras encarrilamiento de ésta con un patrón VArAV descartará la taquicardia intranodal, al igual que la taquicardia mediada por una vía accesoria.

4.3 Taquicardias por reentradas auriculoventriculares

La interrupción de la taquicardia suele producirse en la vía, que en el caso de la taquicardia ortodrómica (conducción VA por la vía) será más fácil con la estimulación ventricular rápida, y en el caso de la taquicardia antidrómica (conducción AV por la vía) con la sobreestimulación auricular. Sin embargo, la interrupción de la taquicardia también podrá producirse en el nodo AV, parte necesaria del circuito. En el caso de que se interrumpa la taquicardia con estimulación ventricular, la presencia de un patrón VArAV descartará que se trate de una taquicardia ortodrómica mediada por vía accesoria.

4.4 Taquicardias auriculares

La mayoría de las taquicardias auriculares se originan por focos con automatismo aumentado, y no responden a la estimulación programada. Cuando se logra la interrupción de la taquicardia con estimulación ventricular ésta se produce tras conducir a la aurícula (patrón VArAV). El caso contrario, es decir, su interrupción sin conducir a la aurícula (VArV) permite excluir la taquicardia auricular.[7]

Conclusiones

Si bien se han descrito muchísimas maniobras útiles para establecer el diagnóstico diferencial adecuado de las TPSV en el laboratorio, la simplificación progresiva de las maniobras de estimulación, así como la suma de datos clínicos y electrocardiográficos, como ocurre con el flúter auricular típico, y la taquicardia intranodal o con preexcitación evidente, resulta primordial a fin de simplificar al máximo los estudios electrofisiológicos. Algunas de las respuestas de las taquicardias a la estimulación programada darán las claves para el diagnóstico de certeza. La realización de estudios cada vez más dinámicos en presencia de una taquicardia mediada por una vía accesoria así como en las taquicardias auriculares, con mapeo dinámico de la aurícula, permite reducir el empleo de catéteres adicionales posicionados de forma estática sin restar información útil. Cabe resaltar, por último, el empleo creciente de sistemas de mapeo anatómico electroanatómico tridimensionales, no fluoroscópicos, de gran utilidad tanto para el grupo de taquicardias auriculares y flúteres atípicos (tras ablación de venas pulmonares y circuitos incisionales), como en anatomías complejas, como es el caso de cardiopatías congénitas, desembocaduras venosas anómalas y correcciones quirúrgicas.

RECUERDA...

- La continuación de la taquicardia con una respuesta VArAV tras interrumpir la estimulación ventricular es diagnóstica de taquicardia auricular.
- El mantenimiento de la taquicardia, junto con la aparición de un bloqueo supra o infrahisiano de segundo grado o superior, permite descartar una taquicardia mediada por vía accesoria.
- Ante una taquicardia intranodal documentada electrocardiográficamente, la presencia de salto de la vía rápida a la lenta o bien de dos ecos nodales se considera criterio suficiente para indicar la ablación de la vía lenta.
- La presencia de disociación VA durante estimulación ventricular permite descartar una vía accesoria, pero no una taquicardia intranodal o una taquicardia auricular.

BIBLIOGRAFÍA

1. Zipes DP, Dimarco JP, Gillette PC, *et al.* Guidelines for clinical intracardiac electrophysiological and catheter ablation procedures. J Am Coll Cardiol. 1995; 26: 555-73.
2. Isa R, Villacastín J, Moreno J, *et al.* Diferenciación entre aleteo y fibrilación auricular en los electrogramas bipolares de aurícula derecha. Rev Esp Cardiol. 2007; 60: 104-9.
3. Olgin JE, Kalman JM, Fitzpatrick AP, *et al.* Role of right atrial endocardial structures as barriers to conduction during human type I atrial flutter. Activation and entrainment mapping guided by intracardiac echocardiography. Circulation. 1995; 92: 1839-848.
4. Benditt DG, Prichett EL, Schmitht WM, *et al.* Ventriculoatrial intervals: diagnostic use in paroxysmal supraventricular tachycardia. Ann Intern Med. 1979; 91: 161-66.
5. Ross D, Uther JB. Diagnosis of concealed accessory pathways in supraventricular tachycardia. PACE. 1983; 7: 1069-085.
6. Miller JM, Rosenthal ME, Gottlieb ChD, *et al.* Usefulness of the HA interval to accurately distinguish atrioventricular nodal reentry from orthodromic septal bypass tract tachycardias. Am J Cardiol. 1991; 68: 1037-044.
7. MacGuire MA, Lau KCH, Johnson DC, *et al.* Patients with two types of atrioventricular junctional (AV nodal) reentrant tachycardia. Evidence that a common pathway of nodal tissue is not present above the reentrant circuit. Circulation. 1991; 83: 1232-246.
8. Knight BP, Zivin A, Souza J, *et al.* A technique for the rapid diagnosis of atrial tachycardia in the electrophysiology laboratory. J Am Coll Cardiol. 1999; 33: 775-81
9. Llavador J, García Civera R, Sanjuán R, *et al.* Síndromes de preexcitación. Bases anatómicas y electrofisiológicas. En: García Civera R, Cábades A, Cosín J, editore. Automatismo y conducción cardíacos. Barcelona: MCR; 1987; 533-61.

Capítulo 6

Diagnóstico y ablación de las vías accesorias

N. Calvo, L. Mont[1]

Hospital Clínic de Barcelona
[1] lmont@clinic.ub.es

Introducción

Las vías accesorias son haces de fibras con capacidad de conducción que conectan el miocardio auricular o el propio sistema específico de conducción con el miocardio ventricular. En los pacientes en los que hay preexcitación, la activación de todo o parte del miocardio ventricular tiene lugar a través de una vía accesoria, de modo que la activación del ventrículo a través del sistema normal de conducción auriculoventricular va precedida de la activación a través de la vía accesoria.

La localización más frecuente de las vías accesorias es la pared libre izquierda (60 %), seguidas de las vías posteroseptales (25 %), que a su vez son más frecuentes que las vías de pared libre derecha (15 %).

La presentación clínica de un paciente con una vía accesoria es variable; desde un paciente asintomático en el que la preexcitación es diagnosticada de forma casual en un electrocardiograma (ECG) de control, hasta un paciente joven recuperado de un episodio de muerte súbita.

Las vías accesorias pueden participar en taquicardias por reentrada auriculoventricular (TRAV) ortodrómicas, antidrómicas o bien pueden actuar como *bystanders* en la fibrilación auricular (FA), la taquicardia auricular (TA) o la taquicardia por reentrada nodal (TIN).

1 Clasificación y generalidades

Las vías accesorias pueden ser de diferentes tipos:

1.1 *Vías accesorias comunes*

Son haces de fibras epicárdicas o endocárdicas que conectan el músculo auricular con el miocardio ventricular. Se conocen también como haces de Kent, a pesar de que fueron Wood y Öhnell[1] los que describieron la presencia de haces musculares entre las aurículas y los ventrículos en pacientes con el síndrome de Wolff-Parkinson-White (WPW), y fue también Öhnell quien describió el término «preexcitación». Son las más frecuentes.

Tabla 1
Nomenclatura de las vías accesorias.
Nomenclatura de las vías accesorias según la
nomenclatura clásica y la nomenclatura
propuesta por el grupo de expertos del Grupo de
Trabajo de Arritmias de la Sociedad Europea
de Cardiología y de la Sociedad Norteamericana
de Estimulación y Electrofisiología.[1]

	Nomenclatura clásica	Consenso[1]
1. Vías derechas	– Anterior – Posterior – Lateral – Anterolateral – Posterolateral	– Superior – Inferior – Anterior – Superoanterior – Inferoanterior
2. Vías izquierdas	– Anterior – Posterior – Lateral – Anterolateral – Posterolateral	– Superior – Inferior – Posterior – Superoposterior – Inferoposterior
3. Vías septales	– Medioseptal – Anteroseptal – Posteroseptal	– Septal – Superoparaseptal – Inferoparaseptal

La nomenclatura de las vías accesorias ha variado en los últimos años, desde que el grupo de expertos del Grupo de Trabajo de Arritmias de la Sociedad Europea de Cardiología y de la Sociedad Norteamericana de estimulación y Electrofisiología[2] propusiera un nuevo sistema, basado en la posición anatómica. Sin embargo, muchos de los laboratorios de electrofisiología siguen describiendo la localización de las vías según la nomenclatura tradicional, por lo que en adelante este capítulo se basará en el sistema tradicional.

Pueden tener diferentes localizaciones (véase la tabla 1):

- *Pared libre derecha o izquierda:* discurren entre la grasa de los respectivos surcos auriculoventriculares (AV).
- *Medioseptales (septales):* se localizan entre el trígono derecho y el *ostium* del seno coronario (SC) (tabique interauricular).
- *Septales posteriores (inferoparaseptales):* discurren por el espacio piramidal posterior con la inserción auricular situada por detrás de la línea que marca el borde anterior del *ostium* del SC.
- *Septales anteriores (superoparaseptales):* las vías septales anteriores pueden tener diferente recorrido:

  - *Cristales:* discurren por la fosa coronaria derecha, y conectan las partes auricular y ventricular de la crista supraventricular.
  - *Cristoseptales o auriculocristales:* son aquellas cuya inserción auricular o ventricular se sitúa en la *crista* supraventricular y discurren hacia la parte ventricular o auricular del tabique.
  - *Vías endocárdicas:* discurren sobre el lado derecho bordeando el tabique membranoso, paralelo al haz de His.

1.2   Vías accesorias con conducción decremental

Tienen períodos de conducción largos y se caracterizan por la prolongación de éste a frecuencias crecientes. Entre ellas se encuentran:

- *Vías ocultas con conducción lenta retrógrada decremental.* Inicialmente fueron descritas por Coumel y posteriormente demostradas por Gallagher y Farré. Se insertan en la zona septal posterior (proximales al SC). Son causantes de las taquicardias incesantes recíprocas de la unión auriculoventricular.

- *Vías de Mahaim o vías con conducción decremental anterógrada.* Se trata de conexiones anatómicas entre el anillo tricuspídeo (atrifasciculares) o el nodo AV (nodofasciculares) y la rama derecha del haz de His o entre el anillo tricuspídeo (auriculoventriculares), el haz de His y las ramas del sistema específico de conducción (fasciculoventriculares) o el nodo AV (nodoventriculares) y el miocardio ventricular.

— *Vías atriofasciculares.* Características:

- Inserción auricular en el anillo tricuspídeo lateral, anterolateral o posterolateral.
- Presentan mínima preexcitación en ritmo sinusal y morfología de bloqueo de rama izquierda del haz de His (BRIHH) durante la taquicardia, con transición tardía en V4 o V5.
- Presentan en su mayoría conducción exclusivamente anterógrada.
- Conducción anterógrada decremental.
- Durante taquicardia: se detecta un potencial de rama derecha previo al haz de His y un VH corto, con incremento de los intervalos VA y VH en presencia de bloqueo de rama derecha del haz de His (BRDHH).

— *Vías fasciculoventriculares.* Características:

- Intervalo PR normal o corto con intervalo HV corto y onda delta.
- Tras masaje del seno carotídeo o administración de adenosina se prolonga el intervalo AH sin que se modifique el intervalo HV ni el grado de preexcitación.
- Con estimulación auricular a frecuencias crecientes se alarga el intervalo AH sin que se modifique el HV ni la onda delta (véase la figura 1).
- No se ha demostrado que participen en circuitos de reentrada por lo que no está indicada la ablación de éstas.

1.3 Vías de bypass *nodal*

Son causantes del síndrome de Lown, Ganong y Levine, que se caracteriza por la presencia de taquicardias en pacientes con un PR corto sin evidencia de preexcitación.

2 Localización según características electrocardiográficas

En pacientes en ritmo sinusal con preexcitación aparente, la activación ventricular tiene lugar a través de la vía accesoria y el sistema de conducción normal, de modo que en el ECG se

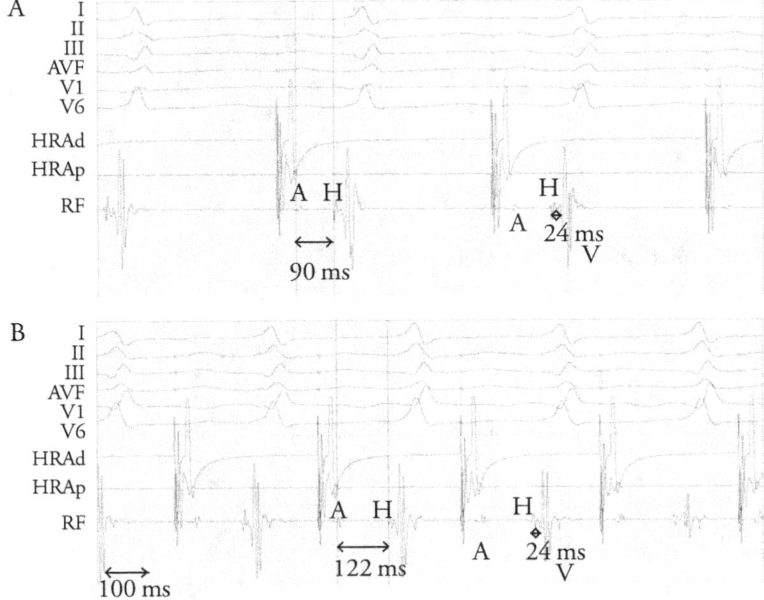

Figura 1
Registro EEF de una vía fasciculoventricular.
Con estimulación auricular continua a 510 ms
se observa un intervalo AH de 90 (A).
Tras la estimulación auricular continua
a 310 ms, el intervalo AH se alarga a 122 ms
(B). El intervalo HV permanece constante
(24 ms). El catéter tetrapolar está situado a
nivel de la aurícula derecha y el catéter de
mapeo y ablación (RF) en el haz de His.

HRAd: aurícula derecha distal; HRAp: aurícula derecha proximal; RF: catéter de ablación.

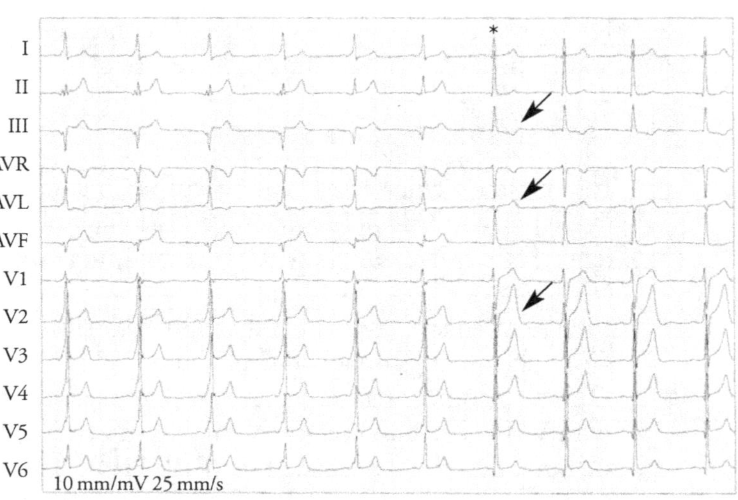

Figura 2

Preexcitación intermitente en un paciente con una vía posterolateral. Se observa preexcitación en la primera parte del trazado. A partir del 7.º latido (*), la preexcitación desaparece y aparecen las ondas T de memoria cardíaca (flecha). Obsérvese que las ondas T presentan la misma polaridad que la onda delta que las precede.

observa un PR < 0,12 s, complejo QRS > 120 ms y un empastamiento inicial del QRS u onda delta. En pacientes con vías ocultas, la activación ventricular tiene lugar a través del sistema de conducción normal, de modo que no se observa preexcitación en el ECG.

Se dice que la preexcitación es intermitente cuando en un mismo paciente los trazados ECG en diferentes momentos muestran la presencia o la ausencia de preexcitación.

En pacientes con preexcitación ventricular intermitente, en ocasiones se pueden observar las denominadas ondas T de memoria cardíaca una vez la preexcitación desaparece, que presentarán la misma polaridad que la onda delta (véase la figura 2).

Se han propuesto diferentes algoritmos con el fin de tratar de localizar la inserción auricular o ventricular.[3,4] Dichos algoritmos alcanzan el máximo valor predictivo en el caso de las vías de localización posteroseptal (86,3 %). Sin embargo, a menudo es fácil localizar la inserción de la vía basándose en una serie de criterios generales derivados de la observación cuidadosa del ECG de superficie, tanto en RS como durante la TRAV (véase la tabla 2).

Tabla 2
Localización de las vías según criterios del ECG.

Localización	Características del ECG[1]
Pared libre izquierda	Delta + en V1 R/S > 1 en V1 o V2 Delta – en I y aVL P retrógrada durante TRAV: – en I
Pared libre derecha	Delta – en V1 R/S < 1 en V1 Delta + en I y aVL Transición tardía (V3-V4) P retrógrada durante TRAV: + en I, – en V1
Posteroseptal	Delta – en II, III, aVF Transición en V2 P retrógrada durante TRAV: – en II, III, aVF
Anteroseptal	Delta – en V1, V2 Transición precoz (< V3) Delta + en II, III, aVF, I, aVL, V3-V6 P retrógrada durante TRAV: + en II, III, aVF
Medioseptal	Delta + en I, II, aVL, V2-V6 Delta – en III, aVF Delta – o +/– en V1
Vías epicárdicas izquierdas	Delta – profunda en II Delta + en aVR S profunda en V6

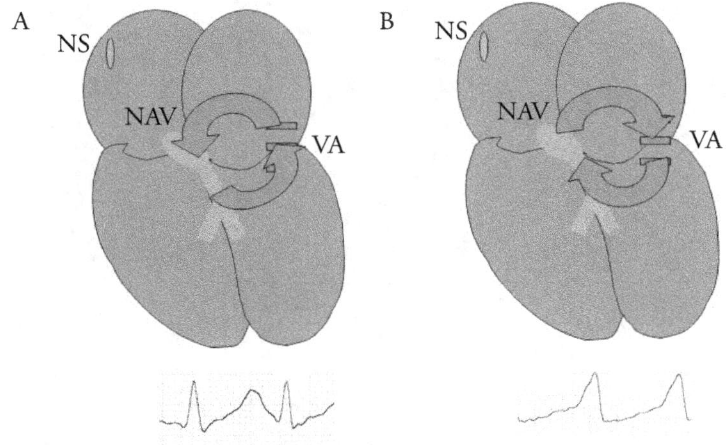

Figura 3 (véase figura a color en Apéndice de ilustraciones, pág. 207)

Secuencia de activación en la taquicardia ortodrómica (A) y antidrómica (B). En la taquicardia ortodrómica el brazo anterógrado es el nodo AV y el sistema de conducción normal His-Purkinje, mientras que la conducción retrógrada tiene lugar a través de la vía. El QRS es normal (< 120 ms). En la taquicardia antidrómica el impulso desciende por la vía accesoria y asciende por el sistema de conducción normal. El QRS es ancho, con presencia de onda delta.

NS: nodo sinusal; NAV: nodo auriculoventricular; VA: vía accesoria.

3 Taquicardia por reentrada auriculoventricular

Las taquicardias más frecuentes asociadas a las vías accesorias son las TRAV, en las que la vía puede ser la causa de la conducción retrógrada (taquicardia ortodrómica) o de la conducción anterógrada (taquicardia antidrómica) (véase la figura 3).

Además de en este tipo de taquiarritmias, en los pacientes con síndrome de WPW las vías accesorias también pueden participar en otro tipo de taquicardias, como son la FA o las TIN, en las que la vía no participa en el circuito, pero la conducción secundaria a través de ésta puede dar lugar a fenómenos de fusión ventricular que modifican la forma de presentación de la taquicardia.

3.1 Taquicardia ortodrómica

Es la arritmia sintomática más frecuentemente asociada a la presencia de vías accesorias (supone el 90 % de las arritmias en pacientes con síndrome de WPW). El brazo anterógrado es el nodo AV y el sistema de conducción normal del haz de His-Purkinje, mientras que la conducción retrógrada tiene lugar a través de la vía.

Se caracteriza por:

- Una vez iniciada suele ser regular.
- Intervalo QRS normal (< 120 ms).
- Relación AV 1:1.
- Relación RP/PR inferior a 0,6.
- Secuencia de activación retrógrada:

  - Excéntrica en las vías laterales.
  - Vías septales anteriores: la activación inicial se produce en el hisiograma o en la orejuela derecha.
  - Vías medioseptales: la activación más temprana puede ser en el *ostium* del SC o hisiograma.
  - Vías septales posteriores: la activación más precoz es en el *ostium* del SC.

- Para que se produzca, es necesario que exista un intervalo, habitualmente no inferior a 100 ms, entre la activación del ventrículo a través del sistema de conducción normal, la propagación del impulso a través de los ventrículos y la conducción retrógrada a través de la vía accesoria hasta la aurícula, de modo que alcance la aurícula cuando ésta ya esté excitable (véase la figura 4).
- Se puede iniciar por estimulación auricular o ventricular.
- La arritmia finaliza si la conducción se bloquea en el nodo AV o en la vía.

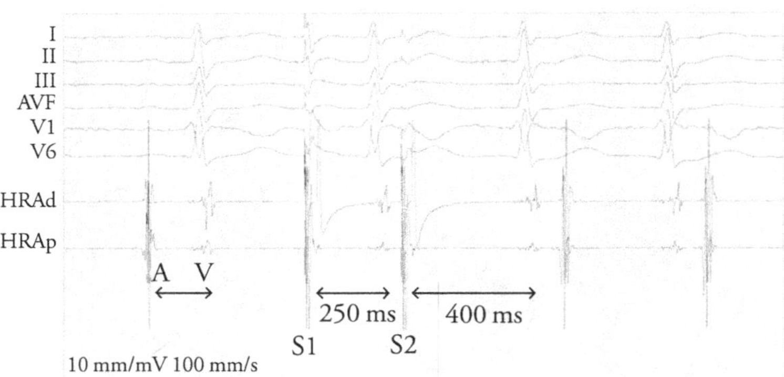

Figura 4

Inicio de la taquicardia ortodrómica mediante la aplicación de dos extraestímulos auriculares (S) con el catéter tetrapolar, situado en la AD. Se observa un alargamiento en la conducción AV anterógrada tras el segundo extraestímulo, lo que permite alcanzar la aurícula una vez está excitable e iniciar la taquicardia.

HRAd: aurícula derecha distal; HRAp: aurícula derecha proximal.

- La terminación puede deberse a «fatiga» del nodo AV, maniobras vagales que aumenten el tono vagal, fármacos bloqueadores del nodo AV o bien a un extraestímulo auricular o ventricular.

3.2 Taquicardia antidrómica

Se detecta en el 5 % de los pacientes con síndrome de WPW y se desencadena en el laboratorio de electrofisiología en el 10 %.[5,6]

El brazo anterógrado en este caso es la vía, mientras que la conducción retrógrada tiene lugar a través del nodo AV y el sistema de conducción normal del haz de His-Purkinje.

Viene definida por:

- Como consecuencia de la activación más temprana del miocardio ventricular respecto al sistema de conducción normal, el QRS es ancho y con preexcitación máxima.
- La activación auricular retrógrada es concéntrica.
- Se puede iniciar por estimulación auricular o ventricular.
- La arritmia finaliza si la conducción se bloquea en el nodo AV o en la vía.
- La terminación puede deberse a «fatiga» del nodo AV, maniobras vagales que aumenten el tono vagal, fármacos bloqueadores del nodo AV o bien debido a un extraestímulo.

4 Estudio electrofisiológico

En la electrofisiología clásica, el diagnóstico de las vías accesorias requiere el empleo de múltiples catéteres (SC, haz de His, aurícula derecha [AD], ventrículo derecho [VD], catéter de mapeo). Sin embargo, en nuestro laboratorio empleamos una técnica simplificada que permite disminuir el número de pinchazos y la duración del procedimiento. Para ello, a través de un acceso venoso femoral, se introduce un catéter tetrapolar en la pared lateral de la AD para el registro y la estimulación y un catéter de ablación en las cavidades cardíacas derechas (o izquierdas, en el caso de que el ECG de superficie sea altamente sugestivo de una vía de localización izquierda) para mapeo y ablación. Mediante el catéter de ablación, irán obteniéndose, de forma dinámica, los registros de los intervalos AV y VA en diferentes localizaciones, actualizando la pantalla del polígrafo constantemente tras la medición en cada una de las localizaciones, con el fin de comparar y localizar el sitio de activación más temprano.

4.1 Evaluación inicial

Las vías accesorias comunes pueden conducir en sentido anterógrado, retrógrado o ambos. Las vías con conducción exclusivamente retrógrada reciben el nombre de *vías ocultas*.

Durante el estudio electrofisiológico (EEF), se valorará:

– El período refractario anterógrado y retrógrado de la vía.
– El análisis del ECG con la máxima preexcitación.
– La conducción retrógrada auricular.
– La iniciación y terminación de la taquicardia.

En los casos de preexcitación aparente, el análisis del ECG de superficie en ritmo sinusal permitirá la localización de la vía, evitando de esta manera la realización de maniobras diagnósticas de estimulación que alargan y complican el procedimiento. Así, en estos casos, se procederá al mapeo para la localización de la vía, sin recurrir a la inducción de la taquicardia.

En el caso de las vías ocultas, mediante la introducción de extraestímulos auriculares o ventriculares, basalmente o con la administración de isopreterenol, cuando sea necesario, se inducirá la taquicardia supraventricular (TSV).

4.1.1 *Tiempos de conducción y refractariedad*

Los tiempos de conducción anterógrados de la vía accesoria se miden desde el inicio del auriculograma más próximo a la inserción de la vía hasta el comienzo de la onda delta. Habitualmente, los tiempos de conducción anterógrado de la vía son cortos (< 150 ms) y permanecen constantes (varían menos de 30 ms).

Para medir el período refractario anterógrado de la vía se estimulará de forma continua la aurícula y se introducirá progresivamente un extraestímulo con acoplamientos decrecientes de 10 ms. El período refractario anterógrado efectivo de la vía es el intervalo de acoplamiento más largo que no va seguido de un QRS preexcitado. Se recomienda repetir la medición del período refractario con diferentes longitudes de ciclo (LC) del tren de estimulación auricular, incluyendo una LC de 400 ms o menos (habitualmente se realiza a 600 y 400 ms), ya que se ha demostrado que los pacientes en los que el período refractario de la vía no se modifica significativamente tras disminuir la LC de base de estimulación auricular tienen una menor frecuencia ventricular durante la FA y, por tanto, un riesgo menor de muerte súbita.[10]

El período refractario retrógrado efectivo de la vía se mide durante la estimulación ventricular continua con introducción de extraestímulos y es el intervalo de acoplamiento más largo que no es conducido a las aurículas a través de la vía.

4.1.2 *Análisis del electrograma con la máxima preexcitación*

En las vías con conducción anterógrada, la estimulación atrial rápida o próxima a la inserción de la vía producirá un aumento de la preexcitación, lo que permitirá una mayor precisión en la localización de ésta. La confirmación de la presencia de una vía accesoria vendrá dada por los siguientes parámetros durante la estimulación atrial con frecuencias crecientes o con extraestímulos:

– AH: se alarga.
– H-delta: se acorta con la progresiva inserción de la deflexión hisiana dentro de QRS.
– El intervalo entre el estímulo y la onda delta suele ser constante.

4.1.3 *Conducción retrógrada auricular*

La conducción retrógrada puede tener lugar a través del sistema de conducción normal, la vía accesoria o ambas.

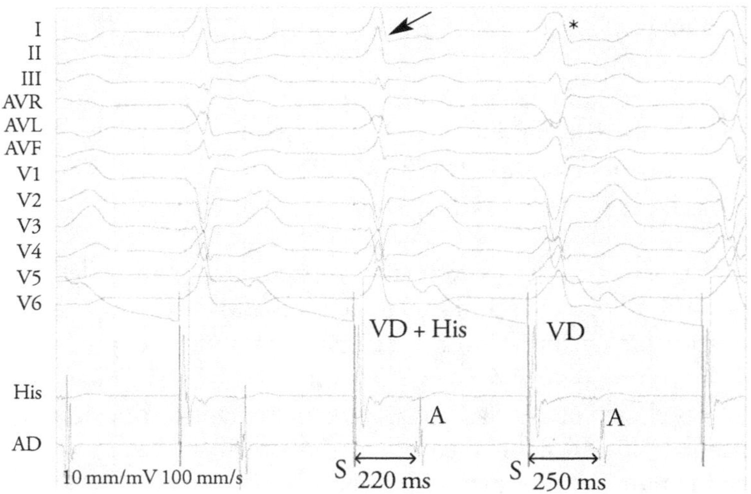

Figura 5

Demostración de conducción retrógrada a través del nodo AV. La estimulación (S) desde el haz de His con un alto voltaje de salida producirá captura simultánea del VD y haz de His (QRS más estrecho, flecha). Sin embargo, la estimulación desde VD con voltaje de salida bajo producirá sólo captura de VD (QRS más ancho, asterisco). Se observa el acortamiento del intervalo S-A cuando hay captura de His, lo que sugiere conducción a través del nodo AV. Se muestra el ECG de 6 derivaciones de superficie y los registros del EEG del His y de la AD.

En el caso del sistema de conducción normal y de las vías septales, la activación auricular retrógrada es concéntrica, es decir, el impulso se inicia en el tabique interatrial y se sigue de la activación de ambas aurículas.

En presencia de vías accesorias no septales, la activación auricular será excéntrica, de modo que la activación se iniciará en una de las aurículas y se seguirá de la activación del tabique y de la otra aurícula.

Por tanto, la ausencia de conducción retrógrada auricular permitirá descartar la presencia de una vía accesoria; la conducción excéntrica permitirá, una vez descartada la posibilidad de una TA, confirmar el diagnóstico de vía accesoria, y en caso de que la conducción sea concéntrica se estará bien ante una TRAV mediada por vía septal oculta, bien ante una TIN. Una maniobra útil en los casos en los que la activación auricular sea concéntrica consiste en la estimulación parahisiana. Para ello, se introduce un catéter en la AD y otro catéter en el haz de His. La estimulación (S) desde el haz de His con un alto voltaje de salida producirá captura simultánea del VD y el haz de His (QRS más estrecho). Sin embargo, la estimulación desde VD con voltaje de salida bajo producirá sólo captura de VD (QRS más ancho). La maniobra consiste en comparar los intervalos S-A y A-A tras la estimulación con y sin captura del haz de His:

- Si S-A son los mismos y no cambia el intervalo A-A: se confirma la presencia de una vía accesoria septal.
- Si S-A se acorta cuando hay captura del haz de His y no cambia el intervalo A-A: conducción a través del nodo AV (véase la figura 5).[7]

Sin embargo, debe tenerse presente que esta maniobra no es útil en el caso de las vías laterales izquierdas, ya que la conducción retrógrada tiene lugar a través del nodo AV y en las vías con conducción lenta retrógrada.

4.1.4 Iniciación y terminación de taquicardia

Las TRAV podrán ser desencadenadas fácilmente con la estimulación programada auricular o ventricular. Como ya se ha comentado, La TRAV ortodrómica se inicia cuando se alcanza un intervalo PR crítico, de modo que sumado al tiempo de conducción intraventricular permite activar la vía de forma retrógrada y alcanzar la aurícula cuando ésta ya está excitable. El retraso crítico para encontrar excitable nuevamente la vía (en el caso de que haya preexcitación patente) o el tejido auricular tienen lugar en el nodo AV.

Cuanto más próximo se esté de la vía, más fácil será su inducción.

La terminación de la taquicardia puede deberse a:

a) Estimulación auricular.

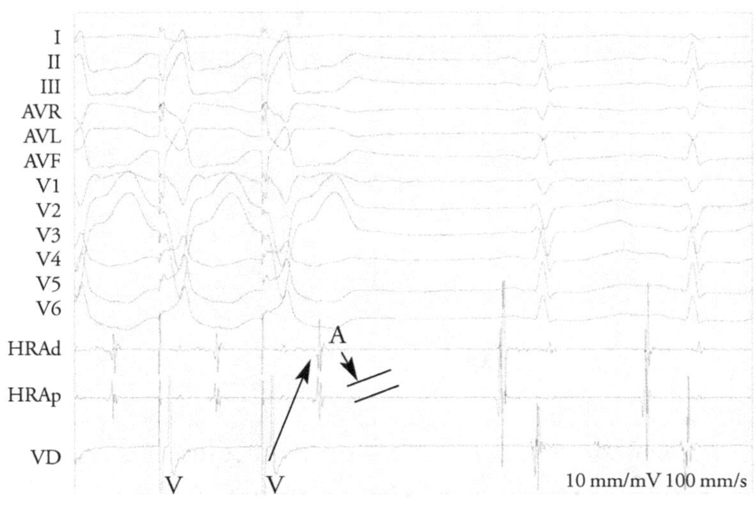

Figura 6
Bloqueo anterógrado de una taquicardia ortodrómica. La estimulación ventricular durante la taquicardia produce un bloqueo anterógrado del circuito de reentrada de modo que el último latido estimulado conduce de forma retrógrada a la aurícula, pero existe bloqueo anterógrado en el nodo AV con la consiguiente interrupción de la taquicardia. Se muestran los registros del catéter tetrapolar, situado en la AD, y del catéter de estimulación y ablación, situado en el VD.

HRAd: AD distal; HRAp: AD proximal; VD: ventrículo derecho.

b) Estimulación ventricular: el bloqueo se puede producir en diferentes zonas:

- Bloqueo retrógrado en la vía.
- Conducción retrógrada a través de vía y bloqueo anterógrado en nodo AV (véase la figura 6).

c) Mecanismo más frecuente de terminación: bloqueo anterógrado en nodo AV.

4.2   Localización de la vía

La localización de la vía requiere el análisis conjunto del ECG de superficie y de los parámetros obtenidos durante el EEF, mediante un registro dinámico en diferentes localizaciones.
Para localizar la inserción auricular, nos basaremos en:

- *Detección de la activación auricular retrógrada más temprana durante la estimulación ventricular o durante la taquicardia.* En nuestro laboratorio, optamos por mapear la inserción auricular durante la taquicardia, con el fin de evitar así la posible fusión entre la conducción a través de la vía y del sistema normal de conducción. Sin embargo, hay pacientes con mala tolerancia, por lo que en estos casos recurrimos al mapeo auricular

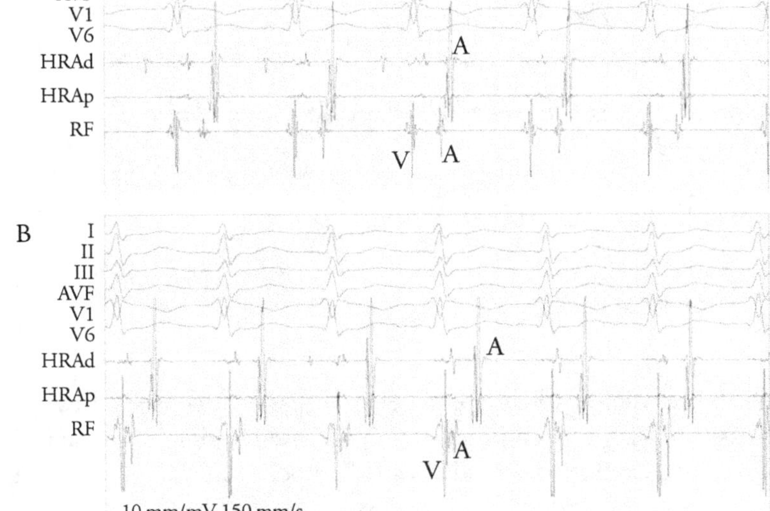

Figura 7
Mapeo durante la taquicardia para la localización de la inserción auricular de la vía. En el primer caso, el catéter tetrapolar está localizado en la AD lateral y el catéter de ablación (RF) en el ostium *SC (A). Se observa una mayor precocidad de la aurícula retrógrada en el SC respecto a la AD lateral. Tras acceso arterial retrógrado, el catéter de ablación se posicionó a nivel posterolateral izquierdo (B), donde se observó actividad eléctrica continua entre el ventrículo y la aurícula en esta zona. La aplicación de radiofrecuencia en esta zona finalizó la taquicardia.*

HRAd: aurícula derecha distal; HRAp: aurícula derecha proximal; RF: catéter de ablación.

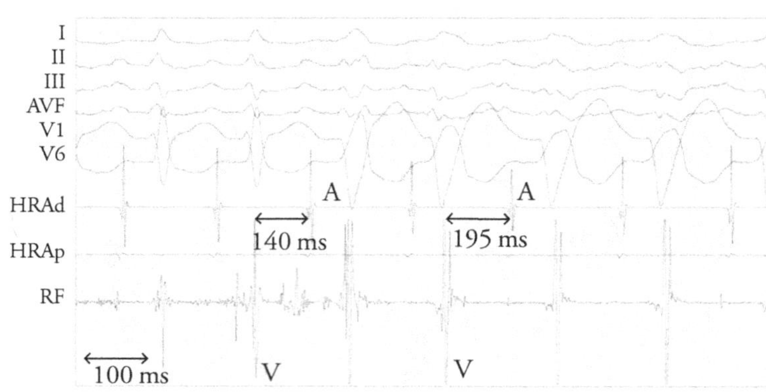

Figura 8
Aparición de BRIHH durante la taquicardia ortodrómica. Obsérvese el alargamiento del intervalo VA durante la taquicardia con BRIHH, lo que sugiere un origen izquierdo de la vía.

HRAd: aurícula derecha distal; HRAp: aurícula derecha proximal; RF: catéter de ablación, localizado en el ventrículo derecho.

durante la estimulación ventricular continua. Un intervalo VA (medido entre el inicio del electrograma ventricular hasta el del electrograma auricular más precoz) entre 25 y 50 ms se ha asociado con un porcentaje de éxito alto en la ablación.[8,9] El sitio más preciso de localización de la vía a menudo está marcado por la existencia de actividad eléctrica continua entre la aurícula y el ventrículo (véase la figura 7).

- *Detección de los potenciales de vía accesoria.* Consisten en potenciales de alta frecuencia localizados entre la A y el V y que preceden a la onda delta en al menos 10 ms. A menudo se identifican como señales fraccionadas entre el electrograma auricular y ventricular.

- *Detección del punto con estímulo-onda delta más corto* con la estimulación auricular.

Cuando el patrón de preexcitación no se observa claramente, la estimulación atrial derecha e izquierda permite desenmascararlo.

Para la inserción ventricular nos hemos de fijar en:

- *Cambios de ciclo con aparición de bloqueo de rama durante taquicardia ortodrómica:* la aparición de bloqueo de rama (BR) orientará hacia la localización de la vía, ya que el bloqueo ipsilateral produce un incremento en el intervalo VA de la taquicardia de ≥ 35 ms. Sin embargo, hay que tener en cuenta que en las vías septales la modificación es menor (véase la figura 8).
- *Detección de la activación ventricular más temprana con preexcitación:* como referencia, se empleará el inicio de la onda delta, para lo que se situará el cursor en su inicio. Mediante el catéter de ablación se buscará el lugar en el que el electrograma ventricular sea más temprano respecto a la onda delta. Un intervalo entre el electrograma V y la onda delta ≥ 10 ms se ha asociado con un alto porcentaje de éxito de ablación (véase la figura 9).
- *Detección del punto con estímulo-auriculograma más corto* con estimulación ventricular (≤ 40 ms).
- *Detección de los potenciales de vía accesoria.*

4.3 Maniobras diagnósticas de taquicardias por reentrada auriculoventricular en el laboratorio de electrofisiología

El diagnóstico diferencial entre las TSV incluye (véase el capítulo 5):

- TIN (supone el 52 % de los casos de TSV).
- TRAV (presente en el 38 % de los pacientes).
- TA (10 %).

Se han descrito numerosas maniobras diagnósticas[10] para llegar al diagnóstico de la TRAV.

Sin embargo, es posible establecer un diagnóstico preciso y rápido mediante la observación del ECG de superficie, los registros intracavitarios y la técnica de mapeo dinámico empleada en nuestro centro:

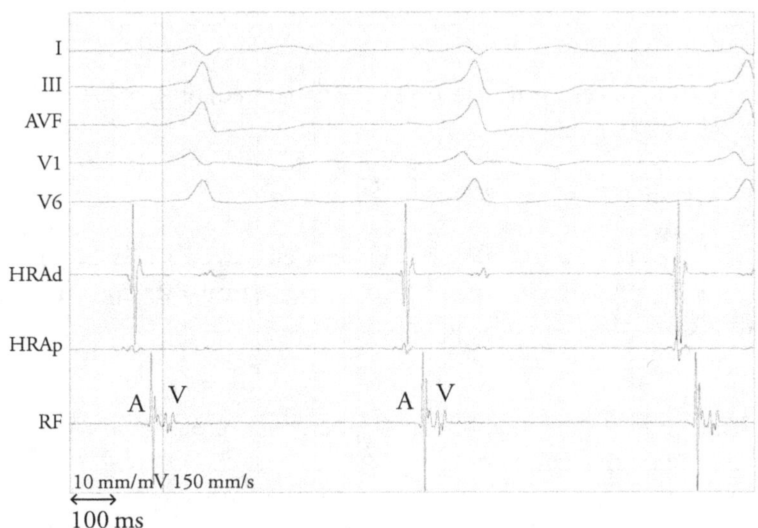

Figura 9
Detección de la activación ventricular más precoz con preexcitación. Se observa una máxima precocidad del electrograma ventricular respecto a la onda delta a nivel anterolateral izquierdo. El cursor marca el inicio del complejo QRS.

HRAd: aurícula derecha distal; HRAp: aurícula derecha proximal; RF: catéter de ablación, situado en la zona anterolateral izquierda.

- En primer lugar, la duración del intervalo VA durante la TSV orientará hacia el tipo de taquicardia: un intervalo VA septal inferior a 70 ms, junto con un ECG en el que se observen las ondas P fusionadas con el complejo QRS o inmediatamente después de éste, con morfología simétrica y negativa en las derivaciones inferiores, será altamente sugestivo de TIN.
- Análisis de la secuencia de activación auricular retrógrada: se colocará el catéter de mapeo en el haz de His y en diferentes localizaciones auriculares, con el consiguiente análisis del punto de activación auricular más temprano. Una secuencia de activación excéntrica permitirá descartar la TIN (véase la figura 10).
- La aparición de bloqueo de rama con la consiguiente prolongación del intervalo VA ≥ 35 ms, con o sin cambio en la longitud del ciclo de la TSV, establece el diagnóstico de TRAV a través de una vía ipsilateral a la rama bloqueada (véase la figura 8).
- La localización del punto de activación auricular más temprano en el anillo mitral o tricuspídeo, mediante el mapeo dinámico, sugiere la presencia de una vía accesoria.

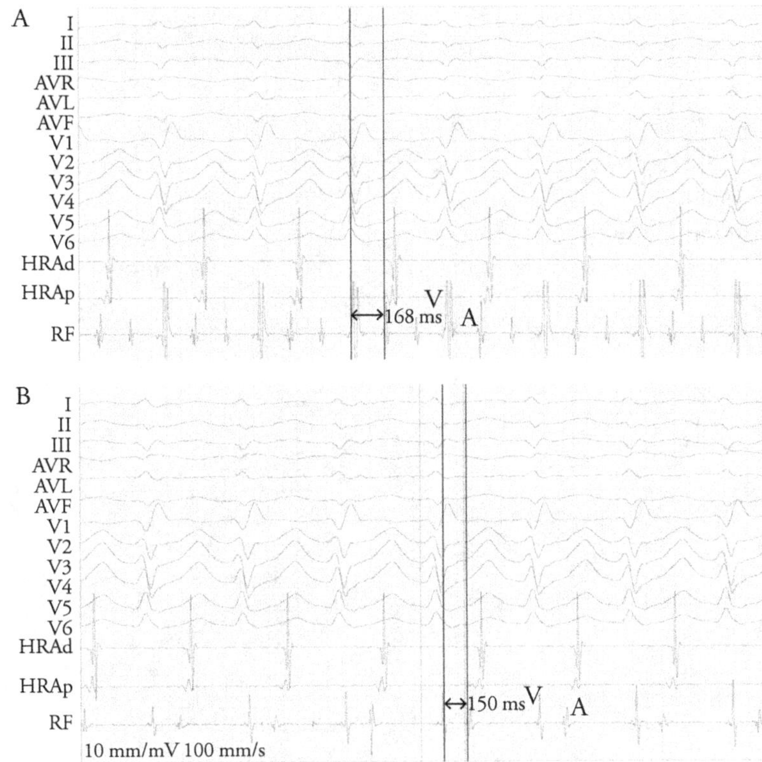

Figura 10
Mapeo dinámico para la localización de la vía. El catéter tetrapolar está a nivel de la AD y el catéter de ablación (RF) a nivel del His (A) y del ostium *del seno coronario (B). El intervalo VA es menor a nivel del* ostium *del SC (150 ms), lo que demuestra una activación auricular excéntrica y nos orienta hacia una localización izquierda de la vía.*

HRAd: aurícula derecha distal; HRAp: aurícula derecha proximal; RF: catéter de ablación.

5 Ablación por radiofrecuencia

La ablación de las vías accesorias puede hacerse por radiofrecuencia o mediante crioablación.

5.1 Identificación del punto de aplicación de radiofrecuencia

Antes del procedimiento de ablación, es necesario confirmar el lugar exacto de la vía con el fin de garantizar el éxito del procedimiento y evitar complicaciones. Así, en caso de conducción anterógrada inmediatamente antes de la ablación hay que registrar:

- Los potenciales de la vía.
- Máxima precocidad del electrograma ventricular local respecto a la onda delta.
- Intervalo AV corto o actividad eléctrica continua.

En las vías ocultas, el punto de ablación vendrá dado tras el registro de:

- Potencial de vía.
- Actividad eléctrica continua o seudodesaparición del electrograma bipolar auricular.
- Actividad eléctrica auricular retrógrada más temprana.

5.2 Técnica de ablación

La aplicación de radiofrecuencia puede realizarse en RS o bien durante estimulación o durante la taquicardia, en el caso de preexcitación oculta. En ocasiones, la realización de la ablación durante la taquicardia puede hacer que el catéter de ablación se desplace una vez finalizada la taquicardia, por lo que en estos casos se optará por la ablación durante la estimulación ventricular o en ritmo sinusal.

Tras la ablación de la vía, es frecuente observar cambios en la polaridad de la onda T en el mismo sentido que presentaba la onda delta.

Habitualmente, se empleará un catéter convencional de ablación de 4 mm. En los casos en que no se alcance la energía deseada, se empleará un catéter irrigado.

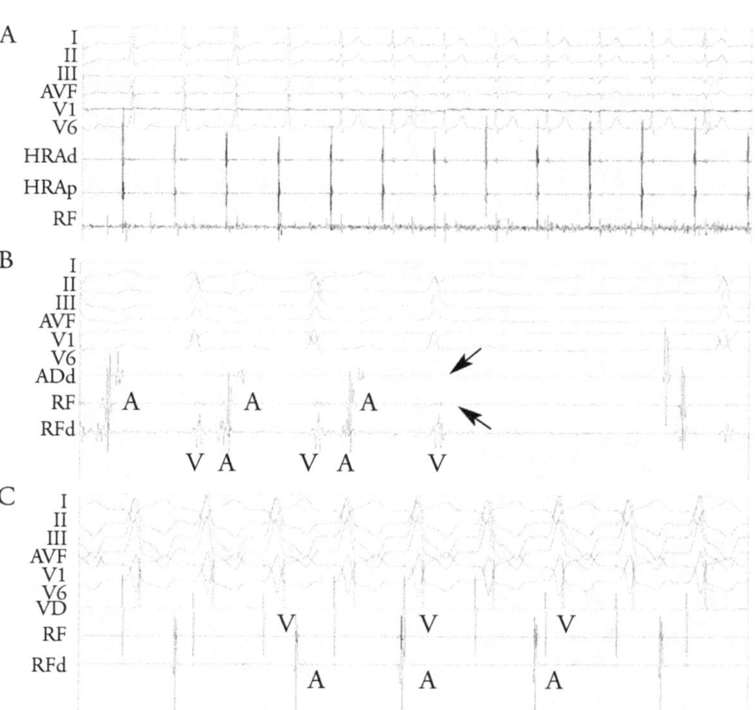

Figura 11

A. Desaparición de la preexcitación tras la aplicación de radiofrecuencia en el anillo tricuspídeo anterior. B. Fin taquicardia tras la aplicación de RF a nivel del SC en un paciente con una vía posteroseptal derecha oculta. Obsérvese que en el último latido en taquicardia (flecha) no existe conducción retrógrada auricular. C. Tras la estimulación ventricular con el catéter tetrapolar, se observa disociación VA. En este caso el catéter tetrapolar (VD) está situado en el VD, y el catéter de ablación (RF) está localizado en la aurícula derecha lateral.

HRAd: aurícula derecha distal; HRAp: aurícula derecha proximal; ADd: aurícula derecha distal; VD: ventrículo derecho; RF: catéter de ablación proximal; RFd: catéter de ablación distal.

La potencia empleada habitualmente en nuestro centro es de 50 W, con una temperatura de 55 y 45 ºC, en los casos de catéter convencional o irrigado, respectivamente. Una vez observada la desaparición de la vía, seguirá aplicándose radiofrecuencia durante 60 s y asimismo se recomienda aplicar durante 60 s más. No obstante, si en los primeros 15 s no desaparece la preexcitación, habrá que revalorar la localización de la vía o confirmar que se alcanza la temperatura o la potencia deseadas.

Si durante la ablación hay un *pop* es que el tejido ha alcanzado 100 ºC, lo que se corresponde con una lesión de gran tamaño, por lo que se deberá cesar la aplicación.

Por otra parte, también se detendrá la aplicación de radiofrecuencia en caso de aparición de ritmo de la unión acelerado, alargamiento del PR, aparición de bloqueo AV o aumento del grado de preexcitación.

5.3   *Confirmación del éxito de la ablación*

En caso de preexcitación aparente, el éxito vendrá dado por la desaparición inmediata de la preexcitación (véase la figura 11A). En el caso de la preexcitación oculta, el éxito vendrá dado por la interrupción de la taquicardia en la vía (véase la figura 11B), la aparición de disociación VA o cambio en la secuencia de activación auricular.

Para demostrar la existencia de disociación VA colocaremos el catéter tetrapolar en el ventrículo para la estimulación ventricular y el catéter de ablación en la aurícula para el registro de la actividad auricular retrógrada (véase la figura 11C).

En el caso de que exista conducción VA, se procederá al mapeo de la activación auricular retrógrada con el fin de identificar si el punto de activación más temprano es sugestivo de conducción a través del nodo AV o bien la secuencia de activación auricular retrógrada es excéntrica. Por otra parte, la demostración de activación auricular retrógrada decremental (en el caso de vías accesorias comunes), tras la introducción de extraestímulos ventriculares, confirmará el éxito de la ablación.

Por último, se procederá a la introducción de extraestímulos auriculares para descartar la presencia de otras taquicardias posiblemente asociadas (TIN, TA, etc.).

Se recomienda un mínimo de 15 min de espera, durante el cual se repetirán las maniobras de estimulación y evaluación de la conducción retrógrada, antes de la confirmación del éxito del procedimiento y la retirada de los catéteres.

5.4   *Éxito y complicaciones*

El porcentaje de éxito se sitúa en torno a un 98 %,[11,12] aunque varía según la localización de la vía (máxima en las vías de pared libre izquierda, y mínima en las vías de pared libre derecha, como consecuencia de una peor estabilidad del catéter de ablación), y la tasa de complicaciones se sitúa entre el 0 y el 6 %,[13,14] incluyendo taponamiento, bloqueo AV, lesión coronaria, complicaciones del acceso vascular o ictus. Hasta un 2,2 % de los casos requieren un segundo procedimiento.

Un abordaje simplificado, habitual en nuestro centro, permitirá reducir el tiempo del procedimiento, el tiempo de radiación y la relación coste-eficacia, sin que ello suponga un incremento en el número de complicaciones.[15]

5.5   *Consideraciones especiales de la ablación*

5.5.1   *Vías izquierdas*

El abordaje de las vías izquierdas tendrá lugar a través del foramen oval si éste es permeable. Una vez descartada esta posibilidad, se podrá acceder a las cavidades izquierdas bien a través de

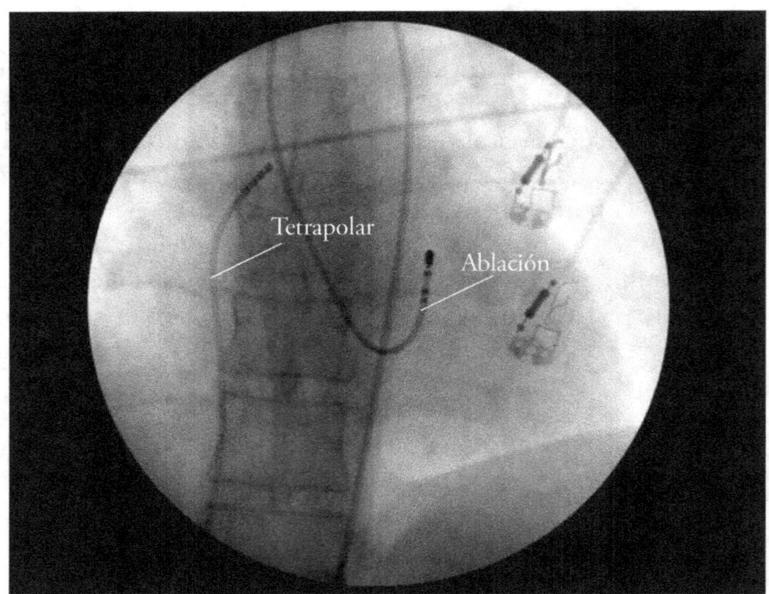

Figura 12
Proyección radiológica AP. Se observa el catéter tetrapolar en la AD y el catéter de ablación en la vertiente ventricular del anillo mitral tras acceso arterial femoral retrógrado.

un acceso arterial retrógrado, bien mediante la punción transeptal, lo que ha demostrado tener una seguridad y una eficacia similares en manos de operadores expertos. Sin embargo, en nuestro centro recurrimos habitualmente al acceso arterial retrógrado, salvo en presencia de contraindicaciones para éste.

En el caso del acceso retrógrado, antes de éste, es necesaria la administración de un bolo de 3.000-5.000 UI de heparina sódica, seguido de 1000 UI/H para alcanzar un tiempo de coagulación activado (ACT) > 250 s. Las contraindicaciones del acceso retrógrado son la presencia de enfermedad vascular periférica grave o de prótesis valvular aórtica o estenosis aórtica grave.

El acceso transeptal estará contraindicado en caso de distorsión de la anatomía cardíaca (dilatación de la raíz aórtica) y, tras la punción, se procederá a la administración de un bolo de 5.000 UI de heparina sódica, seguido de 1000 UI/H para alcanzar un ACT > 250 s.

Una vez atravesada la raíz aórtica, se procederá al mapeo en el anillo mitral desde la vertiente ventricular, lo que confiere una mayor estabilidad del catéter (véase la figura 12). Sin embargo, en ocasiones, en esta zona no es posible alcanzar una potencia adecuada durante la ablación. En estos casos, el catéter se posicionará en la aurícula y se procederá a la ablación en esta zona, o bien se recurrirá al uso de un catéter irrigado.

5.5.2 Vías posteroseptales

El acceso derecho o desde el SC es efectivo en la mayoría de los casos. Sin embargo, se sospechará un origen izquierdo en caso de:

- R:S > 1 en V1.
- Incremento 10-30 ms en el intervalo VA durante TSV con aparición de BRIHH.
- Diferencia de duración VA durante TSV o estimulación V en el haz de His > 25 ms respecto a la duración VA en el SC.

Por otra parte, en ocasiones las vías izquierdas pueden tener una localización epicárdica, lo que podrá sospecharse por los hallazgos en el ECG de superficie (véase la tabla 1). Las vías epicárdicas pueden requerir la ablación desde el interior del SC, por lo que se recomienda, antes de la ablación, la realización de una angiografía del SC para excluir la presencia de divertículos. En ocasiones, también será necesaria la realización de una coronariografía para localizar el origen de la arteria circunfleja. Se recomienda el uso de una temperatura de 60 °C con una potencia de 20-30 W.

5.5.3   *Vías anteroseptales y medioseptales*

Dada su proximidad al sistema de conducción normal, la ablación se asocia a un elevado riesgo de bloqueo AV (hasta el 4 %), por lo que es necesario que el operador localice el punto en el que no se observe potencial del haz de His o éste sea el mínimo posible, y la aplicación será inmediatamente interrumpida en caso de aparición de ritmo de la unión acelerado, alargamiento del PR, aparición de bloqueo AV o aumento del grado de preexcitación.

La ablación podrá realizarse durante RS en caso de preexcitación manifiesta. Cuando se trate de vías ocultas, la aplicación durante RS permite identificar la prolongación del PR o la aparición del ritmo de la unión acelerado. Sin embargo, será necesario evaluar la conducción retrógrada post-RF para confirmar el éxito de la ablación. Si la aplicación se realiza durante la TSV, será posible la monitorización del éxito *(stop* de la TSV), pero ello supone un riesgo de desplazamiento del catéter al revertir a RS. Por este motivo, en el caso de vías ocultas, la aplicación durante la estimulación ventricular es la que se emplea con más frecuencia, ya que evita el riesgo del desplazamiento del catéter.

Por otra parte, la ablación mediante el empleo de crioablación se ha demostrado una técnica segura y efectiva en pacientes con vías de localización septal. Asimismo, algunos autores abogan por un acceso superior (vena subclavia o yugular) para conseguir una mayor estabilidad del catéter, y se han descrito casos de ablación exitosa de las vías anteroseptales desde la raíz aórtica.

5.6   *Manejo postprocedimiento*

El paciente permanecerá con la extremidad inferior inmovilizada durante un mínimo de 6 h si la punción es venosa, o 12 h si la punción es arterial.

Antes del alta, se revisarán los sitios de punción y se realizará un ECG de 12 derivaciones para confirmar la ausencia de preexcitación y la presencia de ritmo sinusal. En caso de acceso transeptal, se llevará a cabo un ecocardiograma para descartar la presencia de derrame pericárdico.

El paciente deberá tomar un comprimido de aspirina de 100 mg/día durante 4-6 semanas.

6   Síndrome de Wolff-Parkinson-White

Es un síndrome caracterizado por la asociación de vía accesoria y taquicardia supraventricular. Está presente en el 0,3 % de la población y supone un riesgo de muerte súbita de 1/100 pacientes-año.[16] El riesgo de muerte súbita se debe al desarrollo de FA, a menudo inducida por una taquicardia ortodrómica rápida, con conducción ventricular rápida que degenera en fibrilación ventricular (véase la figura 13).

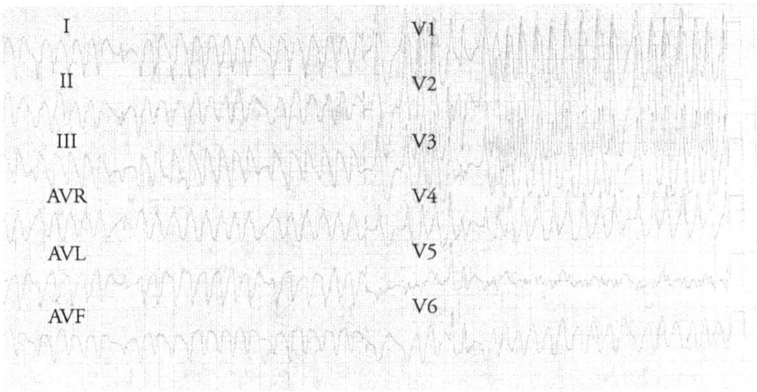

Figura 13
Fibrilación auricular en un paciente con síndrome de Wolff-Parkinson-White. El paciente acudió al servicio de urgencias por mareo y palpitaciones.

Por este motivo, todos los pacientes con síndrome de WPW deberán someterse a un EEF y ablación de la vía accesoria, lo que es indicación de clase I según las guías europeas y americanas. Sin embargo, en pacientes asintomáticos con evidencia de preexcitación, el manejo es controvertido, y se establece como indicación IIa, con un nivel de evidencia B.[17,18]

Se ha propuesto una serie de criterios considerados de alto riesgo en pacientes asintomáticos,[18] como son el sexo masculino, un período refractario anterógrado corto de la vía, un intervalo RR más corto durante la FA < 200 ms o la inducibilidad de la TRAV durante el EEF. Por otra parte, la ablación también se recomienda en pacientes asintomáticos con profesiones de riesgo, como pilotos o conductores de autobuses o trenes, o en deportistas.

En cualquier caso, en pacientes con síndrome de WPW y FA siempre habrá que evitar los agentes bloqueadores del nodo AV, ya que favorecen la conducción a través de la vía accesoria y, si el paciente está hemodinámicamente estable, se administrará procainamida endovenosa o amiodarona, en caso de depresión de la función ventricular. En caso de inestabilidad hemodinámica, se procederá a la cardioversión eléctrica.

RECUERDA...

- La localización más frecuente de las vías accesorias es la pared libre izquierda (60 %), seguidas de las vías posteroseptales (25 %) y las vías de pared libre derecha (15 %).
- Una onda delta negativa en I, aVL y/o V6 es patognomónica de una vía lateral izquierda.
- El éxito de la ablación viene dado por la aplicación de RF en las zonas donde se detectan potenciales de vía y/o una actividad eléctrica AV (en caso de conducción anterógrada) o VA (conducción retrógrada) continua.
- Si en los primeros 15 s de aplicación de radiofrecuencia no desaparece la preexcitación o no finaliza la taquicardia, habrá que revalorar la localización de la vía o bien confirmar que se alcanza la temperatura o la potencia deseadas.
- Si durante la ablación hay un *pop,* aparece un ritmo de la unión acelerado, alargamiento del PR, aparición de bloqueo AV o aumento del grado de preexcitación, habrá que detener la aplicación de RF inmediatamente.
- Las vías fasciculoventriculares no participan en los circuitos de taquicardia, por lo que su ablación no está indicada.
- Todos los pacientes con síndrome de WPW deberán someterse a un EEF y a una ablación de la vía accesoria (indicación de clase I).

BIBLIOGRAFÍA

1. Öhnell RF. Preexcitation,a cardiac abnormality. Acta Med Scand. 1944; 152 (Supl): 1-167.
2. Cosío FG, Anderson RH, Kuck KH, *et al.* Living anatomy of the atrioventricular junctions. A guide to electrophysiologic mapping: a consensus statement from the Cardiac Nomenclature Study Group, Working Group of Arrhythmias, European Society of Cardiology, and the Task Force on Cardiac Nomenclature from NASPE. Circulation. 1999; 100; e31-e37.
3. Boersma L, García-Morán E, Mont L, *et al.* Accessory pathway localization by QRS polarity in children with Wolff-Parkinson-White syndrome. J Cardiovasc Electrophysiol. 2002; 13(12): 1222-226.
4. Basiouny T, De CC, Fareh S, *et al.* Accuracy and limitations of published algorithms using the twelve-lead electrocardiogram to localize overt atrioventricular accessory pathways. J Cardiovasc Electrophysiol. 1999; 10(10): 1340-349.
5. Bardy GH, Packer DL, German LD, *et al.* Pre-excited reciprocating tachycardia in patients with the Wolff-Parkinson-White syndrome: incidence and mechanisms. Circulation. 1984; 70: 377-91.
6. Atie J, Brugada P, Brugada J, *et al.* Clinical and

electrophysiologic characteristics of patients with antidromic circus movement tachycardia in the Wolff-Parkinson-White syndrome. Am J Cardiol. 1990; 66: 1082-891.

7. González-Torrecilla E, Arenal A, Atienza F, *et al.* First postpacing interval after tachycardia entrainment with correction for atrioventricular node delay: a simple maneuver for differential diagnosis of atrioventricular nodal re-entrant tachycardias versus orthodromic reciprocating tachycardias. Heart Rhythm. 2006; 3: 674-79.

8. Chen X, Borggrefe M, Shenasa M, *et al.* Characteristics of local electrogram predicting successful transcatheter radiofrequency ablation of left-side accessory pathways. J Am Coll Cardiol. 1992; 20: 656-65.

9. Xie B, Heald SC, Camm AJ, *et al.* Successful radiofrequency ablation of accessory pathways with the first energy delivery: the anatomic and electrical characteristics. Eur Heart J. 1996; 17: 1072-079.

10. Clinical cardiac electrophysiology. En: Josephson ME, editor. Techniques and interpretations. 4.ª ed.

11. Jackman WM, Wang X, Friday KJ, *et al.* Catheter ablation of accessory atrioventricular pathways (Wolff-Parkinson-White syndrome) by radiofrequency current. N Engl J Med. 1991; 324: 1605-611.

12. Calkins H, Yong P, Miller J, *et al.* Catheter ablation of accessory pathways, atrioventricular nodal re-entrant tachycardia, and the atrioventricular junction: final results of a prospective, multicenter clinical trial. Circulation. 1999; 99: 262-70.

13. De Ponti R, Zardini M, Storti C, *et al.* Transseptal catheterization for radiofrequency ca-theter ablation of cardiac arrhythmias. Eur Heart J. 1998; 19: 943-50.

14. Manolis AS, Wang PJ, Estes NAM. Radiofrequency ablation of atrial insertion of left sided accessory pathways guided by the "W sign". J Cardiovasc Electrophysiol. 1995; 6: 1068-076.

15. Liew R, Baker V, Richmond L, *et al.* A randomized-controlled trial comparing conventional with minimal catheter approaches for the mapping and ablation of regular supraventricular tachycardias. Europace. 2009; 11(8): 1057-064.

16. Campbell RW, Smith RA, Gallagher JJ, *et al.* Atrial fibrillation in the preexcitation syndrome. Am J Cardiol. 1977; 40: 514-20.

17. Blomström-Lundqvist C, Scheinman MM, Aliot EM, *et al.* ACC/AHA/ESC guidelines for the management of patients with supraventricular arrhythmias—Executive summary: a report of the American College of Cardiology/American Heart Association Task Force on Practice Guidelines and the European Society of Cardiology Committee for Practice Guidelines (Writing Committee to Develop Guidelines for the Management of Patients With Supraventricular Arrhythmias); American College of Cardiology; American Heart Association Task Force on Practice Guidelines; European Society of Cardiology Committee for Practice Guidelines. Writing Committee to Develop Guidelines for the Management of Patients With Supraventricular Arrhythmias. Circulation. 2003; 108(15): 1871-909.

18. Wellens HJ, Pappone C, Santinelli V. When to perform catheter ablation in asymptomatic patients with a Wolff-Parkinson-White electrocardiogram. Circulation. 2005; 112; 2201-216.

Capítulo 7

Taquicardia por reentrada nodal

M. Aceña, J. Brugada[1]

Hospital Clínic de Barcelona
[1] jbrugada@clinic.ub.es

Introducción

La taquicardia intranodal (TIN) es también conocida como taquicardia por reentrada nodal, taquicardia por reentrada en la unión auriculoventricular (AV) o taquicardia por reentrada atrionodal. Se trata de la más frecuente (50-60 %) de las taquicardias paroxísticas supraventriculares, a excepción de la fibrilación auricular. Puede comenzar a cualquier edad aunque con mayor frecuencia lo hace alrededor de los 20-30 años. La proporción hombres:mujeres es de 1:3.

Barker y colaboradores en 1943 fueron los primeros que propusieron el nodo AV (NAV) como posible foco de una taquicardia reentrante.[1] Posteriormente, Moe y colaboradores[2] describieron por primera vez la fisiología de doble vía nodal en animales. Goldreyer y Bigger,[3] en el año 1971, mediante estudios electrofisiológicos en humanos describieron la localización del circuito reentrante en taquicardias paroxísticas supraventriculares muy cerca del NAV. Poco después se relacionó la fisiología de doble vía nodal con la presencia de estas taquicardias.[4,5]

Existen varias formas de TIN: la común o lenta-rápida es con diferencia la más frecuente y se encuentra en el 90 % de los casos. El 10 % restante lo representan la TIN lenta-lenta, la rápida-lenta y la TIN de origen izquierdo.

En el electrocardiograma (ECG) de superficie encontraremos una taquicardia regular de QRS estrecho, en ausencia de bloqueo de rama. La onda P normalmente se encuentra escondida dentro del QRS pero en algunos casos podemos verla en la parte terminal de éste en forma de seudo-S en derivaciones inferiores y seudo-R en la parte terminal del QRS en V1 (véase la figura 1). Por último, en muy raras ocasiones podemos ver la onda P precediendo al QRS con un PR corto de < 100 ms. En los casos en los que la onda P sea visible, en derivaciones inferiores será negativa y positiva en V1.

1 Anatomía del nodo auriculoventricular[6]

El NAV es una estructura endocárdica que se localiza en el septo auricular derecho, formando el vértice anterosuperior del triángulo de Koch. En electrofisiología es muy importante conocer los límites y las relaciones anatómicas del triángulo de Koch y saber reconocerlos también en la imagen radiológica. El límite anterior del triángulo de Koch está formado por el velo septal de la válvula tricúspide, el límite inferior por el *ostium* del seno coronario y el límite poste-

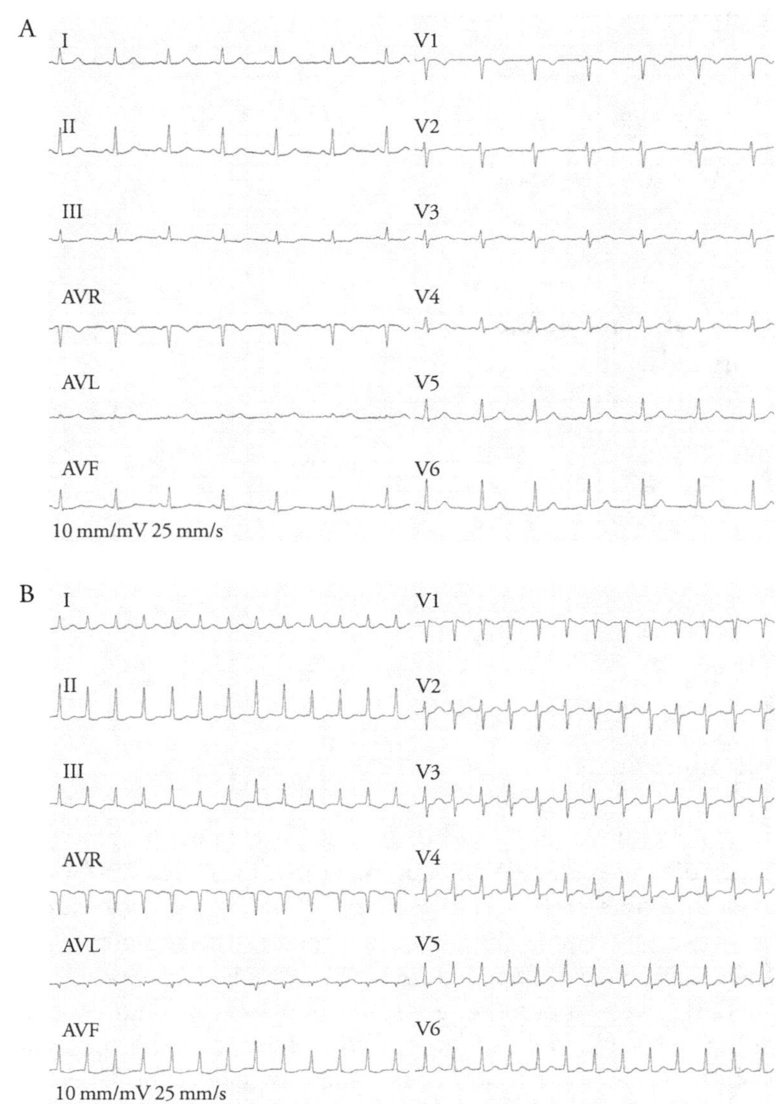

Figura 1
A. ECG basal en ritmo sinusal.
B. ECG durante taquicardia intranodal que muestra una imagen de seudo onda R en V1.

rior lo forma el tendón de Todaro. La dimensión y los límites del NAV no están bien definidos y hay diferencias importantes entre individuos, aunque sí se reconocen dos partes diferenciadas: el NAV transicional (formado por células transicionales) y el compacto (formado por células conductoras especializadas). El tamaño de este último se encuentra entre los 5 y los 7 mm de longitud. Del NAV compacto se origina el haz de His que penetra en el cuerpo fibroso central para salir al miocardio ventricular y dar las dos ramas principales: la rama izquierda y la derecha. El NAV y la aurícula están conectados por múltiples pequeñas fibras o haces, de las cuales se reconocen tres haces principales: las fibras anterosuperiores, las inferoposteriores y las izquierdas (que tienen su origen en el septo interauricular de la aurícula izquierda).[7,8] Estos haces funcionalmente forman la vía rápida, la lenta y la izquierda, respectivamente. En la mayoría de los casos el NAV está irrigado por la arteria coronaria derecha.

2   Fisiopatología

La TIN es una taquicardia reentrante, lo cual significa que se requieren al menos dos vías con distintos tiempos de conducción y también distintos períodos refractarios para su inicio. El 90 % de los pacientes diagnosticados de TIN presenta fisiología de doble vía nodal. Ésta consiste en la presencia en el NAV de una vía de conducción rápida y período refractario largo (llamada α) y otra de conducción lenta y período refractario corto (llamada β) (véase la figura 2).

Existe cierto debate, aún abierto, sobre la participación de la aurícula en el circuito. Algunos defienden una heterogeneidad de conducción dentro del NAV sin participación de la aurícula, pero la corriente más aceptada apoya la existencia de haces formados por células transicionales procedentes de la aurícula que forman parte del circuito.[9,10] La presencia de estos haces se ha observado anatómica y eléctricamente tanto en animales[11,12] como en humanos.[13] La participación de la aurícula quedó demostrada, entre otros estudios, en los casos de ablación perinodal que eliminó la taquicardia respetando la conducción AV.[14] Existe un haz anterosuperior que transcurre por encima del NAV compacto desde el tendón de Todaro y el limbo de la fosa oval, y otro inferoposterior situado por debajo del NAV y que se dirige hacia la región entre la tricúspide y el *ostium* del seno coronario. Ambos representarían las vías α y β, respectivamente. Al mismo tiempo, estos haces pueden estar formados por diversas fibras, como ocurre con mayor frecuencia en el caso de la vía β, y así se explica la existencia de la TIN lenta-lenta. Se ha demostrado también la existencia de un haz procedente del septo interauricular en la aurícula izquierda, que explica la variante izquierda de la TIN.

Durante TIN común, la vía β conduce anterógradamente y la vía α lo hace retrógradamente hacia la aurícula. El tendón de Todaro actúa como una línea de bloqueo que impide la propagación del estímulo desde la vía β hacia la aurícula.

3 Clínica

La TIN no suele asociarse a cardiopatía orgánica. El síntoma más habitual es en forma de palpitaciones paroxísticas y regulares entre 150 y 250 lat/min que pueden ir acompañadas de dolor torácico, disnea, mareo, síncope… Es característico de esta arritmia el «signo de la rana» que consiste en la sensación de palpitaciones en el cuello debido a la contracción simultánea de las aurículas y los ventrículos, produciéndose de esta forma la contracción auricular en el momento en el que las válvulas auriculoventriculares se encuentran cerradas y creando un reflujo hacia las venas yugulares percibido como una sensación de palpitación rítmica en el cuello. Ello provoca un aumento de la presión auricular pudiendo producir poliuria transitoria durante los episodios de arritmia debida a la producción de péptido natriurético auricular.

4 Estudio electrofisiológico y diagnóstico

Como ya se ha comentado, en el 90 % de los pacientes encontraremos fisiología de doble vía nodal, que se traduce en un salto mayor de 50 ms en el tiempo de conducción del NAV

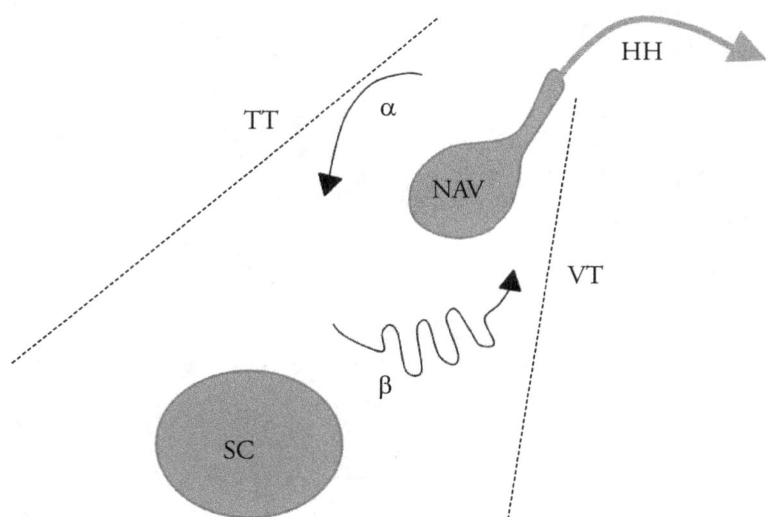

Figura 2
Representación esquemática del triángulo de Koch y localización de la vía rápida por encima del NAV compacto desde el tendón de Todaro y el limbo de la fosa oval y la vía lenta que transcurre por debajo del NAV y que se dirige hacia la región entre la tricúspide y el ostium *del seno coronario.*

NAV: nodo AV; SC: seno coronario; HH: haz de His; TT: tendón de Todaro; VT: válvula tricúspide.

(intervalo AH) cuando aplicamos extraestímulos auriculares con acoplamientos progresivamente menores (véase la figura 3). Dicho salto se produce al pasar la conducción por el NAV de la vía rápida a la vía lenta: con acoplamientos progresivamente menores, la conducción por el NAV a través de la vía rápida se va prolongando hasta que se bloquea pasando entonces a conducir por la vía lenta. El tiempo de conducción del NAV se mide por el intervalo AH, pero un sucedáneo de éste puede ser el intervalo A-QRS (tiempo desde el electrograma auricular hasta el QRS en el ECG de superficie). La fisiología de doble vía nodal también puede estar presente en pacientes no afectos de taquicardia, por tanto no es diagnóstica de TIN. Por el contrario, la presencia de salto en la conducción AV seguido de un eco nodal o directamente del inicio de la taquicardia es muy sugestivo de TIN. No hay que olvidar que hasta un 10 % de pacientes con TIN no presentan fisiología de doble vía nodal demostrable en el estudio electrofisiológico.

La inducción de taquicardia se puede realizar mediante estimulación auricular continua hasta llegar al punto de Wenckebach, mediante tren de estímulos auriculares seguido de un extraestímulo con acoplamiento menor o mediante extraestímulos auriculares con acoplamientos progresivamente menores. Cuando la arritmia no puede inducirse basalmente, la infusión de isoproterenol o a veces de atropina facilita el proceso.

Una vez inducida la arritmia, el diagnóstico de TIN se establece por la presencia de un VA inferior a 70 ms (véase la figura 4) (la aurícula puede ser simultánea con el ventrículo o incluso preceder a éste), una secuencia de activación auricular concéntrica y con el electrograma

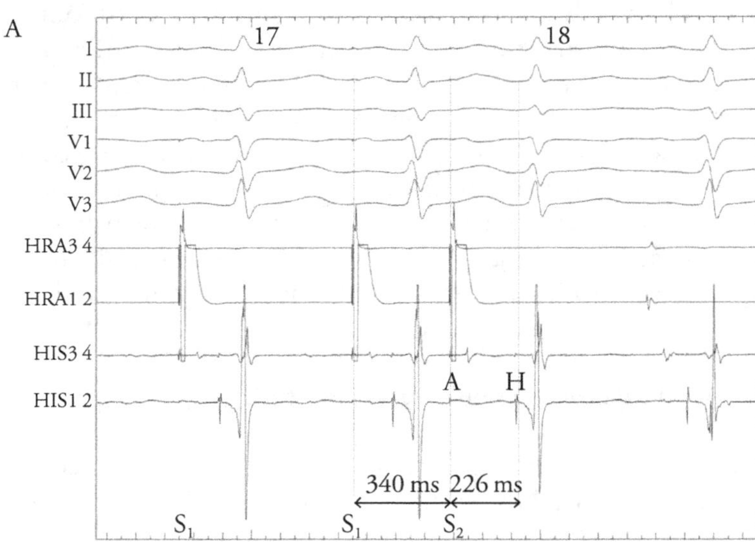

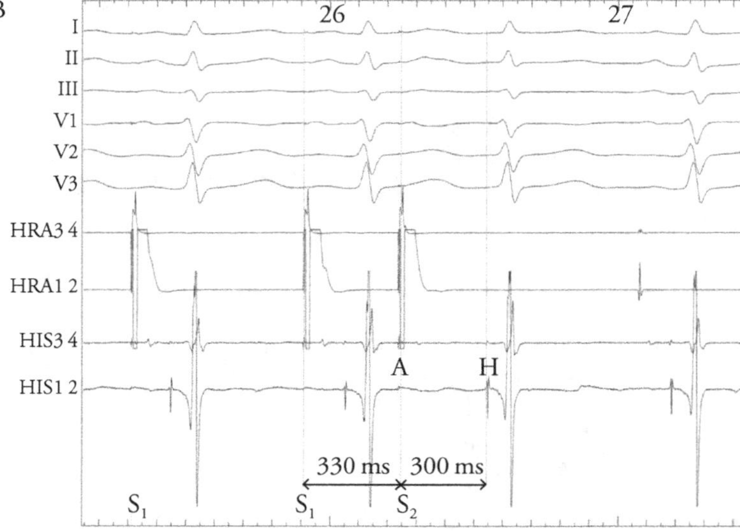

Figura 3
Imagen de salto en la conducción nodal: al reducir 10 ms el intervalo de acoplamiento de S1-S2, se produce un salto mayor de 50 ms del intervalo AH.

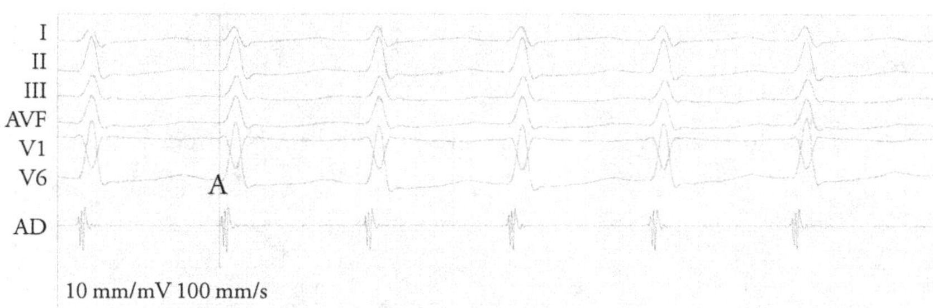

Figura 4
Intervalo VA inferior a 70 ms durante taquicardia intranodal. El registro de la aurícula (AD) es simultáneo al inicio del complejo QRS. Se muestran 6 derivaciones del ECG de superficie y el EEG de la AD, durante taquicardia intranodal.

auricular más precoz en la aurícula hisiana (véase la tabla 1). Cuando, de forma espontánea o inducida, se producen cambios en la longitud de ciclo (LC) de la taquicardia, éstos se producen por la alteración del intervalo AH, es decir, en la conducción por la vía lenta, mientras que el intervalo HA tiende a mantenerse constante. La terminación espontánea de la taquicardia puede producirse en la vía anterógrada o retrógrada, pero la primera es más común.[7]

5 Diagnóstico diferencial

El diagnóstico diferencial hay que establecerlo con la taquicardia ortodrómica por una vía accesoria paraseptal posterior o media, la taquicardia auricular de PR largo y la taquicardia de la unión. Si la taquicardia se inició precedida de un salto en la conducción por el NAV (salto a la vía lenta), es altamente sugestivo de TIN.

- *TIN* versus *vía accesoria (véase la tabla 2):* para el diagnóstico diferencial con la vía accesoria, además de observar la forma de inicio de la taquicardia, el intervalo VA y la secuencia de activación auricular, se procederá a las siguientes maniobras:

  - Durante ritmo sinusal, al aplicar extraestímulos ventriculares con acoplamientos progresivamente menores, en la TIN se observará una conducción VA de tipo decremental, ya que se produce a través del NAV, mientras que en la vía accesoria será de tipo no decremental al producirse por la misma vía accesoria.
  - Si durante taquicardia aplicamos un extraestímulo ventricular cuando el haz de His se encuentra refractario y vemos que se produce un adelanto de la siguiente activación auricular, ello es diagnóstico de vía accesoria.
  - Estimulación parahisisana: se observará que cuando se pierde la captura del haz de His, en la ausencia de vía accesoria, se producirá un alargamiento del intervalo VA, mientras que en la presencia de vía accesoria este intervalo se mantiene sin cambios o bien se acorta.

Forma de inicio	Extraestímulos auriculares → salto conducción AV
Intervalo VA	< 70 ms
Activación auricular	Concéntrica, A más precoz en el haz de His
EV con His refractario	Sin cambios en la activación auricular
Estimulación parahisiana	Prolongación VA al perder la captura del haz de His
Estimulación ventricular	VPPI > 115 ms
Intervalo HA	HA (taqui) < HA (EV)
VA(EV) vs VA(taqui)	> 85 ms
Capacidad disociación AV	+

Tabla 1
Características electrofisiológicas de la taquicardia intranodal común.

A: aurícula; EV: extraestímulo ventricular; VPPI: intervalo *postpacing* ventricular; taqui.: taquicardia.

Tabla 2
Diagnóstico diferencial entre la taquicardia intranodal común y la taquicardia por una vía accesoria.

EV: extraestímulo ventricular; VPPI: intervalo *postpacing* ventricular; taqui.: taquicardia.

	TIN	Vía accesoria
Intervalo VA	< 70 ms	> 70 ms
Conducción VA	Decremental	No decremental
EV con His refractario	Sin cambios en activación auricular	Adelantamiento de la activación auricular
Estimulación parahisiana	Alargamiento VA al perder la captura del His	Acortamiento o VA sin cambios al perder captura del His
Estimulación ventricular	VPPI > 115 ms	VPPI < 115 ms
Intervalo HA	HA(EV) > HA(taqui)	HA(EV) < HA (taqui)
VA(EV) vs VA (taqui)	> 85 ms	< 85 ms
Capacidad disociación AV	+	-

– Cuando durante taquicardia se estimula el ventrículo 10 ms por debajo o a la misma LC que la taquicardia y el ciclo de retorno ventricular es superior a 115 ms, ello es indicativo de TIN. Esto se debe a que en la TIN, el estímulo ventricular debe viajar hasta el NAV y volver por la vía lenta hasta llegar de nuevo al ventrículo.

– Cuando, en ritmo sinusal, se estimula el ventrículo a la misma LC que la taquicardia, veremos que en la TIN el intervalo HA en taquicardia es más corto que durante estimulación ventricular, mientras que en una vía accesoria sucede lo contrario.

– Intervalo VA: de manera similar que en el punto anterior, en el caso de la TIN, la diferencia entre el intervalo VA durante la estimulación ventricular y el VA en taquicardia será > 85 ms. En el caso de la vía accesoria, sin embargo, la diferencia entre ambos intervalos será < 85 ms.[8]

– Durante la TIN puede observarse disociación AV tanto de forma espontánea como con estimulación ventricular. Por el contrario esto no es posible en la taquicardia por vía accesoria.

– La aparición de bloqueo de rama no influirá nunca en la LC de la TIN, sin embargo sí puede hacerlo en la vía accesoria.

• *TIN* versus *taquicardia auricular:* el diagnóstico diferencial con una taquicardia auricular cuyo origen se encuentre en las proximidades del haz de His será ciertamente complicado, aunque este ejemplo es excepcional. Debemos examinar el patrón de activación auricular, que en la mayoría de casos de taquicardia auricular será excéntrico, la forma de inicio (en la aurícula y sin salto previo) y además es posible ayudarse de la siguiente maniobra:

– Estimulamos el ventrículo unos 10-20 ms por debajo de la LC de la taquicardia para obtener el «encarrilamiento» de ésta. Si al dejar de estimular el ventrículo, obtenemos un patrón VAAV con continuación de la taquicardia, esto es diagnóstico de taquicardia auricular. Si la respuesta a la estimulación ventricular es el cese de la taquicardia sin que se produzca captura auricular, esto descarta taquicardia auricular.

– Otra estrategia es realizar maniobras vagales o administrar adenosina y observar si se produce disociación AV con continuación de la taquicardia auricular.

• *TIN* versus *taquicardia focal de la unión AV:* por su origen focal, la taquicardia de la unión no puede inducirse mediante extraestimulación sino que su inicio es espontáneo o bien ayudado por la perfusión de isoproterenol. En la taquicardia de la unión también se observará el fenómeno de calentamiento y enfriamiento, que se traduce en aceleramientos y deceleramientos espontáneos y progresivos de la taquicardia. El diagnóstico diferencial puede establecerse entre ambos tipos de taquicardia mediante la introducción de extraestímulos auriculares:[14]

- Introducción de una extrasístole auricular con el haz de His refractario: cualquier cambio (retraso, adelantamiento o terminación de la taquicardia) en el haz de His del siguiente latido descarta una taquicardia focal de la unión.
- Introducción de una extrasístole auricular que avanza al haz de His: si la taquicardia cesa, descarta la taquicardia de la unión. Al aplicar un extraestímulo auricular que ha viajado por la vía rápida hasta despolarizar el haz de His y avanzarlo, la vía rápida se convierte en refractaria y, por tanto, en el caso de la TIN, necesariamente la taquicardia debe terminar. Al aplicar el mismo extraestímulo durante una taquicardia de la unión, el extraestímulo viaja por el NAV adelantándose al siguiente latido de la taquicardia para luego continuarla.

6   Tratamiento agudo

Para la terminación de la taquicardia aguda se pueden usar de forma sencilla el masaje del seno carotídeo o las maniobras de Valsalva. Puede instruirse al paciente a realizarlas él mismo fuera del hospital. Si esto no funciona, el fármaco más rápido y eficaz es la adenosina intravenosa en bolo, que actúa frenando la vía anterógrada. Otros medicamentos que también pueden ser útiles son los betabloqueantes o los calcioantagonistas del tipo de las dihidropiridinas (verapamilo, diltiazem) que actúan de la misma forma.

7   Ablación

Actualmente, la ablación por radiofrecuencia se considera el tratamiento de elección a largo plazo de la TIN.

El tratamiento invasivo de la TIN, así como el de todas las arritmias en general, ha experimentado una gran evolución en tan solo 20 años. Las primeras ablaciones fueron quirúrgicas, en las que se procedía al bloqueo de la conducción AV y estaban destinadas a los casos de TIN más agresivos como tratamiento paliativo. En 1979, durante una ablación de TIN, se observó que de forma casual se había eliminado la taquicardia quedando preservada la conducción AV.[15] En 1985, Ross y colaboradores introdujeron la técnica de mapeo del NAV realizando una disección perinodal[16] para su modificación. Posteriormente, Cox y colaboradores[17] introdujeron la criocirugía para realizar la misma intervención con muy buenos resultados, aunque con los inconvenientes de la toracotomía.

Las primeras ablaciones percutáneas se realizaron mediante descargas de corriente directa, con el objetivo de provocar la interrupción de la conducción AV. Haissaguerre y colaboradores[18] fueron los primeros en reportar una serie de casos en los que se había realizado ablación de forma selectiva de la vía rápida. El uso de la radiofrecuencia como fuente de energía para la ablación de la TIN fue descrito por primera vez por Goy y colaboradores.[19] La ablación de la vía rápida mostró una eficacia del 50-91 % pero con un 2-8 % de casos de bloqueo AV. En 1990 Roman y colaboradores[20] publicaron el primer caso de ablación de la vía lenta para la modificación del NAV, que se convirtió en la técnica de elección hasta nuestros días, demostrando unos resultados muy superiores a los obtenidos con la ablación de la vía rápida,[21,22] con una tasa actual de éxito > 90 % y una incidencia de bloqueo AV < 2 %.

Para la ablación de la vía lenta mapeamos, siempre en ritmo sinusal, con nuestro catéter de ablación la región anterior a la boca del seno coronario (entre éste y la válvula tricúspide) buscando un electrograma auricular de baja amplitud y ensanchado o, aún mejor, que muestre fraccionamiento, indicativo de conducción lenta (véase la figura 5). La relación entre la am-

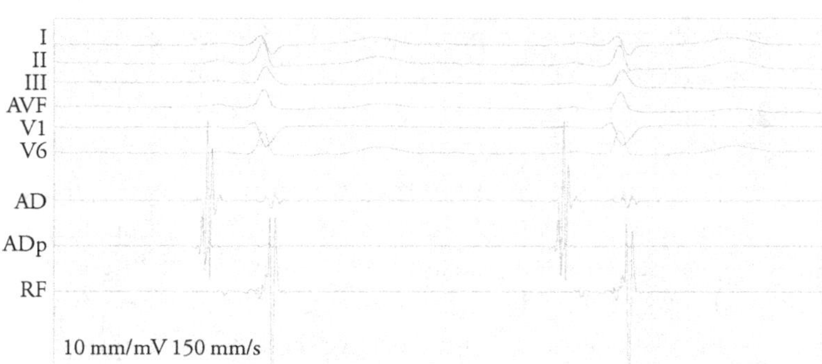

Figura 5
Electrograma auricular de baja amplitud, ensanchado y fraccionado típicamente sugestivo de vía lenta.

plitud de la señal auricular y la ventricular debe ser aproximadamente de 1:4. En esta posición, y siempre controlando la distancia al haz de His, se realizará la aplicación con una temperatura de 55 ºC y 50 W de potencia, para un catéter de radiofrecuencia de 4 mm no irrigado. Durante la aplicación se busca la aparición de un ritmo nodal rápido con conducción VA preservada 1 a 1. Hay que estar atentos a la conducción VA, ya que cualquier modificación (prolongación del VA o bloqueo VA) puede ser indicativa de lesión en el NAV compacto con posibilidad de bloqueo AV completo. En este caso hay que parar inmediatamente la aplicación y retirar el catéter unos centímetros de la zona para evitar lesiones residuales. Los predictores de éxito son: el cese de la taquicardia, la aparición de ritmos de la unión y/o la desaparición de la conducción por la vía lenta.

Se ha demostrado que los intentos de eliminación completa de la vía lenta conllevan un mayor riesgo de bloqueo del NAV, no por la localización de la ablación sino por el mayor número de aplicaciones que se requiere para ello y la corriente de radiofrecuencia acumulada.[23] Los *end points,* por tanto, de la ablación serán: la no inducibilidad de taquicardia y no más de un eco nodal.

8   Taquicardia intranodal atípica[8]

Es significativamente menos prevalente que la anterior (10 % de los casos de TIN). Existen tres tipos de TIN atípica: lenta-lenta, rápida-lenta y TIN de origen izquierdo. En muchas ocasiones se observa la aparición de las TIN atípicas tras una o varias aplicaciones de radiofrecuencia en la zona de la vía lenta, lo que sugiere que con la ablación se modifica parcialmente el circuito.

8.1   Taquicardia intranodal rápida-lenta

Utiliza el mismo circuito que la taquicardia común pero en el sentido contrario, es decir, la vía rápida de forma anterógrada y la vía lenta de forma retrógrada. En este caso se encontrará en el ECG un intervalo RP largo con un PR corto. En el estudio electrofisiológico observaremos un VA > 70 ms y un AH < 180 ms (véase la tabla 3). El electrograma auricular más temprano estará en el seno coronario proximal. El salto de conducción se observará en la conducción VA. Se inducirá la taquicardia más fácilmente desde el ventrículo tras producirse dicho salto de conducción de la vía rápida a la lenta. Otra característica que podemos encontrar es que el intervalo AH en taquicardia será unos 40 ms más corto que el que se observará cuando se estimule la aurícula a la misma frecuencia que la taquicardia.

8.2   Taquicardia intranodal lenta-lenta

Ambas vías, tanto la anterógrada como la retrógrada, conducen de forma lenta. Una de las teorías, como se ha descrito antes, es que puede tratarse del mismo haz de conducción lenta (β) que se divide en diversas fibras. En el ECG de superficie se observará una taquicardia con RP y PR largos y, al igual que con la TIN típica, una onda P negativa en derivaciones inferiores. En el estudio electrofisiológico se encontrará un intervalo VA > 70 ms y un AH > 180 ms (véase la tabla 3). Al igual que en el caso anterior, el electrograma auricular más temprano se encuentra en el *ostium* del seno coronario. Es típica la presencia de fisiología de doble vía nodal al estimular la aurícula. La forma más frecuente de inducción de taquicardia es tras un extraestímulo auricular, que provoca un salto de conducción de la vía rápida a la lenta.

8.3   Ablación de la taquicardia intranodal lenta-lenta y rápida-lenta

El objetivo es también la modificación de la conducción de la vía lenta, aunque en esta ocasión el objetivo será la eliminación de la conducción retrógrada por ésta. A efectos prácticos, la zona donde realizaremos la ablación será la misma que en la TIN común, es decir, en las proximidades del seno coronario, entre éste y la válvula tricúspide. Puede practicarse la ablación durante taquicardia o bien durante estimulación ventricular, para así observar mejor dónde se encuentra la señal auricular más temprana. Hay que tener en cuenta que, en este caso, la presencia de bloqueo VA tras la aplicación no implica el daño de la vía rápida, ya que en algunos pacientes no habrá conducción retrógrada por la vía rápida. De este modo, si se quiere valorar la conducción AV durante la aplicación, también puede hacerla durante estimulación auricular rápida, prestando especial atención a la posible dislocación de nuestro catéter de ablación.

8.4   Diagnóstico diferencial de la taquicardia intranodal lenta-lenta y rápida-lenta

El diagnóstico diferencial de ambas se deberá hacer con la taquicardia mediada por una vía accesoria posteroseptal de conducción lenta y con la taquicardia auricular. La observación de disociación AV durante taquicardia demostrará que el ventrículo no forma parte del circuito descartando la presencia de una vía accesoria. También puede aplicarse un extraestímulo ventricular en taquicardia durante el haz de His refractario y observar qué ocurre con la activación auricular: si ésta se adelanta al siguiente ciclo, entonces estaremos ante una vía accesoria. Para descartar la taquicardia auricular, al igual que con la TIN común, si tras estimulación ventricular obtenemos un patrón VAAV con continuación de la taquicardia, el diagnóstico será de taquicardia auricular. Así será también si tras administrar un fármaco bloqueador del NAV como la adenosina obtenemos disociación AV con continuación de la taquicardia.

8.5   Taquicardia intranodal izquierda

Muy excepcional, presenta las mismas características tanto en el ECG de superficie como en el estudio electrofisiológico que la TIN común. Se trata, habitualmente, de los casos en los que tras el diagnóstico de TIN común lenta-rápida, la ablación rutinaria de la vía lenta desde la

Rápida-lenta	Lenta-lenta
AH < 180 ms	AH > 180 ms
A más precoz en SC prox.	A más precoz en SC prox.
Fisiología doble vía nodal retrógrada	Fisiología doble vía nodal anterógrada
Inicio con EV tras salto en conducción VA	Inicio con EA tras salto en conducción AV
AH(EA) vs AH(taqui) > 40 ms	

Tabla 3
Características electrofisiológicas de la TIN rápida-lenta y la TIN lenta-lenta.

SC: seno coronario; EV: extraestímulo ventricular; EA: extraestímulo auricular.

aurícula derecha no resulta exitosa y tampoco lo es desde el seno coronario, y aún es reinducible la taquicardia. Es en estos casos en los que debemos sospechar el origen izquierdo de ésta y debe accederse mediante punción transeptal a la aurícula izquierda. Habitualmente la vía lenta izquierda asienta en la región septal-posterior del anillo mitral. Durante la aplicación de radiofrecuencia también obtendremos ritmo de la unión como signo de éxito. Los *end points* también serán los mismos.

RECUERDA...

- La TIN común o lenta-rápida se diagnostica por un VA < 70 ms y una activación auricular retrógrada concéntrica con el electrograma auricular más temprana en la aurícula hisiana.
- La TIN rápida-lenta se caracteriza por un RP largo y un PR corto, un intervalo AH < 180 ms y un electrograma auricular más temprano en el seno coronario proximal.
- La TIN lenta-lenta se caracteriza por un RP largo, un RP y PR largos, un intervalo AH > 180 ms y un electrograma auricular más precoz en el seno coronario proximal.
- El objetivo en la ablación de todas las variantes de la TIN es la modificación de la conducción de la vía lenta y los *end points* son la no inducibilidad de la taquicardia y la presencia de no más de un eco nodal.

BIBLIOGRAFÍA

1. Barker PS, Wilson FN, Johnston FD. The mechanism of auricular paroxysmal tachycardia. Am Heart J. 1943; 26: 435-45.
2. Moe G, Preston J, Burlington H. Physiologic evidence for a dual A-V transmission system. Circ Res. 1956; 4: 357-75.
3. Goldreyer BN, Bigger JT Jr. Site of reentry in paroxysmal supraventricular tachycardia in man. Circulation. 1971; 43: 15-26.
4. Denes P, Wu D, Dhingra RC, *et al.* Demonstration of dual atrioventricular nodal pathaways in patients with paroxysmal supraventricular tachycardia. Circulation. 1973; 48: 549-55.
5. Rosen KM, Mehta A, Miller RA. Demonstration of dual atrioventricular nodal pathways in man. Am J Cardiol. 1974; 33: 291-94.
6. Anderson RH, Becker AE, Tranum-Jensen J, *et al.* Anatomico-electrophysiological correlations in the conduction system – a review. Br Heart J. 1981; 45: 67-82.
7. Paes de Carvalho AF, de Almeida D. Spread of activity through the atrioventricular node. Circ Res. 1960; 8: 801-09.
8. McElderry HT, Kay GN. Ablation of atrioventricular nodal reentry by the anatomic approach. En: Stephen Huang SK, Wood MA, editores. Catheter ablation of cardiac arrhythmias. 1.ª ed. Filadelfia: Saunders; 2006; 325-46.
9. Holman WL, Ikeshita M, Lease JG, *et al.* Alteration of antegrade atrioventricular conduction by cryoablation of periatrioventricular nodal tissue. J Thorac Cardiovasc Surg. 1984; 88: 67-80.
10. Josephson ME, Kastor JA. Paroxysmal supraventricular tachycardia: is the atrium a necessary link? Circulation. 1976; 54: 430-35.
11. Anderson RH, Janse MJ, Van Capelle FJL, *et al.* A combined morphological and electrophysiological study of the atrioventricular node of the rabbit heart. Circ Res. 1974; 35: 909-22.
12. Van Capelle FJL, Janse MJ, Varghese PJ, *et al.* Spread of excitation in the atrioventriuclar node of isolated rabbit hearts studied by multiple micro-electrode recording. Circ Res. 1972; 31: 602-16.
13. Brugada P, Waldo AL, Wellens HJ. Transient entrainment and interruption of atrioventricular node tachycardia. J Am Coll Cardiol. 1987; 9: 769-75.
14. Padanilam BJ, Manfredi JA, Steinberg LA, *et al.* Differentiating junctional tachycardia based on response to atrial extrastimulus pacing. J Am Coll Cardiol. 2008; 52: 1711-717.
15. Pritchett LC, Anderson RR, Benditt DG, *et al.* Reentry within the atrioventricular node: surgical cure with preservation of atrioventricular conduction. Circulation. 1979; 60: 440-46.
16. Ross DL, Johnson DC, Denniss AR, *et al.* Cu-

rative surgery for atrioventricular junctional («AV nodal») reentrant tachycardia. J Am Coll Cardiol. 1985; 6: 1383-392.

17. Cox JL, Holman WL, Cain ME. Cryosurgical treatment of atrioventricular node reentrant tachycardia. Circulation. 1987; 76: 1329-336.

18. Haissaguerre M, Warin JF, Lemetayer P, *et al.* Closed-chest ablation of retrograde conduction in patients with atrioventricular nodal reentrant tachycardia. N Engl J Med. 1989; 320: 426-33.

19. Goy JJ, Fromer M, Schlaepfer J, *et al.* Clinical efficacy of radiofrequency current in the treatment of patients with atrioventricular node reentrant tachycardia. J Am Coll Cardiol. 1990; 6: 418-23.

20. Roman CA, Wang X, Friday KJ, *et al.* Catheter technique for selective ablation of slow pathway in AV nodal reentrant tachycardia. PACE. 1990; 13: 498.

21. Mitrani RD, Klein LS, Hackett FK, *et al.* Radiofrequency ablation for atrioventricular node reentrant tachycardia: comparison between fast (anterior) and slow (posterior) pathway ablation. J Am Coll Cardiol. 1993; 21: 432-41.

22. Akhtar M, Jazayeri MR, Sra J, *et al.* Atrioventricular nodal reentry. Clinical, electrophysiological and therapeutic considerations. Circulation. 1993; 88: 282-95.

23. Lindsay BD, Chung MK, Gamache MC, *et al.* Therapeutic end points for the treatment of atrioventricular node reentrant tachycardia by catheter-guided radiofrequency current. J Am Coll Cardiol. 1993; 22: 733-40.

Capítulo 8

Diagnóstico y ablación de las taquicardias auriculares focales

A. Martín, A. Berruezo[1]

Hospital Clínic de Barcelona
[1] berruezo@clinic.ub.es

Introducción

Las taquicardias auriculares (TA) focales son un tipo poco frecuente de taquicardias supraventriculares. Se dan en cualquier grupo de edad, aunque se ha descrito mayor prevalencia en los adultos de edad media, sin preferencia por ningún sexo.

Pueden originarse en cualquier lugar de las aurículas, aunque con mayor frecuencia lo hacen en la aurícula derecha (AD) (60-80 %).[1] Sin embargo, las TA suelen distribuirse en localizaciones anatómicas típicas, como son: la *crista terminalis* (CT) (que supone las dos terceras partes de las TA de AD), el anillo tricuspídeo, la región perinodal, el *ostium* del seno coronario y la orejuela en la AD, y las venas pulmonares (VVPP), el anillo mitral, el cuerpo del seno coronario y la orejuela en la aurícula izquierda (AI). También son relativamente frecuentes las TA del tabique interauricular (tanto en su parte derecha como izquierda).[2] Por definición, las TA no precisan de la unión auriculoventricular (AV), de los ventrículos o vías accesorias para su mantenimiento.

En cuanto el tratamiento médico, aunque no existen ensayos clínicos a gran escala, parece que los betabloqueantes y calcioantagonistas son los fármacos de elección, ya que han demostrado, al menos parcialmente, su eficacia. Los antiarrítmicos del grupo Ic (flecainida o propafenona) también pueden ser eficaces, y son bien tolerados en pacientes sin cardiopatía estructural. La amiodarona también es efectiva, especialmente en TA multifocales.[3] La ablación con radiofrecuencia es actualmente el tratamiento de elección en los casos de TA sintomáticas recurrentes a pesar de tratamiento médico, TA incesantes o en taquimiocardiopatía.[4] Se han publicado series con tasas de éxito de entre el 70 y el 100 %,[5,6] con una tasa baja de complicaciones inherentes al procedimiento.

1 Fisiopatología

Las TA focales pueden dividirse en tres grupos, según su mecanismo: automatismo, actividad desencadenada o microrreentrada. Las dos últimas son controlables por estimulación, mientras que las automáticas no lo son.[7]

El automatismo es el mecanismo más frecuente. Estas TA tienen un inicio paroxístico, con un fenómeno de calentamiento, y habitualmente el paciente entra en el laboratorio con taquicardia que no puede suprimirse con sobreestimulación. Tampoco se induce con estimulación programada, pero es facilitada por estímulos adrenérgicos, como el isoproterenol. Los beta-bloqueantes, los calcioantagonistas y los estímulos vagales pueden suprimirla. Sin embargo, la adenosina tiene un efecto ambiguo sobre estas taquicardias. Entre el 60 y el 80 % se localizan en la AD (sobre todo en CT y orejuela).[1]

La TA desencadenada por pospotenciales tardíos es inducible con estimulación a frecuencia constante. También presenta fenómeno de calentamiento y es facilitada por catecolaminas y acelerada por sobreestimulación. Las maniobras vagales y los fármacos (adenosina, betabloqueantes y calcioantagonistas) la terminan. También puede finalizarse con sobreestimulación.

La TA por reentrada suele ser paroxística, y puede ceder con verapamilo o adenosina. En un 50 % de los casos suele darse en pacientes con cardiopatía estructural evidente.

2   Diagnóstico

Las herramientas que ayudan a establecer el diagnóstico y la localización de la TA son: *1)* el electrocardiograma (ECG) (con especial interés en la morfología de la onda P); *2)* la cartografía de activación endocárdica; *3)* la topoestimulación, y *4)* los sistemas de navegación.

2.1   *Electrocardiograma*

Las TA focales presentan ondas P de morfología uniforme, separadas por una línea isoeléctrica, a una frecuencia de entre 130 y 250 lat/min. En el caso de que la relación AV sea 1:1 hay que establecer el diagnóstico diferencial con las taquicardias regulares de QRS estrecho (véase el capítulo 5). En el supuesto de que haya más aurículas que ventrículos en una taquicardia de QRS estrecho, el diagnóstico más probable sería el de TA. En ocasiones puede haber taquicardia por reentrada nodal con bloqueo 2:1, aunque la prevalencia de estas taquicardias es muy baja. También existen ritmos de la unión con bloqueo anterógrado a los ventrículos, que pueden incluirse en el diagnóstico diferencial, aunque son poco frecuentes.[4]

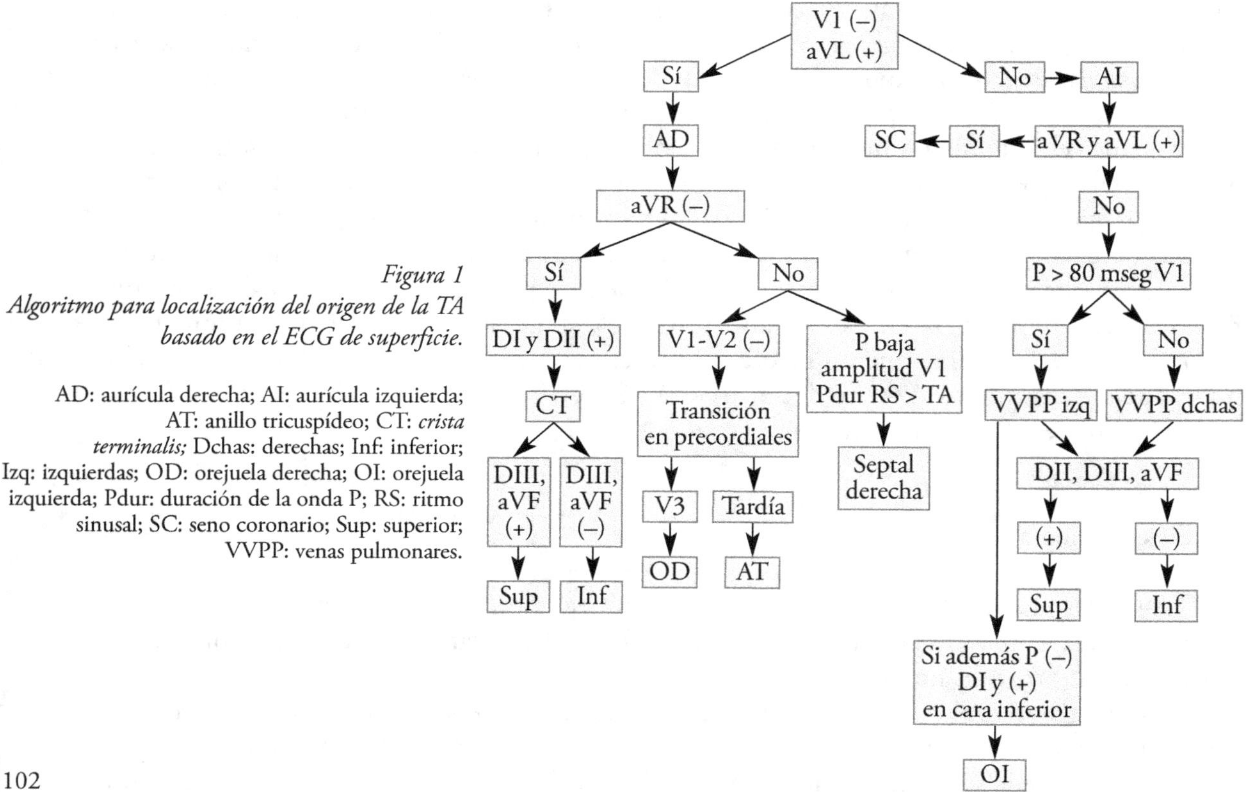

Figura 1
Algoritmo para localización del origen de la TA basado en el ECG de superficie.

AD: aurícula derecha; AI: aurícula izquierda; AT: anillo tricuspídeo; CT: *crista terminalis;* Dchas: derechas; Inf: inferior; Izq: izquierdas; OD: orejuela derecha; OI: orejuela izquierda; Pdur: duración de la onda P; RS: ritmo sinusal; SC: seno coronario; Sup: superior; VVPP: venas pulmonares.

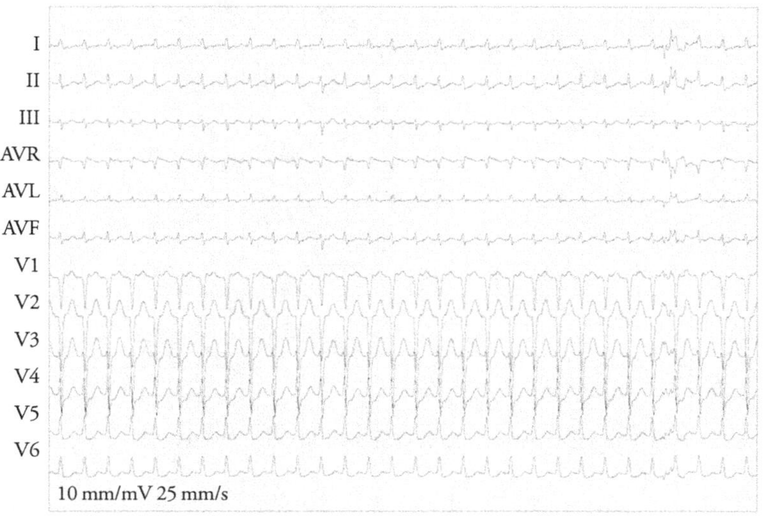

Figura 2
ECG de TA focal con origen en CT. Obsérvese la morfología de la onda P: negativa en V1 y aVR y positiva en DI, DII y aVL.

La morfología de la onda P orientará en muchos casos a localizar el origen de la TA. La figura 1 esquematiza el algoritmo para la localización de la TA según la morfología de la onda P en el ECG de superficie. En caso de dificultad para la visualización adecuada de la onda P, el masaje del seno carotídeo y la administración de adenosina endovenosa ayudarán a la identificación de las ondas P, evitando la fusión de la onda P con el QRS o la onda T. De manera esquemática, las derivaciones que en un primer paso nos guiarán serán:

- *aVL y V1.* Orientan hacia si el origen de la TA está en la AD o AI. Si V1 es predominantemente negativa y aVL positiva, la TA tendrá su origen en la AD. En el caso contrario se originará en la izquierda.

- *II, III y aVF.* Ayudan a diferenciar un origen superior o inferior. En caso de que sean positivas, el origen será superior. En caso de que sean negativas, inferior.

Una vez estas localizaciones están establecidas, los siguientes pasos nos orientarán a identificar con mayor precisión el lugar de origen de la taquicardia.

2.1.1 Crista terminalis, *vena pulmonar superior derecha, orejuela derecha y anillo tricuspídeo*

La mayoría de las TA de CT se originan en su porción superior o medial,[8] por lo tanto la morfología de la onda P será muy similar a la de ritmo sinusal. Si además de una onda P negativa en V1, la onda P es negativa en aVR orientará a un origen derecho. Estas dos características, junto con una onda P positiva en DI y DII, refuerzan el diagnóstico de TA con origen en la CT. La figura 2 muestra un ejemplo de TA con origen en CT.

Debido a su proximidad anatómica, es importante diferenciar las TA de la CT de las de la vena pulmonar superior derecha (VPSD), ya que de ello dependerá que debamos hacer un acceso transeptal o no para la ablación. En el caso de las TA con origen en VPSD la onda P suele ser positiva en aVL, a pesar de ser una TA izquierda, ya que la onda de despolarización se origina en la parte más alejada de la AI, que realmente está en una localización posterior a la AD. Sin embargo, la onda P en V1 durante taquicardia también es positiva, siendo bifásica en ritmo sinusal. Esto es lo que diferencia la TA de la CT de la de VPSD.

Las TA de orejuela derecha (la mayoría de la base) también tienen la onda P negativa en V1, V2 y aVR y positiva en DI y la cara inferior, pero en éstas es característica la transición a P positiva a partir de V3 (véase la figura 3).[9] En las taquicardias del anillo tricuspídeo la transición es más tardía, y la P es negativa prácticamente en todas las precordiales. La polaridad de la onda P en derivaciones inferiores dependerá de la localización inferoanterior o superior de la

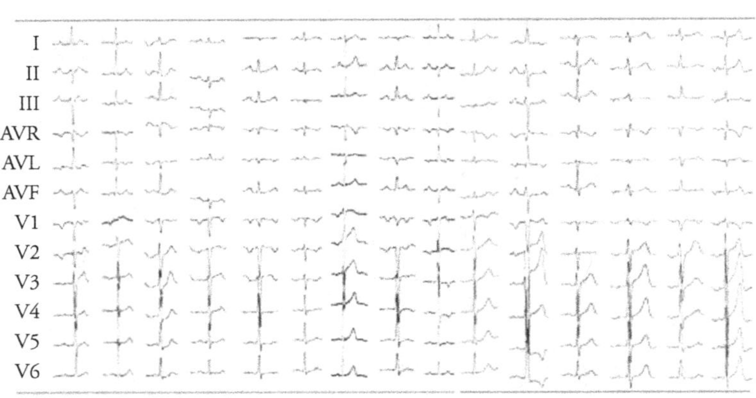

Figura 3
ECG de TA de orejuela derecha. Obsérvese la
onda P negativa de V1 a V3, con transición en
el resto de precordiales. Freixa X, et al.
Characterization of focal right atrial appendage
tachycardia. Europace. 2008; 10(1): 105-9.

TA en el anillo (negativa en las TA de la porción inferoanterior del anillo tricuspídeo y positiva en las de localización superior).

2.1.2   Venas pulmonares y orejuela izquierda

Los *ostium* de las VVPP son el lugar de origen más frecuente en las TA izquierdas. A excepción de la VPSD, las TA con origen en VVPP suelen caracterizarse por una onda P negativa en aVR y aVL y positiva en las precordiales (las VVPP están muy posteriores, por eso la onda P es positiva en todas las precordiales). Para diferenciar las VVPP izquierdas de las derechas se utilizarán V1 y las derivaciones inferiores: la onda P será ancha y mellada en todas ellas (lo que es lógico si se piensa que las VVPP izquierdas son más superiores y, por supuesto, están más a la izquierda que las derechas). Además, la onda P en DI en las TA de VVPP derechas suele ser positiva.

Se pensará que la taquicardia viene de la orejuela izquierda cuando la morfología sea similar a la de vena pulmonar superior izquierda (onda P muy mellada y positiva en V1 y derivaciones inferiores) con una P negativa en DI.

2.1.3   Seno coronario

Esta estructura discurre a lo largo del surco AV y tiene una localización inferior e izquierda. Por tanto la P será negativa en cara inferior y positiva en V1 (aumentando la amplitud en V1 a medida que el punto de origen de la TA sea más distal al *ostium* del seno coronario); aVR y aVL también son positivas.

2.1.4   Región perinodal y septo interauricular

En las TA con origen en región perinodal y septal derecha, una onda P isoeléctrica en V1 tiene un 100 % de especificidad, aunque está presente sólo en el 50 % de los casos.[8] En la mayoría de los casos se ha documentado una onda P de baja amplitud (negativa, positiva-negativa o negativa-positiva). Las TA de región perinodal y septal izquierda pueden tener una onda P positiva en V1 o, con más frecuencia, negativa-positiva.

2.1.5   Continuidad mitroaórtica y cúspide aórtica no coronariana

Las TA con origen en región de la continuidad mitroaórtica, junto al trígono fibroso izquierdo, característicamente tienen una onda P bifásica negativa-positiva en V1 e isoeléctrica o negativa en aVL. Las derivaciones de cara inferior normalmente son de baja amplitud o isoeléctricas.

Debido a su proximidad con la región mitroaórtica, las TA de cúspide aórtica no coronariana tienen una onda P con una morfología similar a las de esta región. Una onda P positiva en DI y aVL puede servir para diferenciarlas de éstas.

Sin embargo, la localización de la TA por medio de la morfología de la onda P en el ECG tiene una serie de inconvenientes y limitaciones, como son la dificultad para diferenciar la onda P del QRS o la T en los casos de TA con conducción AV 1:1 o la limitación espacial que hace que dos ondas P sean morfológicamente indistinguibles si se originan desde dos sitios diferentes con una distancia de 17 mm o menos.[10] Además, ya se ha visto que en el corazón existen estructuras muy próximas, como son la VPSD y la CT, dando lugar a una morfología de la onda P muy similar en diferentes TA. No debemos olvidar que la morfología de la onda P en el ECG para localizar el origen de la TA es útil sólo en pacientes sin cardiopatía estructural.

2.2 Mapeo de la activación endocárdica

Resulta de especial interés en taquicardias sostenidas. Si el paciente no está en taquicardia en el momento del estudio electrofisiológico (EEF), la TA se induce con agregados de extraestímulos auriculares (en número variable) por encima del período refractario relativo o con ráfagas cortas de extraestímulos auriculares. Es importante que el intervalo de acoplamiento de los extraestímulos no sea excesivamente corto para no inducir fibrilación auricular. En nuestro laboratorio habitualmente se sitúa el catéter de estudio (tetrapolar) en la orejuela derecha, y con el de ablación se realiza la cartografía de activación de la taquicardia, buscando la activación local más temprana respecto al inicio de la onda P del ECG. En caso de que el inicio de la onda P no pueda identificarse con claridad, se miden las precocidades en la activación local respecto a otro electrograma auricular estable, que será donde se situará el catéter de estudio (habitualmente en la orejuela derecha). Precocidades mayores a 20 o 30 ms con respecto a la onda P se consideran puntos exitosos para la ablación.

2.3 Topoestimulación

Es útil sobre todo en TA no sostenidas o que resultan difíciles de inducir. Con un catéter convencional se estimula a la menor amplitud que produzca captura, comparando la morfología de la onda P en taquicardia y durante la estimulación en distintas localizaciones, hasta encontrar la más parecida a la de la taquicardia. En caso de dificultad para visualizar la onda P también es posible utilizar marcadores subrogados, comparando la dirección de la propagación de la estimulación auricular con la de la taquicardia. En este caso, los catéteres con múltiples dipolos son de gran utilidad.

2.4 Sistemas de navegación

Estos sistemas permiten la reconstrucción en 3D de la cámara cardíaca de interés. La reconstrucción de un mapa de activación por medio de un catéter de ablación adecuado para estos sistemas permite identificar el lugar de origen de la taquicardia, minimizando el tiempo de exposición a la fluoroscopia. Según el mapa de activación podrá diferenciarse una TA focal de una macrorreentrada (en la primera la activación se aleja de un punto, mientras que en la segunda podrá observarse que las áreas de activación más temprana con las de activación más tardía están juntas). Existen distintos sistemas con peculiaridades diferentes en cada uno de ellos. El sistema CARTO (Biosense Webster; Baldwin Park, California, EEUU) y el sistema EnSite NavX (St. Jude Medical, St. Paul, MN, EEUU) permiten realizar también mapas de voltaje, identificando áreas de bajo voltaje (cicatriz) que suelen corresponderse con áreas de conducción

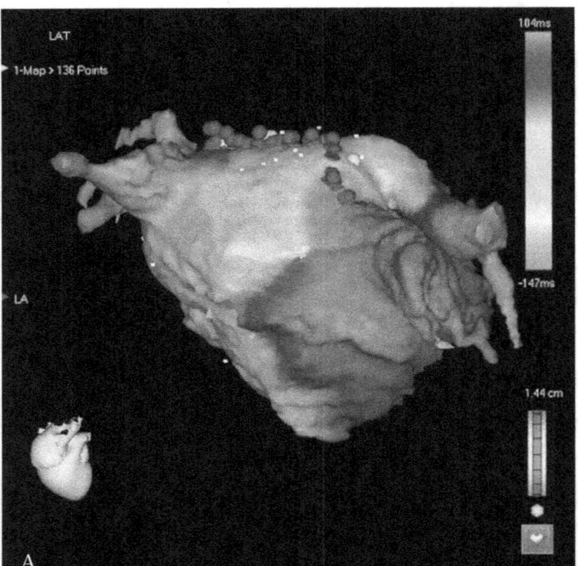

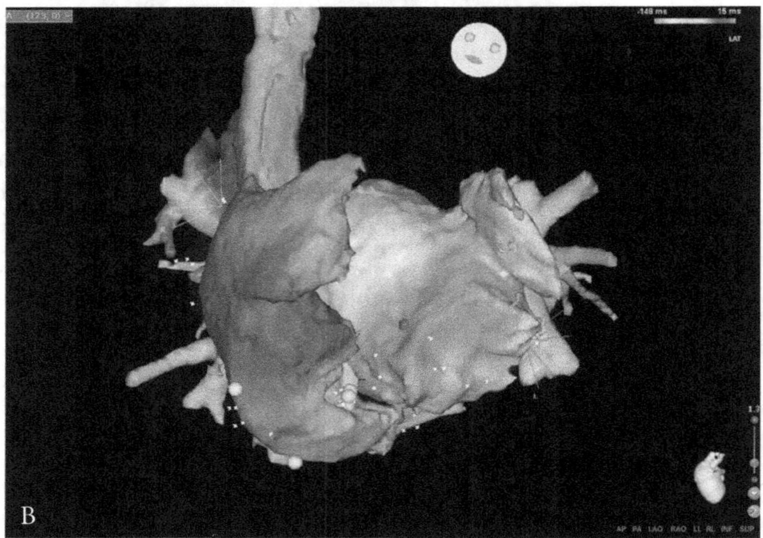

Figura 4 (véase figura a color en Apéndice de ilustraciones, pág. 207)

Mapas de activación obtenidos con sistema de navegación CARTO (Biosense Webster; Baldwin Park, Caliornia, EEUU) de TA izquierda por macroreentrada alrededor de VVPP (A) y TA focal con origen en la región izquierda del septo interauricular (B). Obsérvese la proximidad de las zonas con activación más precoz (color rojo) con las zonas con la activación más tardía (color morado) en el caso de TA por macrorreentrada.
En el caso de la TA focal los puntos de activación más tempranos no se continúan con los de activación tardía. En la ablación de TA por reentrada es preciso realizar una línea de ablación (puntos rojos) mientras que en la TA focal basta con un punto de aplicación.

lenta en las macrorreentradas. La figura 4 muestra el mapa de activación de una TA por macrorreentrada y una TA focal mediante sistema CARTO. El sistema EnSite (Endocardial Solutions; St. Paul, MN, EEUU) permite realizar mapas de activación con un solo latido, siendo muy útil en TA no sostenidas o difíciles de inducir.

3 Ablación

Se han descrito unas características de la señal del punto de ablación donde ésta es efectiva. Son:

- Presencia de electrogramas fragmentados.
- En la señal unipolar: QS, con una pendiente inicial rápida.
- Tiempo entre el inicio del electrograma auricular y el inicio de la onda P en el ECG (precocidad) mayor de 20-30 ms.

Además, la aceleración de la taquicardia durante la ablación antes de su terminación está relacionada con un porcentaje elevado de éxito. Habitualmente los parámetros utilizados en nuestro laboratorio con catéteres convencionales son de 55 °C (límite de temperatura) y 50 W (potencia máxima), durante unos 60 s. Los catéteres utilizados normalmente son catéteres estándar, con punta de 4 mm. En el caso de estructuras vasculares, como el seno coronario o las VVPP, es recomendable utilizar catéteres irrigados y realizar aplicaciones con menor temperatura y energía (45 ºC, a 20-40W) para disminuir el riesgo de embolia, estenosis y perforación. Las taquicardias de orejuela derecha también suelen requerir la utilización de catéteres irrigados.[9]

El éxito de la ablación en este tipo de taquicardias está entre el 77 y el 100 %. Las complicaciones del procedimiento son raras y la mayoría están relacionadas con el acceso vascular (hematoma, fístula arteriovenosa, etc.). Existe riesgo de bloqueo AV completo en el caso de TA cercanas al nodo AV. La ablación en el caso de TA de cara lateral de AD puede resultar en lesión del nervio frénico y parálisis diafragmática. En este caso es recomendable comprobar si hay estimulación diafragmática cuando se estimula a alta energía (10 mA) en la cara lateral de AD.

Conclusiones

La mayoría de las TA se originan en estructuras anatómicas bien definidas en las aurículas. Las más frecuentes son las de AD, la mayoría de ellas en la CT. La morfología de la onda P del ECG nos orientará sobre el lugar de origen de la TA. La cartografía de activación endocárdica, la topoestimulación y/o el mapeo con sistemas de navegación 3D completan el estudio. El tratamiento de elección es la ablación, con un elevado porcentaje de éxito y bajo riesgo de complicaciones.

RECUERDA…

- Las TA focales pueden dividirse en automáticas, por microrreentrada y por actividad desencadenada.
- La TA automática tiene un inicio paroxístico, con un fenómeno de calentamiento, no puede suprimirse con sobreestimulación y tampoco se induce con estimulación programada, pero es facilitada por estímulos adrenérgicos.
- La mayoría de las TA se originan en la porción superior o medial de la CT.
- Las TA con origen en las VVPP suelen caracterizarse por una onda P negativa en aVR y aVL y positiva en las precordiales.
- La cartografía de activación endocárdica, buscando la activación local más temprana con respecto al inicio de la onda P del ECG de superficie, permitirá localizar el origen de la taquicardia.
- La aceleración de la taquicardia durante la ablación antes de su terminación se asocia a un porcentaje elevado de éxito.

BIBLIOGRAFÍA

1. Kistler PM, Roberts-Thomson KC, Haqqani HM, *et al.* P-wave morphology in focal atrial tachycardia: development of an algorithm to predict the anatomic site of origin. J Am Coll Cardiol. 2006; 48(5): 1010-017.

2. Teh AW, Kistler M, Medi C, *et al.* Ablation of atrial tachycardias: a combination of ECG and EP may allow a simpler and faster approach. En: Mont L, Brugada J, editores. A practical approach to clinical arrhythmology. 1.ª ed. Barcelona: Marge Medica Books; 2010; 143.

3. Lee BK, Olgin JE. Ablation of focal atrial tachycardias. En: Huang SK, Wood MA, editores. Catheter ablation of cardiac arrhythmias. Madrid: Elsevier; 2006; 181.

4. Blomström-Lundquist C, Scheinman MM, Aliot EM, *et al.* ACC/ AHA/ ESC Guidelines for the management of patients with supraventricular

arrhythmias. Executive summary. A report of the American College of Cardiology/ American Heart Association Task Force on practice guidelines and European Society of Cardiology Committee for practice guidelines (Writtin Committee to develop guidelines for the management of patients with supraventricular arrhythmias). J Am Coll Cardiol. 2003; (42): 1493-531.

5. Hoffmann E, Reithmann C, Nimmermann P, *et al.* Clinical experience with electroanatomic mapping of ectopic atrial tachycardia. Pacing Clin Electrophysiol. 2002; 25: 49-56.

6. Lesh MD, Van Hare GF, Epstein LM, *et al.* Radiofrequency catheter ablation of atrial arrhythmias. Results and mechanisms. Circulation. 1994; 89: 1074-089.

7. García Civera, Ruiz Granell R, Morell Cabedo R, *et al.* Taquicardias auriculares. En: Electrofisiología cardíaca. 2.ª ed. Adolfoneda; 1999.

8. Teh AW, Kistler PM, Kalman JM. Using the 12-Lead ECG to localize the origin of ventricular and atrial tachycardias: Part 1. Focal atrial tachycardia. J Cardiovasc Electrophysiol. 2009; 20: 706-09.

9. Freixa X, Berruezo A, Mont L, *et al.* Characterization of focal right atrial appendage tachycardia. Europace. 2008; 10(1): 105-09.

10. Man KC, Chan KK, Kovack P, *et al.* Spatial resolution of atrial pace mapping as determined by unipolar atrial pacing at adjacent sites. Circulation. 1996; (94): 1357-363.

Capítulo 9

Diagnóstico y ablación del flúter auricular

N. Calvo, A. Berruezo[1]

Hospital Clínic de Barcelona
[1] berruezo@clinic.ub.es

Introducción

El flúter auricular es una arritmia auricular macrorreentrante caracterizada por una actividad auricular regular con ondas auriculares de amplitud y morfología constantes, con una frecuencia habitualmente superior a 260 lat/min. La relación auriculoventricular (AV) es variable, aunque el patrón más frecuente es la relación 2:1.

El flúter se asocia a menudo con fibrilación auricular y, al igual que esta última, puede causar síntomas importantes y efectos adversos graves como la embolia cerebral o la taquimiopatía, entre otros.[1]

En 2001, el Grupo de trabajo de Arritmias de la Sociedad Europea de Cardiología y de la Sociedad Norteamericana de Estimulación y Electrofisiología publicó un documento de consenso sobre la terminología adecuada del flúter auricular. Según este documento, el término *típico* se refiere a la macrorreentrada auricular que involucra el istmo cavotricuspídeo (ICT), de modo que el flúter auricular dependiente del istmo que discurre en sentido antihorario se conoce como «flúter auricular típico», y el flúter que discurre en sentido horario, como «flúter auricular típico inverso». Todo flúter que no involucra el ICT se denomina «flúter auricular atípico».[2]

La ablación por radiofrecuencia (RF) del flúter auricular, en concreto del flúter típico, es un procedimiento seguro y eficaz, que se ha convertido en la primera opción terapéutica.

1   Flúter auricular típico

El flúter auricular típico se caracteriza electrocardiográficamente por la presencia de ondas de flúter negativas en las derivaciones inferiores, y positivas en V1. El flúter auricular típico inverso muestra el patrón contrario: ondas de flúter positivas, a menudo con una muesca, en las derivaciones inferiores, y negativas, en forma de «W» en V1 (véase la figura 1). Sin embargo, a menudo el electrocardiograma (ECG) muestra patrones poco específicos, por lo que es necesario un estudio electrofisiológico para confirmar la participación del ICT.

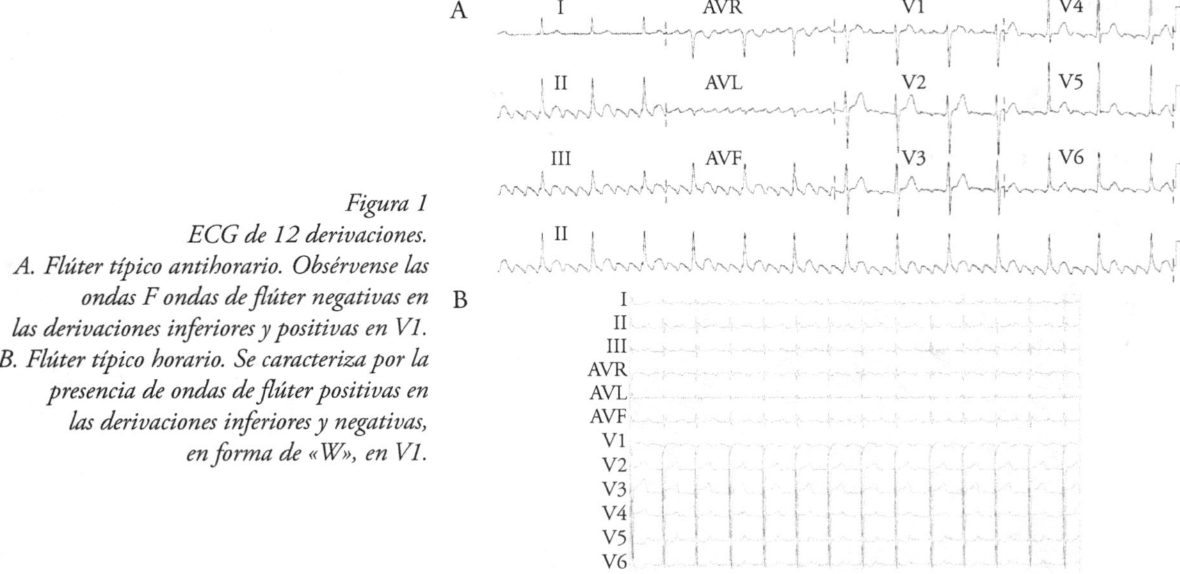

Figura 1
ECG de 12 derivaciones.
A. Flúter típico antihorario. Obsérvense las ondas F ondas de flúter negativas en las derivaciones inferiores y positivas en V1.
B. Flúter típico horario. Se caracteriza por la presencia de ondas de flúter positivas en las derivaciones inferiores y negativas, en forma de «W», en V1.

1.1 Anatomía y fisiopatología

El flúter auricular típico se caracteriza por una macrorreentrada auricular alrededor del anillo tricuspídeo, de modo que el circuito contiene una onda de propagación y un *gap* excitable. La barrera posterior de la onda de activación es la *crista terminalis* y su continuación con la válvula de Eustaquio y el reborde eustaquiano, mientras que la barrera anterior está conformada por el anillo tricuspídeo.[3,4] La existencia de una zona de bloqueo de la conducción queda demostrada por la observación en los registros electrofisiológicos de dobles potenciales en la *crista terminalis* y en el reborde eustaquiano.

1.2 Maniobras diagnósticas en la sala de electrofisiología

1.2.1 Catéteres

Para el estudio y ablación de este tipo de arritmia empleamos en nuestro centro un catéter de registro duodecapolar de 10 pares de electrodos (Cordis-Webster, Diamond Bar, California, EEUU) y un catéter de ablación con punta de 3,5 mm con irrigación externa. El catéter duodecapolar se coloca alrededor del anillo tricuspídeo, con el extremo distal introducido en el *ostium* del seno coronario (SC), de modo que permite obtener la secuencia de activación de la aurícula derecha (AD) (véase la figura 2). El catéter de ablación permite obtener registros o estimular en puntos de interés, así como realizar una ablación del ICT.

1.2.2 Registros

Durante el estudio, se analizarán simultáneamente cuatro o más derivaciones del ECG de superficie (siempre derivaciones inferiores del plano frontal y V1), los 10 pares de electrodos del catéter colocado alrededor del anillo tricúspide, y el registro del catéter de ablación.

1.2.3 Protocolo del estudio electrofisiológico

Para la inducción del flúter típico se recomienda estimular en la AD, con trenes de 8-10 extraestímulos, con intervalos de acoplamiento decrementales o frecuencias crecientes desde

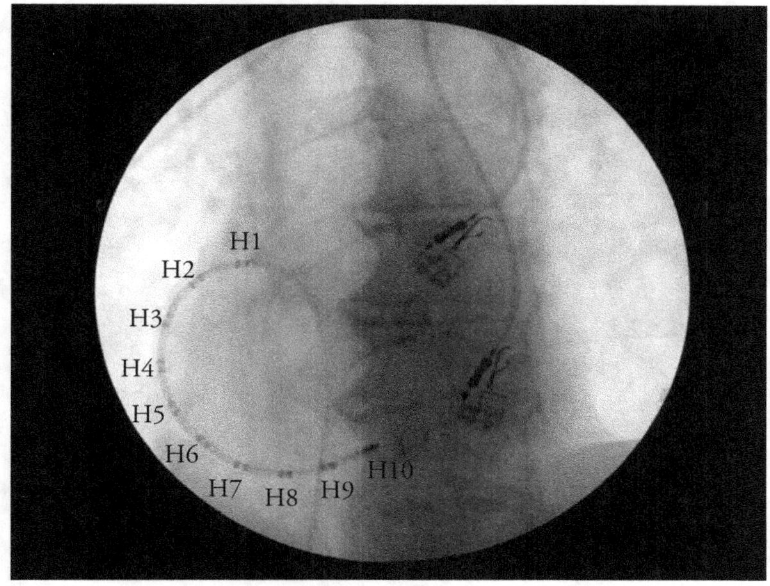

Figura 2
Imagen radiográfica en proyección oblicua anterior izquierda. Se muestra el catéter duodecapolar situado en la AD, de modo que el polo proximal (H1) está situado en la AD alta y el polo distal (H10) está a nivel del SC.

200 hasta 350 lat/min o hasta conseguir una captura 2:1. La inducción de un flúter horario o antihorario dependerá de la permeabilidad del ICT así como del punto de estimulación. Así, la estimulación de la parte inferior de la pared lateral de la AD facilita el bloqueo antihorario del istmo y el inicio del flúter horario; la estimulación en el *ostium* de SC facilita el bloqueo horario del istmo y el inicio del flúter antihorario.

Sin embargo, no será necesario llevar a cabo maniobras de inducción del flúter en los casos en los que previamente se disponga de un ECG de 12 derivaciones en el que se documente la presencia de un flúter típico. En estos casos podrá realizarse la ablación en ritmo sinusal sin necesidad de inducir flúter previamente.

- **Estudio de la secuencia de activación**

  Una vez iniciado el flúter, el registro del catéter duodecapolar permite conocer la secuencia de activación de la AD. Así, en el flúter antihorario, la secuencia de activación es AD alta, AD baja, ICT y SC (véase la figura 3), mientras que en el horario la secuencia de activación es la opuesta (véase la figura 4). Tanto en el flúter horario como en el antihorario se

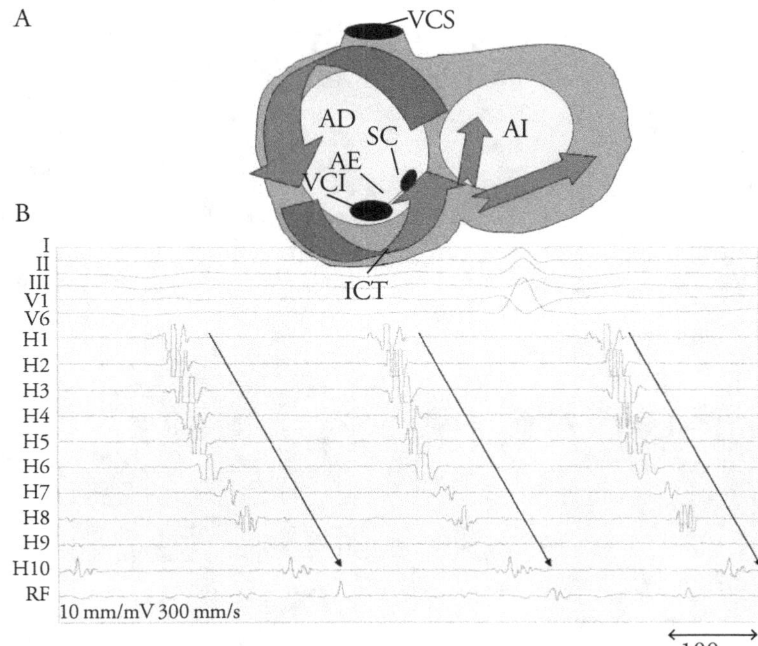

Figura 3 (véase figura a color en Apéndice de ilustraciones, pág. 208)

Secuencia de activación de un flúter auricular típico antihorario. A. Esquema de la secuencia de activación alrededor del anillo tricuspídeo en sentido antihorario. B. Registro del ECG de superficie y del electrograma de un flúter típico antihorario. Se muestran cinco derivaciones del ECG de superficie, el registro del catéter duodecapolar y el registro del catéter de ablación (RF). El catéter duodecapolar está situado en la AD, de modo que el polo proximal (H1) está situado a nivel de la AD lateral alta y el polo distal (H10) está situado en el seno coronario. Obsérvese la secuencia de activación craneo-caudal de la AD. El catéter de ablación está situado en la zona distal del ICT.

VCS: vena cava superior; VCI: vena cava inferior;
AE: anillo eustaquiano; SC: seno coronario;
ICT: istmo cavotricuspídeo; AD: aurícula derecha;
AI: aurícula izquierda; RF: catéter de ablación.

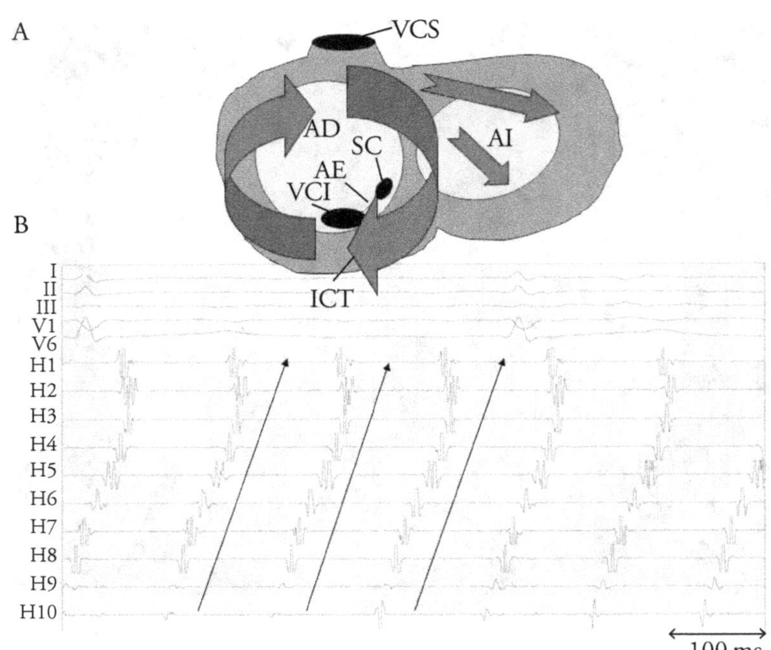

Figura 4 (véase figura a color en Apéndice de ilustraciones, pág. 208)

Secuencia de activación de un flúter auricular típico horario. A. Esquema de la secuencia de activación alrededor del anillo tricuspídeo en sentido horario. B. Registro del ECG de superficie y del electrograma de un flúter típico horario. Se muestran cinco derivaciones del ECG de superficie y el registro del catéter duodecapolar. El catéter duodecapolar está situado en la AD, de modo que el polo proximal (H1) está situado a nivel de la AD lateral alta y el polo distal (H10) está situado en el seno coronario. Obsérvese la secuencia de activación caudocraneal de la AD.

VCS: vena cava superior; VCI: vena cava inferior; AE: anillo eustaquiano; SC: seno coronario; ICT: istmo cavotricuspídeo; AD: aurícula derecha; AI: aurícula izquierda.

pueden detectar potenciales dobles en la pared lateral de la AD y en el reborde eustaquiano, lo que corresponde a zonas de bloqueo funcional.

- **Maniobras de encarrilamiento**

  Las maniobras de encarrilamiento en la AD permiten confirmar que el flúter auricular se debe a una macrorreentrada con un intervalo excitable y que la AD forma parte del circuito.[5,6] Mediante la sobreestimulación desde la AD en el flúter típico es posible capturar la AD, de modo que se consigue la aceleración transitoria del flúter a la frecuencia de sobreestimulación, dando lugar a un complejo de fusión, excepto en el último extraestímulo, en el que se observará captura pero no fusión.

  La sobreestimulación desde el ICT permitirá demostrar si el ICT forma parte o no del circuito. Habitualmente se sobreestimula el flúter desde el ICT (posición 6 en la proyección oblicua izquierda), lo que da lugar a un encarrilamiento con fusión oculta, es decir, se consigue la aceleración transitoria del flúter a la frecuencia de sobreestimulación, pero

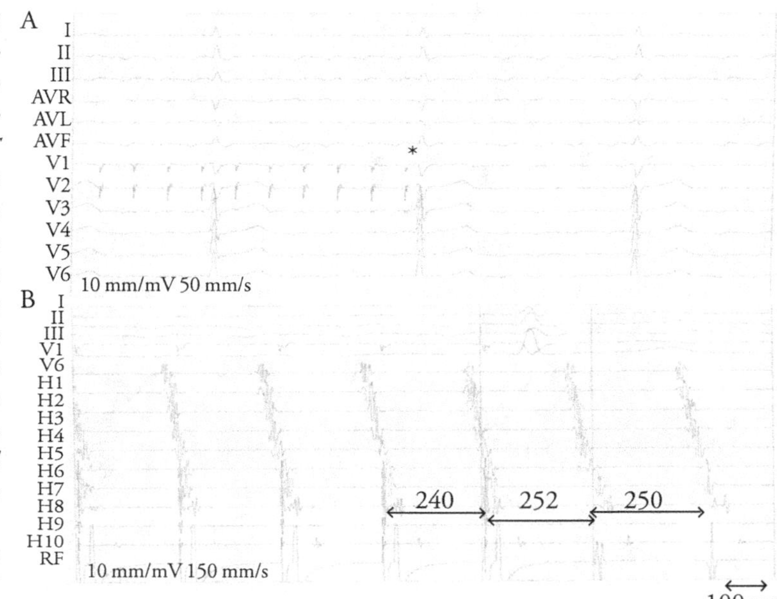

Figura 5

*Maniobras de encarrilamiento durante el flúter auricular. A. ECG de 12 derivaciones que muestra la morfología de las ondas de flúter durante la estimulación auricular desde el ICT (primera parte del registro, hasta *) y de forma basal durante el flúter. Tras estimulación auricular continua a 240 ms, se consigue la aceleración transitoria del flúter a la frecuencia de sobreestimulación, pero sin observar cambios en la morfología de la onda F en el ECG de superficie. La interrupción de la estimulación se sigue de la continuación del flúter auricular con la frecuencia basal. B. Tras estimulación auricular continua a 240 ms, se observa que el intervalo postestimulación es de 252 ms, lo que coincide con la longitud de ciclo del flúter, que es de 250 ms, y así se confirma la participación del ICT.*

sin observar cambios en la morfología de la onda F en el ECG de superficie (véase la figura 5A). La interrupción de la estimulación se sigue de la continuación del flúter auricular con la frecuencia basal. El intervalo postestimulación tendrá una diferencia inferior a 30 ms respecto a la longitud de ciclo del flúter auricular, confirmando así la participación del ICT (véase la figura 5B).

1.3 Ablación

1.3.1 Preparación previa del paciente

Si el paciente está en flúter auricular persistente, habrá que comprobar que ha estado correctamente anticoagulado durante al menos el último mes o, en su defecto, que se ha realizado una ecocardiografía transesofágica en las 48 h previas, para descartar la presencia de trombos intracardíacos.

Antes del procedimiento, y de forma ambulatoria, se hará el paso de acenocumarol a heparina: se suspenderá el tratamiento con acenocumarol cuatro días antes y se administrará heparina de bajo peso molecular (HBPM) (1 mg/kg/12 h) el día antes del procedimiento, de modo que la última dosis de HBPM será la noche anterior al procedimiento. El día del procedimiento, antes de éste, se llevará a cabo un control de la ratio internacional normalizada (INR).

1.3.2 Procedimiento de ablación

En nuestro centro, realizamos una ablación del ICT guiada por la posición anatómica y por electrogramas mediante la aplicación de RF, que se realiza indistintamente en flúter auricular o bien en ritmo sinusal, según la situación del paciente durante el estudio electrofisiológico. Cuando el paciente se encuentra en ritmo sinusal, la ablación se realiza durante estimulación desde el extremo distal del catéter duodecapolar para poder observar el cambio en la secuencia de activación al obtener el bloqueo del istmo (véase la figura 6).

En los pacientes con antecedentes de cirugía cardíaca, lo más frecuente, a pesar de la existencia de zonas cicatrizales, es que el flúter sea típico. Sin embargo, es habitual que el ECG no muestre un patrón específico. Las técnicas de estimulación durante flúter espontáneo o inducido o bien los mapas de activación realizados con los sistemas de navegación (véase la figura 7) ayudarán en la identificación del circuito de la reentrada.

La ablación se realiza bajo sedación ligera mediante la administración de midazolam y fentanilo. Empleamos un catéter de ablación con punta irrigada de 3,5 mm que se introduce a través de un acceso femoral venoso. El catéter se posiciona en el ICT, con el electrodo distal

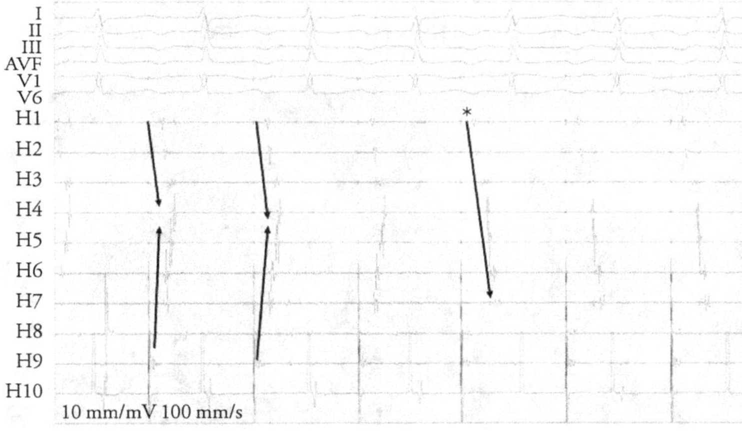

Figura 6

Cambio en la secuencia de activación auricular durante la aplicación de RF en el ICT. Se muestra el ECG de superficie y los electrogramas de la AD durante estimulación continua desde el dipolo distal del catéter duodecapolar durante la aplicación de RF. En los tres primeros latidos, existe una colisión entre los frentes de onda craneal y caudal. A partir del 4.º ciclo (*) la secuencia de activación varía de modo que la activación desciende en sentido antihorario, lo que se corresponde con bloqueo horario en el istmo.

Figura 7 (véase figura a color en Apéndice de ilustraciones, pág. 209)

Mapa electroanatómico de la AD durante flúter típico en un paciente con antecedentes de cirugía cardíaca. A. Proyección oblicua izquierda a 60º que muestra el mapa de voltaje de la AD. El catéter duodecapolar está situado en la AD con el polo distal a nivel del SC y el catéter de ablación a nivel del ICT. Se muestra la zona de bajo voltaje (color rojo) durante el flúter típico a nivel del ICT. B. Proyección oblicua izquierda a 30º del mapa de activación eléctrica que muestra la activación continua durante todo el ciclo de la taquicardia, con propagación del impulso en sentido antihorario alrededor del anillo tricuspídeo. Los puntos rojos señalan la zona donde se aplicó radiofrecuencia.

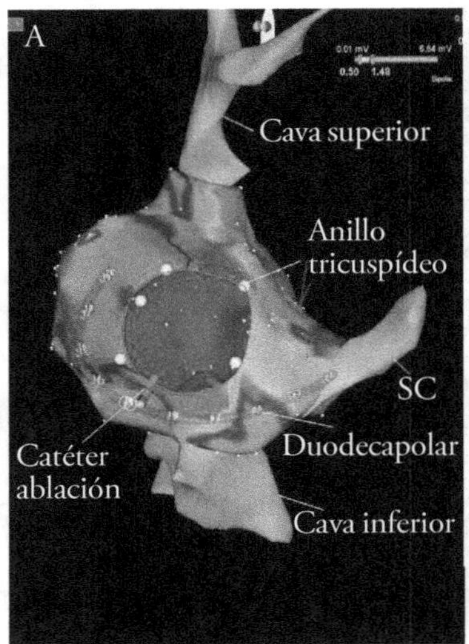
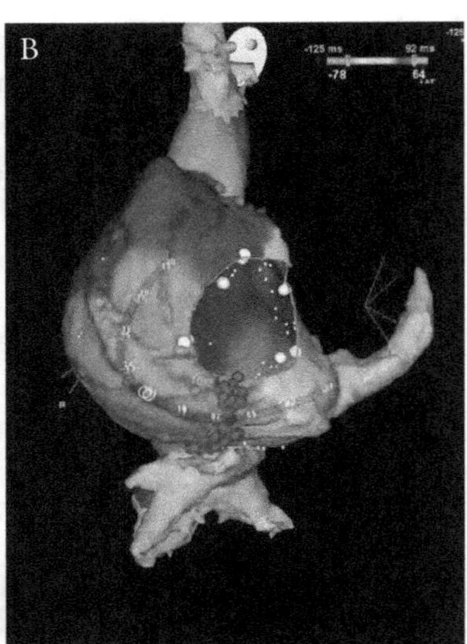

situado en el anillo tricuspídeo, en una posición intermedia entre el septo auricular y la pared lateral baja de la AD (posición 6 en la proyección oblicua izquierda) (véase la figura 8). En el canal de registro de los electrogramas del catéter de ablación hemos de obtener una relación entre el electrograma auricular y ventricular de 1:2 o 1:4 (véase la figura 9). Cuando la relación A/V es muy pequeña, hay que asegurarse de que el inicio de la línea de ablación no deja un *gap* en la zona distal del istmo.

Las aplicaciones se realizan con control de temperatura con un límite de 45 ºC y una potencia máxima de 50 W.

La RF se aplicará en el punto inicial durante 30 s y posteriormente el catéter se irá retirando progresivamente mediante pequeños desplazamientos, mientras se continúa aplicando la RF, de modo que se aplicará RF durante unos 20-30 s en cada punto, hasta llegar a la entrada de la vena cava inferior (VCI). La llegada a la entrada de la VCI está marcada por un salto marcado del catéter y la desaparición del electrograma en el registro del catéter de ablación, así como por una sensación de dolor torácico o quemazón intensa del paciente.

1.3.3   *Comprobación del bloqueo del istmo cavotricuspídeo.* End points *del procedimiento*

Los *end points* del procedimiento de ablación son la demostración del bloqueo completo bidireccional del ICT y la imposibilidad de inducción del flúter auricular.

Si la ablación se realiza en flúter auricular, la reversión a ritmo sinusal durante la aplicación de RF no es sinónimo de éxito del procedimiento, por lo que deberá continuarse la aplicación de RF hasta completar la línea de ablación y llegar a la VCI.

Para comprobar el bloqueo antihorario del ICT, se estimula desde uno de los dipolos del catéter duodecapolar localizados en la parte lateral del ICT (o bien se estimula con el catéter de ablación buscando esta posición). El bloqueo antihorario se confirmará cuando la se-

Figura 8

Proyección de radiografía anteroposterior (A) y proyección de radiografía oblicua anterior izquierda (B). Se observa el catéter Halo en la AD con el polo distal en el SC y catéter de ablación situado en el ICT.

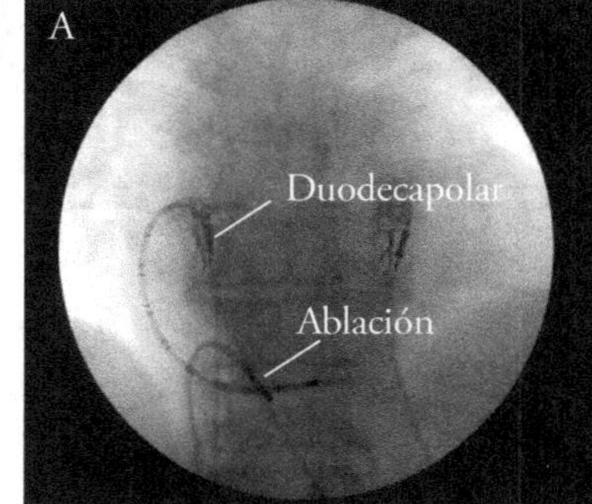
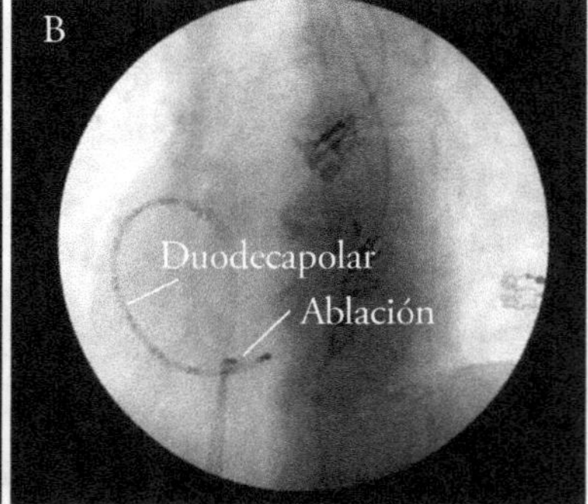

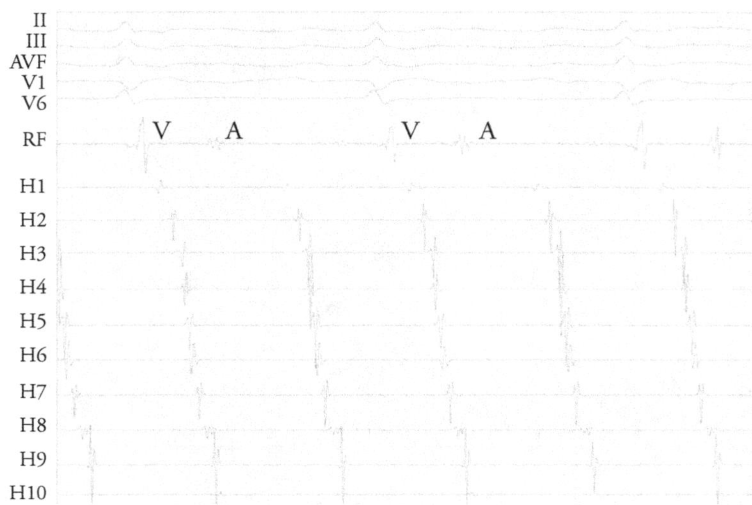

Figura 9

Registro del electrograma del catéter de ablación previo a la aplicación de radiofrecuencia para la ablación del ICT. Obsérvese la relación entre la señal auricular y la señal ventricular en el registro del catéter de ablación.

RF: catéter de ablación.

cuencia de activación es caudocraneal de la pared lateral de la AD y craneocaudal en el tabique interauricular, es decir, de distal a proximal hasta la línea de ablación (véase la figura 10). Para comprobar el bloqueo horario, o bien se coloca esta vez el catéter de ablación en el *ostium* del SC, o se estimula desde el electrodo distal del catéter duodecapolar, situado en esta zona. Se comprueba el bloqueo horario al observar una secuencia de activación caudocraneal en el tabique interauricular y craneocaudal de la pared lateral de la AD (véase la figura 11).

Otra maniobra que permitirá comprobar el bloqueo antihorario consiste en estimular con el catéter de ablación (o dipolos del duodecapolar) desde la AD lateral. Con la estimulación desde dipolos cada vez más cercanos a la línea de ablación, no se produce una disminución en el tiempo de conducción hasta el dipolo situado al otro lado de la línea de ablación. En este caso, además, la secuencia de activación al otro lado de la línea de ablación será de distal a proximal (véase la figura 12). En caso de que se observen dobles potenciales a lo largo del ICT, a medida que nos acercamos a la línea de ablación el primer componente se acercará y la distancia al segundo componente del doble potencial aumentará.

Con el fin de evitar el bloqueo del ICT dependiente de la frecuencia, se estimulará con frecuencias relativamente lentas, en torno a 100 lat/min.

En ocasiones, el bloqueo del ICT puede ser transitorio y la conducción a través de éste puede reaparecer en pocos minutos, por lo que es necesario un período de observación de 10-30 min posteriores a la aplicación de RF, durante el cual debe repetirse la estimulación, para así confirmar definitivamente el éxito del procedimiento.

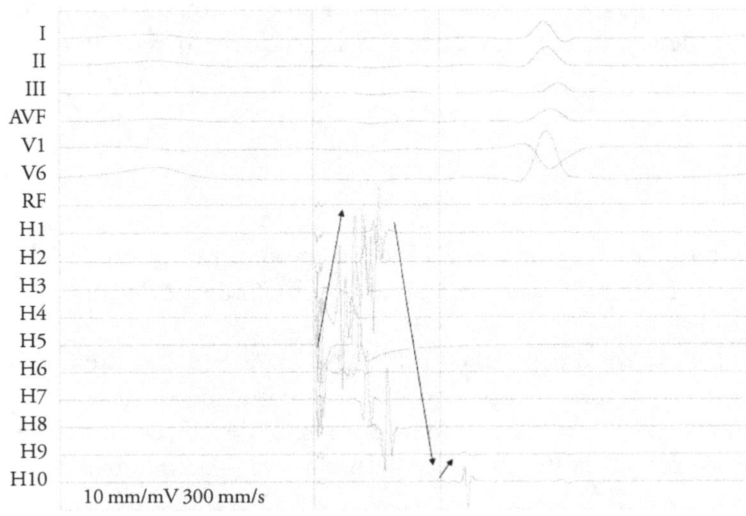

Figura 10

Comprobación del bloqueo del ICT en sentido antihorario. La estimulación desde la AD lateral revela una secuencia de activación en sentido horario. Obsérvese el salto desde H1 hasta H10, siendo este último más precoz que H9, lo que revela una secuencia de distal a proximal. El catéter duodecapolar está situado en la AD, de modo que el polo proximal (H1) está situado a nivel de la AD lateral alta y el polo distal (H10) está situado en el seno coronario. El catéter de ablación (RF) está situado en el ICT.

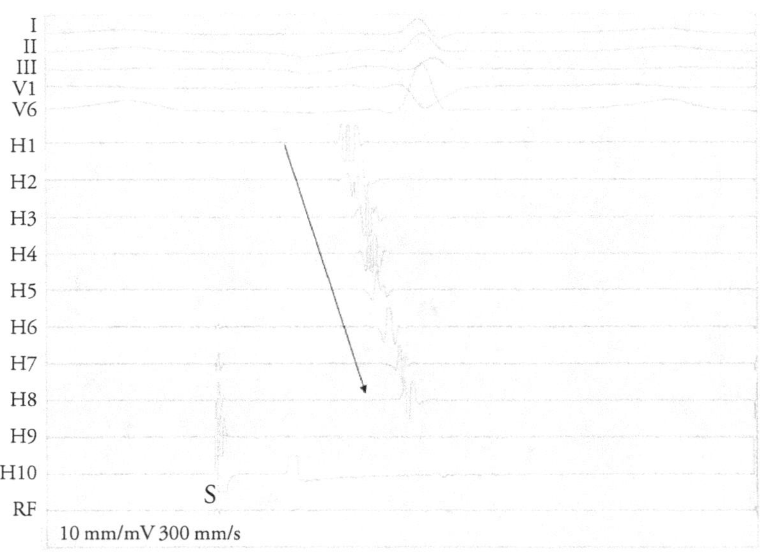

Figura 11

Comprobación del bloqueo del ICT en sentido horario. La estimulación desde el SC (S) revela una secuencia de activación craneocaudal en sentido antihorario. El catéter duodecapolar está situado en la AD, de modo que el polo proximal (H1) está situado en la AD lateral alta y el polo distal (H10) está situado en el SC. El catéter de ablación (RF) está situado en el ICT.

1.4 Resultados y complicaciones

El éxito de la ablación del ICT se sitúa actualmente entre un 90 y un 95 %, dependiendo del tipo de catéter de ablación empleado, de la comprobación o no del bloqueo bidireccional tras la ablación y de la duración del seguimiento.[7,8] Así, un metaanálisis reciente describió un porcentaje de éxito tras la ablación de un 91,1 %, que ascendía hasta un 93,6 % en los procedimientos en los que se empleaba un catéter de 8-10 mm o un catéter irrigado y se comprobaba la presencia de bloqueo bidireccional.[9] Por otra parte, un estudio prospectivo y aleatorizado demostró la ausencia de diferencias en la efectividad del catéter con punta de 8 mm y el de punta irrigada de circulación abierta en la primera intención de ablación del flúter típico.[10]

En la mayoría de los casos en los que existe recurrencia, un nuevo estudio electrofisiológico demostrará la permeabilidad del ICT, de modo que en general será posible su bloqueo con sólo unas pocas aplicaciones. Sin embargo, en estos pacientes a lo largo del seguimiento no es infrecuente la aparición de fibrilación auricular (FA) o flúter auricular atípico, especialmente si ya tienen antecedentes de FA o tienen cardiopatía estructural. No obstante, en ocasiones la ablación del ICT contribuye a disminuir las recurrencias de FA y es especialmente eficaz en aquellos pacientes con FA en los que, tras el abordaje farmacológico con fármacos antiarrítmicos de la clase Ic, se induce un flúter tipo Ic.

El procedimiento de ablación del flúter auricular es relativamente seguro. Aunque infrecuentes, se han descrito complicaciones graves y potencialmente mortales en un 0,5-0,7 % de los casos, que incluyen el bloqueo cardíaco, la perforación cardíaca y taponamiento cardíaco, el infarto de miocardio como consecuencia de la lesión de la arteria coronaria derecha y complicaciones tromboembólicas.[9-11]

1.5 Metodología postprocedimiento

El paciente permanecerá con la extremidad inferior inmovilizada durante un mínimo de 6 h.

Antes del alta, se revisarán los lugares de punción y se realizará un ECG de 12 derivaciones para confirmar la presencia de ritmo sinusal.

Si el paciente tiene factores de riesgo tromboembólico o bien ha ingresado en flúter auricular, se reiniciará la anticoagulación 6 h después del procedimiento: se iniciará el tratamiento con HBPM, 1 mg/kg/12 h y acenocumarol. Una vez alcanzado un INR de 2-3, se suspenderá el tratamiento con HBPM y el paciente mantendrá el tratamiento con acenocumarol durante un mínimo de un mes.

2 Flúter auricular atípico

El flúter auricular atípico es toda arritmia, con características electrocardiográficas de flúter, en la que se demuestre que el ICT no forma parte del circuito. Tiene su origen tanto en la AD como en la aurícula izquierda (AI) y a menudo coexiste con FA.

2.1 Anatomía y fisiopatología

La reentrada requiere de la presencia de dos ramas anatómicamente o funcionalmente disociadas. En el caso de la AD, las barreras naturales de conducción incluyen el anillo tricuspídeo, la VCI y la vena cava superior (VCS), la *crista terminalis* y el foramen oval. En el caso de la AI, se constituyen como barreras de conducción el anillo mitral, el *ostium* de las venas pulmonares, y el SC, además de las zonas eléctricamente silentes que pueden estar presentes en una aurícula miopática.

Los factores de riesgo para el desarrollo de flúter atípico se superponen a los de la FA, de modo que aparece principalmente en pacientes hipertensos, con cardiopatía estructural o tras la cirugía cardíaca.

2.1.1 Clasificación de flúter atípico

- **Flúter atípico de la aurícula derecha**

  - Postcirugía cardíaca: aparece en relación a una cicatriz de atriotomía, parche de cierre de un defecto septal o en torno a una línea de sutura.[12,13] El más frecuente es el que aparece en torno a la cicatriz de la atriotomía. En este caso, el circuito suele tener su punto de giro (istmo) en el borde inferior de la cicatriz, cerca de la VCI, o entre dos zonas cicatrizales de la AD lateral. Este tipo de flúter casi siempre coexiste con el flúter típico, y con frecuencia se detecta tras la ablación de éste, al producirse un cambio de la secuencia de activación y del ECG. El mapeo de la pared lateral con frecuencia

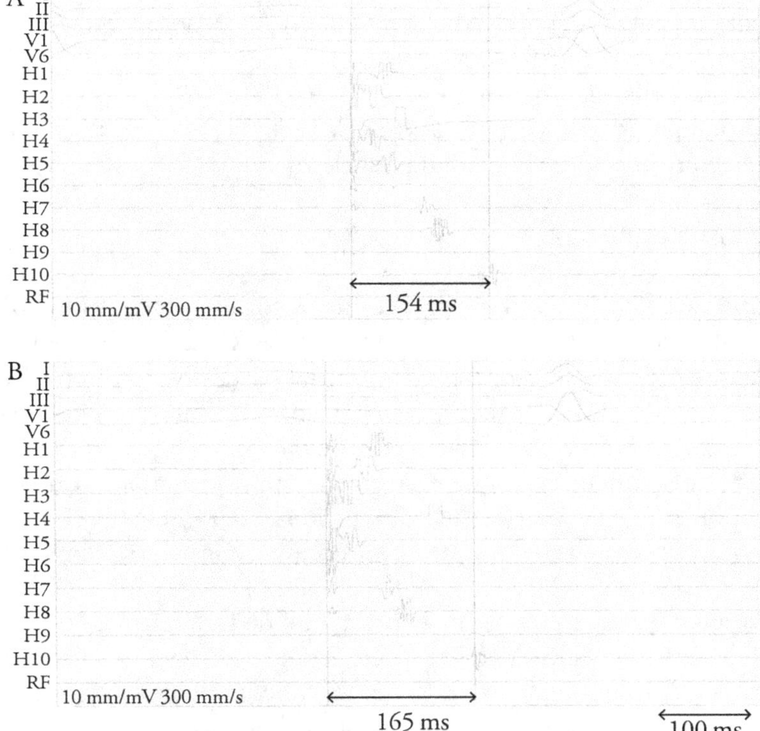

Figura 12
Comprobación del bloqueo del ICT en sentido horario. A. La estimulación desde la AD lateral alta (H3) muestra un intervalo desde la espícula de estimulación hasta el polo distal del SC de 154 ms. B. La estimulación desde una posición más cercana a la línea de ablación (H4) muestra un intervalo desde la espícula de estimulación hasta el polo distal del SC de 165 ms, lo que es superior al intervalo observado desde una posición más lejana a la línea. El catéter duodecapolar está situado en la AD, de modo que el polo proximal (H1) está situado en la AD lateral alta y el polo distal (H10) está situado en el seno coronario. El catéter de ablación (RF) está situado en el ICT.

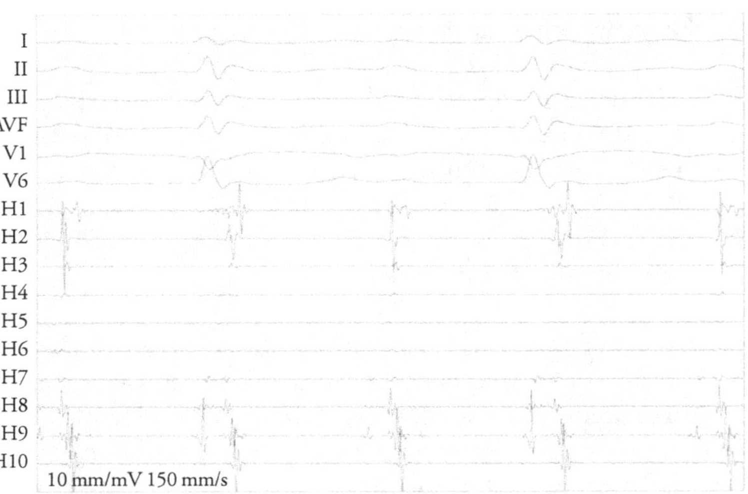

Figura 13
Registro de un paciente con flúter postatriotomía. Se observan potenciales dobles en la AD lateral baja (H7-H9). El catéter duodecapolar está situado en la AD, de modo que el polo proximal (H1) está situado a nivel de la AD lateral alta y el polo distal (H10) a nivel de la AD lateral baja (sin cruzar el ICT).

muestra una línea de electrogramas dobles de arriba abajo (véase la figura 13), cerrada en su extremo inferior por un electrograma fragmentado, que demuestra conducción lenta en el punto de giro. El tratamiento es la ablación del istmo inferior, cercano a la VCI, lo que conlleva un pronóstico excelente.[14]

— Taquicardia macrorreentrante atípica sin atriotomía: se han descrito casos de taquicardia macrorreentrante en los que la activación gira en torno a la VCS y la parte superior del techo de la AD *(upper loop reentry)* y con frecuencia incluyen también una zona o línea de bloqueo funcional en la AD lateral.[15,16] El punto de giro inferior del circuito está generalmente en la cara lateral de la aurícula, cerca de la VCI. El estudio electrofisiológico proporciona datos similares a los del flúter auricular tras la atriotomía.

- **Flúter atípico de la aurícula izquierda**

  En la mayoría de los casos, el flúter de la AI se asocia con la presencia de cardiopatía estructural. La activación del circuito de reentrada puede girar en torno al anillo mitral, a las venas pulmonares, el SC, septo auricular o a zonas de cicatriz. Existen una serie de criterios que nos permitirán sospechar el origen izquierdo del flúter: [17]

  — La activación en la AD supone menos del 50 % de la longitud de ciclo de la taquicardia.
  — El intervalo postestimulación en cualquier punto de la AD (excepto el SC y el *septum*) durante las maniobras de encarrilamiento es > 40 ms.
  — Presencia de variaciones espontáneas de la longitud de ciclo de la taquicardia registradas en la AD de más de 100 ms, con variaciones concomitantes de menos de 20 ms en la AI.

  Existen diferentes tipos de flúter izquierdo:

  — *Flúter perimitral.* Es el tipo más frecuente. El frente de onda puede girar en sentido horario o antihorario alrededor del anillo mitral. La aplicación de RF se realizará en el istmo mitral (véase la figura 14), es decir, desde el anillo mitral hasta la vena pulmonar inferior izquierda, aunque también se han descrito casos de éxito de la ablación del flúter perimitral mediante la aplicación de RF a nivel epicárdico desde el SC y mediante la creación de una línea de ablación anterior que una la vena pulmonar superior derecha y el anillo mitral. El porcentaje de éxito se sitúa en torno al 70 % y es superior en los casos en que se confirma la presencia de bloqueo bidireccional a lo largo de la línea de ablación.[18]
  — *Flúter atípico de las venas pulmonares.* Es frecuente el desarrollo de flúter atípico tras la ablación circunferencial de las venas pulmonares en pacientes con fibrilación auricular como consecuencia de las cicatrices no transmurales creadas. Se ha descrito una incidencia del 10-30 % tras ablación circunferencial y creación de líneas en la AI. En estos

casos será necesario en primer lugar identificar, mediante el sistema de mapeo electro-anatómico, las discontinuidades en las líneas de ablación responsables del desarrollo del flúter y, una vez localizadas, se procederá a la aplicación de RF sobre ellas.

– *Flúter septal.* El circuito gira en el *septum primum* y la fosa oval es el obstáculo central; las venas pulmonares derechas, la barrera posterior, y el anillo mitral, la barrera anterior. La creación de una línea de ablación desde el *septum primum* hasta el anillo mitral o la vena pulmonar inferior derecha se ha demostrado eficaz para la terminación de la taquicardia.
– *Flúter del SC.* El flúter del SC se ha descrito en un porcentaje significativo de pacientes sometidos a ablación de venas pulmonares.[19] La aplicación de RF en el interior del SC ha demostrado ser eficaz, aunque debe realizarse con precaución debido al riesgo de lesión de las arterias coronarias, del esófago o a la perforación o estenosis del SC.

2.2   Maniobras diagnósticas en el sala de electrofisiología

El mecanismo de macrorreentrada se verificará mediante la demostración de encarrilamiento con fusión, encarrilamiento con fusión oculta y mediante los mapas electroanatómicos.

En primer lugar, hemos de comprobar si el ICT participa o no en el circuito de macrorreentrada. Para ello, se realizarán maniobras de encarrilamiento desde la AD, tanto desde el ICT como desde la pared libre. Una diferencia entre el intervalo postestimulación y la longitud de ciclo de la taquicardia superior a 30 s, orientará hacia un flúter auricular atípico.

Una vez descartada la participación del ICT en el circuito, se procederá a la creación de un mapa electroanatómico mediante un sistema de navegación (véase el capítulo 10) con el fin de definir con mayor precisión el circuito del flúter. No obstante, si bien la utilización de sistemas de navegación no es imprescindible, sí que es aconsejable.

2.3   Ablación

El objetivo de la ablación de las taquicardias por macrorreentrada es el istmo que participa en el circuito de la taquicardia. En nuestro laboratorio, utilizamos catéteres irrigados de 3,5 mm, guiados por un sistema de navegación.

La presencia de dobles potenciales así como la ausencia de electrogramas locales a lo largo de la línea de ablación es sugestiva de la aparición de bloqueo de conducción durante la aplicación de RF. Así, en el caso del flúter atípico más frecuente, el perimitral, la demostración del bloqueo bidireccional viene dada por los siguientes criterios:[20]

– Presencia de dobles potenciales a lo largo de la línea de ablación durante la estimulación desde el catéter del SC.
– La estimulación mediante el catéter del SC lateral a la línea de ablación demuestra una activación del SC en sentido proximal-distal.

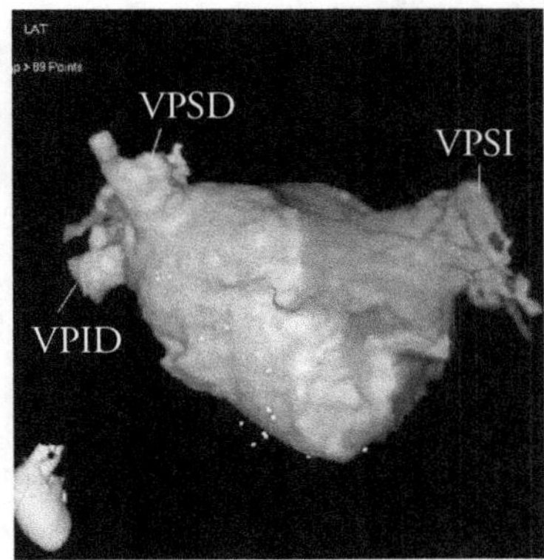

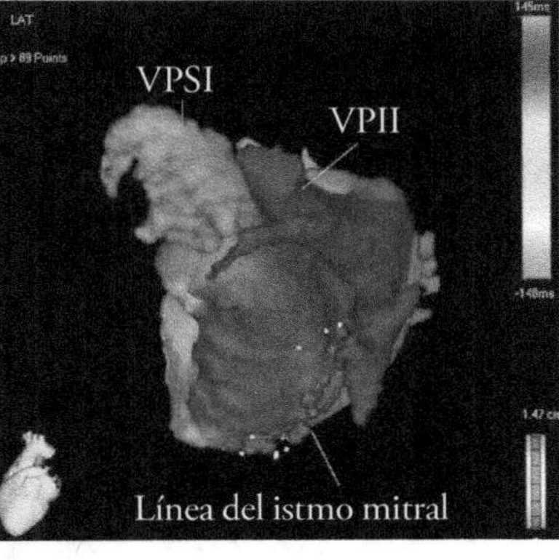

Figura 14 (véase figura a color en Apéndice de ilustraciones, pág. 209)

Proyección AP y lateral izquierda de un mapa de voltaje de la AI durante un flúter perimitral. Se observa la secuencia de activación antihoraria de un flúter perimitral. Los puntos rojos señalan las zonas donde se aplicó radiofrecuencia, con la consiguiente reversión a ritmo sinusal.

– Estimulación diferencial mediante el catéter del SC colocado con el polo distal septalmente a la línea de ablación y el catéter de RF colocado en el istmo mitral: la estimulación de forma continua desde el dipolo proximal del SC mostrará un retraso en la activación registrada con el catéter de ablación en el istmo mitral. Este intervalo aumentará cuando estimulamos desde el dipolo distal del catéter del SC (situado más próximo a la línea de ablación).

2.4 Resultados y complicaciones

En el caso del flúter atípico, los resultados son peores que en el flúter típico.[19-21]

En cuanto a las complicaciones, además de las descritas para el flúter típico, hemos de añadir, si el origen es izquierdo, las que derivan de un acceso a las cavidades izquierdas, como son las embolias arteriales, perforación cardíaca con o sin taponamiento, lesión de la aorta durante la punción transeptal, lesión de la válvula mitral o la fístula atrioesofágica.[22]

2.5 Metodología postprocedimiento

El paciente permanecerá con la extremidad inferior inmovilizada durante un mínimo de 6 h.

En caso de acceso transeptal, se realizará una ecocardiograma 4-6 h después del procedimiento para descartar la presencia de derrame pericárdico.

Iniciaremos tratamiento con HBPM, 1 mg/kg/12 h, y acenocumarol, 6 h después del procedimiento. Una vez alcanzado un INR de 2-3, se suspenderá el tratamiento con HBPM y el paciente mantendrá el tratamiento con acenocumarol durante un mínimo de un mes.

Antes del alta, se revisarán los lugares de punción y se realizará un ECG de 12 derivaciones para confirmar la presencia de ritmo sinusal.

RECUERDA...

- El flúter auricular típico se caracteriza por una macrorreentrada auricular alrededor del anillo tricuspídeo.
- En el flúter típico la sobreestimulación desde el ICT da lugar a un encarrilamiento con fusión oculta. El intervalo postestimulación tendrá una diferencia inferior a 30 ms respecto a la longitud de ciclo del flúter auricular.
- Una buena colocación del catéter duodecapolar, con el extremo distal en el SC, permite un diagnóstico rápido y preciso.
- Antes de comenzar la ablación, se deberá confirmar que la posición del catéter de ablación es correcta tanto radiológicamente como por electrogramas.
- Se deberá observar la señal tanto auricular como ventricular; la señal auricular siempre será de menor amplitud que la ventricular.
- Es importante asegurarse de que la aplicación de RF tiene lugar a lo largo de todo el ICT, y recordar siempre pasar con el catéter de ablación por debajo del catéter duodecapolar.
- La ablación del flúter es un procedimiento doloroso, por lo que no hay que olvidar proporcionar al paciente un grado de analgesia adecuado.
- Los *end points* del procedimiento de ablación son la demostración del bloqueo completo bidireccional del ICT y la imposibilidad de inducción del flúter auricular.
- En caso de recurrencia del flúter, el primer paso consistirá en buscar potenciales fraccionados a lo largo del ICT, lo que señalará la zona de aplicación de RF.
- El abordaje del flúter atípico se ve facilitado por el empleo de sistemas de navegación electroanatómica.

BIBLIOGRAFÍA

1. Biblo LA, Yuan Z, Quan KJ, *et al*. Risk of stroke in patients with atrial flutter. Am J Cardiol. 2001; 87: 346-48.

2. Saoudi N, Cosío F, Waldo A, *et al*. Working Group of Arrhythmias of the European Society of Cardiology and the North American Society of Pacing and Electrophysiology. A classification of atrial flutter and regular atrial tachycardia according to electrophysiological mechanisms and anatomical bases; a Statement from a joint Expert Group from the Working Group of Arrhythmias of the European Society of Cardiology and the North American Society of Pacing and Electrophysiology. Eur Heart J. 2001; 22(14): 1162-182.

3. Olgin JE, Kalman JM, Fitzpatrick AP, *et al*. Role of right atrial structures as barriers to conduction during human type I atrial flutter. Activation and entrainment mapping guided by intracardiac echocardiography. Circulation. 1995; 92: 1839-848.

4. Cosío FG, Arribas F, López-Gil M, *et al*. Atrial flutter mapping and ablation. I. Atrial flutter mapping. PACE. 1996; 19: 841-53.

5. Waldo AL, McLean WAH, Karp RB, *et al*. Entrainment and interruption of atrial flutter with atrial pacing. Studies in man following open heart surgery. Circulation. 1977; 56: 737-45.

6. Cosío FG, López Gil M, Arribas F, *et al*. The mechanisms of entrainment of human common flutter studied with multiple endocardial recordings. Circulation. 1994; 89: 2117-126.

7. Poty H, Saoudi N, Abdel Aziz A. Radiofrequency ablation of type 1 atrial flutter: prediction of late success by electrophysiological criteria. Circulation. 1995; 92: 1389-392.

8. Shah DC, Takahashi A, Jaïs P, *et al*. Tracking dynamic conduction recovery across he cavotricuspid isthmus. J Am Coll Cardiol. 2000; 35: 1478-484.

9. Pérez FJ, Schubert CM, Parvez B, *et al*. Long-term Outcomes after catheter ablation of cavo-tricuspid isthmus dependent atrial flutter: a meta-analysis. Circ Arrhythm Electrophysiol. 2009; 2: 393-401.

10. Cuesta A, Mont L, Alvarenga N, *et al*. Catéter de 8 mm frente a punta irrigada en la ablación del auricular dependiente del istmo: un estudio prospectivo y aleatorizado. Rev Esp Cardiol. 2009; 62(7): 750-56.

11. Spector P, Reynolds MR, Calkins H, *et al*. Meta-analysis of ablation of atrial flutter and supraventricular tachycardia. Am J Cardiol. 2009; 104: 671-77.

12. Tomita Y, Matsuo K, Sahadevan J, *et al*. Role of functional block extension in lesion-related atrial flutter. Circulation. 2001; 103: 1025-030.

13. Kalman JM, VanHare GF, Olgin JE, *et al*. Ablation of «incisional» reentrant atrial tachycardia complicating surgery for congenital heart disease. Use of entrainment to define a critical isthmus of conduction. Circulation.1966; 93: 502-12.

14. García-Cosío F, Pastor A, Núñez A, *et al*. Flúter auricular: perspectiva clínica actual Rev Esp Cardiol. 2006; 59: 816-31.

15. Kall JG, Rubenstein DS, Kopp DE, *et al*. Atypical atrial flutter originating in the right atrial free wall. Circulation. 2000; 101: 270-79.

16. Stevenson IH, Kistler PM, Spence SJ, *et al*. Scar-related right atrial macroreentrant tachycardia in patients without prior atrial surgery: electroanatomic characterization and ablation outcome. Heart Rhythm. 2005; 2: 594-601.

17. Jais P, Shah DC, Haissaguerre M, *et al*. Mapping and ablation of Left atrial flutters. Circulation. 2000; 101; 2928-934.

18. Matsuo S, Wright M, Knecht S, *et al*. Peri-mitral atrial flutter in patients with atrial fibrillation ablation. Heart Rhythm. 2010; 7: 2-8.

19. Chugh A, Oral H, Good E, *et al*. Catheter ablation of atypical atrial flutter and atrial tachycardia within the coronary sinus after left atrial ablation for atrial fibrillation. J Am Coll Cardiol. 2005; 46: 83-91.

20. Jaïs P, Hocini M, Hsu LF, *et al*. Technique and results of linear ablation at the mitral isthmus. Circulation. 2004; 110(19): 2996-3002.

21. Chugh A, Oral H, Lemola K, *et al*. Prevalence, mechanisms, and clinical significance of macroreentrant atrial tachycardia during and following left atrial ablation for atrial fibrillation. Heart Rhythm. 2005; 2: 464-71.

22. Calkins H, Brugada J, Packer DL, *et al*. HRS/EHRA/ECAS expert Consensus Statement on Catheter and surgical ablation of atrial fibrillation: recommendations for personnel, policy, procedures and follow-up. A report of the Heart Rhythm Society (HRS) Task Force on catheter and surgical ablation of atrial fibrillation. European Heart Rhythm Association (EHRA); European Cardiac Arrhythmia Society (ECAS); American College of Cardiology (ACC); American Heart Association (AHA); Society of Thoracic Surgeons (STS). Heart Rhythm. 2007; 4(6): 816-61.

Capítulo 10

Indicaciones y protocolo de ablación de la fibrilación auricular

D. Tamborero, L. Mont[1]

Hospital Clínic de Barcelona
[1] lmont@clinic.ub.es

Introducción

La fibrilación auricular (FA) es una taquiarritmia supraventricular caracterizada por la contracción caótica y descoordinada de las aurículas que provoca el deterioro de su función mecánica. Es la arritmia más frecuente en la práctica clínica, con una prevalencia estimada del 0,4 en la población general,[1] una cifra subestimada por aquellos casos asintomáticos o que presentan episodios paroxísticos que pasan inadvertidos. Además, la incidencia de FA está en aumento debido al envejecimiento de la población y a la supervivencia a las comorbilidades asociadas a la arritmia. Los efectos deletéreos de la FA empeoran significativamente la calidad de vida del paciente, aumentan la ocurrencia de complicaciones importantes como el episodio tromboembólico e incrementan la mortalidad. En el clásico estudio Framingham, la FA mostró incrementar el riesgo global de muerte 1,5 veces en hombres y 1,9 en mujeres tras ajustar por otros factores de riesgo.[2]

El objetivo terapéutico de intentar restablecer y mantener el ritmo sinusal se basa en el uso de fármacos antiarrítmicos y cardioversión eléctrica, pero el porcentaje de recaídas es elevado y en muchos casos la estrategia se limita al control de la frecuencia cardíaca. En todo caso, el uso de tratamiento antitrombótico o anticoagulante siempre debe considerarse. Desde hace poco más de una década, el procedimiento de ablación con catéter de radiofrecuencia también se ha incorporado al arsenal terapéutico de la FA y es una buena opción para curar la arritmia en pacientes convenientemente seleccionados. Sin embargo, a pesar de los grandes avances que se han conseguido en esta terapia durante los últimos años, la relación riesgo/beneficio global del procedimiento es aún limitada y sigue siendo necesaria investigación que ayude a mejorar la comprensión de los mecanismos de la arritmia y la capacidad para actuar sobre ellos.

1 Fundamentos para la ablación de fibrilación auricular

La fisiopatología de la FA es compleja, y su correcto tratamiento requiere una buena comprensión de los factores etiológicos implicados. Se considera que la arritmia responde a una combinación entre mecanismos desencadenantes que actúan de manera aislada o conjunta y un sustrato arritmogénico que condiciona su inicio y perpetuación. La presentación de estos factores varía en función de cada paciente, y la identificación y la acción sobre ellos condiciona el éxito de la terapia. En este sentido, el descubrimiento de que en un cierto grupo de pacientes la FA era desencadenada por focos ectópicos de alta frecuencia situados en las venas pulmonares (VP) resultó de gran importancia al crear un nuevo interés para abordar la FA mediante ablación con catéter de radiofrecuencia y poner atención en la actuación sobre las VP y regiones adyacentes.[3]

Las fibras miocárdicas de la inserción venoatrial izquierda pueden contener focos ectópicos que son el más común de entre los factores desencadenantes de la arritmia. Además, investigaciones detalladas sobre esta región han mostrado que estas fibras, que pueden extenderse hacia el interior de las VP en haces de hasta aproximadamente 3 cm, presentan propiedades anatómicas y electrofisiológicas heterogéneas que las convierten en perfecto sustrato arritmogénico. Por ello, la ablación de VP no sólo aislaría los posibles disparadores de la FA sino que también actuaría sobre una región capaz de permitir y perpetuar la arritmia, y se considera la parte fundamental del procedimiento para la mayoría de los pacientes.

Sin embargo, se han descrito otros mecanismos relacionados con la FA que también deben tenerse en cuenta. El primero, la existencia de focos auriculares ectópicos no situados en las VP que también pueden ser desencadenantes de la arritmia y, por lo tanto, candidatos a ablacionarse. Estos focos se han descrito en hasta un 4 % de pacientes sometidos a ablación de FA en localizaciones como la vena cava superior, la *crista terminalis*, la fosa oval, el seno coronario y el ligamento de Marshall.[4] El segundo, la presencia de sustrato arritmogénico crítico para la ocurrencia de la FA localizado fuera de la zona venoatrial izquierda. Este sustrato puede potencialmente estar situado en cualquier región auricular, pero diversos estudios han demostrado que la despolarización eléctrica durante FA presenta un gradiente jerárquico de aurícula izquierda a derecha, confirmando la percepción empírica de que la etiología de la arritmia se concentra principalmente en la primera.[4] En concreto, técnicas de procesado de la señal eléctrica registrada durante FA muestran que las frecuencias dominantes se encuentran principalmente alrededor de las VP en el caso de la FA paroxística, y que en presentaciones más avanzadas éstas también se observan en regiones adicionales como la pared posterior o pared septal de aurícula izquierda.[4] Estos datos darían sentido a la realización de lesiones más extensas en aurícula izquierda, especialmente en el caso de la FA no paroxística, en la que la sola ablación de VP obtiene una eficacia limitada. Finalmente, otro aspecto que debe considerarse en el abordaje del procedimiento es el papel del sistema nervioso autónomo. Diversos estudios han mostrado que un balance inapropiado entre el sistema parasimpático y el simpático puede promover el inicio y mantenimiento de la arritmia. En estos casos, la ablación selectiva de los plexos ganglionares parasimpáticos incrementaría la probabilidad de mantener el ritmo sinusal después del procedimiento.[4]

2   Indicaciones para la ablación de fibrilación auricular

Diversos estudios han comparado la ablación de FA con el manejo de la arritmia mediante fármacos. Sus resultados deben interpretarse teniendo en cuenta las diferencias en los criterios de inclusión de los pacientes, la técnica de ablación y el método de seguimiento, pero en todos ellos se demostró que la terapia de ablación fue más efectiva en la recuperación del ritmo sinusal (véase la tabla 1). Adicionalmente, la ablación de FA demuestra mejorar la calidad de vida al eliminar los síntomas de los pacientes sin recurrencias o con reducción significativa de su ocurrencia, así como un beneficio en la función mecánica auricular subsecuente a la recuperación del ritmo sinusal.[4] Sin embargo, no se dispone de datos definitivos sobre el efecto a largo plazo en la mortalidad o el riesgo de complicaciones tales como el episodio tromboembólico o la insuficiencia cardíaca. A día de hoy se considera que la indicación principal para la terapia de ablación es la FA sintomática y refractaria o intolerante a al menos un fármaco antiarrítmico (recomendación 2.ª, nivel de evidencia C).[4]

Otros criterios que, sin embargo, deben condicionar la selección de pacientes son la presencia de posibles factores relacionados con el éxito del procedimiento de ablación. Una presenta-

	FA parox (%)	N_1/N_2	Ablaciones	Eficacia en grupo fármacos (%)	Eficacia en grupo ablación (%)	Seguimiento (meses)
Wazni *et al.* JAMA. 2005 293: 2634-40.	96	37/33	1	37	87	12
Pappone *et al.* J Am Coll Cardiol 2006 48: 2340-47.	100	99/99	1	35	86	12
Oral *et al.* N Engl J Med. 2006 354: 934-41.	0	69/77	1,32	58*	74	12
Stabile *et al.* Eur Heart J. 2006 27: 216-21.	67	69/68	1	9	66	12
Jaïs *et al.* Circulation. 2008 118: 2498-505.	100	55/52	1.8	23	89	12
Forleo *et al.* J Cardiovasc Electrophysiol. 2009 20: 22-8.	41	35/35	1	43	80	12
Wilber *et al.* JAMA. 2010 303: 333-40.	100	106/61	1.8	16	66	9

Tabla 1
Estudios aleatorizados comparando uso de fármacos antiarrítmicos versus *ablación de fibrilación auricular.*

FA parox: porcentaje de pacientes de la serie con FA paroxística.
N_1: número de pacientes en el grupo de tratamiento con fármacos.
N_2: número de pacientes en el grupo tratado mediante procedimiento de ablación.
Ablaciones: número medio de procedimientos de ablación por paciente.
Eficacia se define como la probabilidad de ausencia de recurrencias durante el período de seguimiento.
* Incluye la eficacia en 53 pacientes del grupo tratado con fármacos que fueron finalmente sometidos a ablación debido a la mala respuesta a éstos.

ción de la arritmia más avanzada, un mayor tamaño auricular izquierdo y la presencia de otras comorbolidades como la hipertensión o la cardiopatía estructural reducen la probabilidad de que la ablación sea efectiva y deben tenerse en cuenta a la hora de seleccionar candidatos para la terapia. Finalmente, tampoco se dispone de datos concluyentes sobre la seguridad de suspender la anticoagulación incluso en los pacientes en los que se considera que la ablación ha sido eficaz, debido a la posibilidad de recurrencias postprocedimiento asintomáticas o recurrencias tardías no detectadas.[4] Por ello, no se recomienda suspender la anticoagulación en ningún paciente en la que ésta esté indicada y tal posibilidad no debe considerarse criterio para la ablación.

3   Técnicas de ablación

Existen dos posibilidades al plantear un procedimiento de ablación de FA: utilizar la misma técnica en todos los casos o bien individualizar el procedimiento en función del perfil de cada paciente. La primera opción es más pragmática y persigue disponer de una técnica más simple y reproducible; sin embargo, no existe consenso sobre cuál debe ser el esquema de ablación que pueda optimizar la relación riesgo-beneficio en la mayoría de los pacientes candidatos. La segunda opción intenta adaptar el procedimiento a las necesidades particulares de cada caso; sin embargo, tampoco existe consenso sobre qué criterios sirven para preseleccionar al paciente a un determinado tipo de ablación o bien qué objetivos deben perseguirse durante un procedimiento por pasos.

3.1   *Ablación de venas pulmonares*

La aproximación inicial en la que la energía de radiofrecuencia se aplicaba directamente sobre los focos ectópicos de VP está limitada por la frecuencia en la que éstos puedan manifestarse y

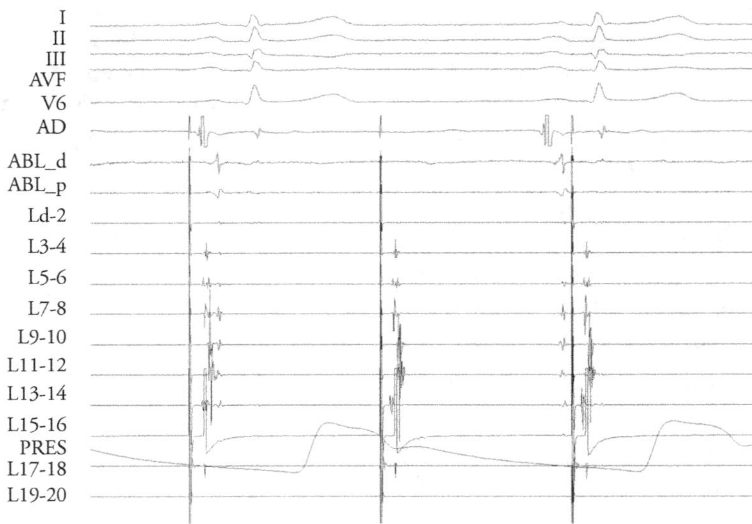

Figura 1
Captura del polígrafo mostrando algunas derivaciones del electrocardiograma de superficie, el registro distal del catéter cuadripolar (AD) situado en apéndice de aurícula derecha, el registro distal y proximal del catéter de ablación (ABL_d, ABL_p) situado en pared anterior de aurícula izquierda y los 10 dipolos del catéter de mapeo circular (Ld-2 a L19-20) situado en antro de VP izquierdas, así como la señal de monitorización invasiva de la presión arterial (PRES). Tras la ablación circunferencial de venas pulmonares, la estimulación desde L15-16 muestra captura local disociada de la actividad auricular intrínseca, demostrando bloqueo de salida de la región cercada.

por el alto riesgo de estenosar la vena tratada. Por ello, Haïssaguerre y colaboradores desarrollaron la técnica de ablación ostial segmentaria, en la que la VP se aísla eléctricamente de la aurícula izquierda aplicando la radiofrecuencia en las regiones de inserción de sus fibras miocárdicas.[5] Para guiar el procedimiento se utiliza un catéter de mapeo circular que permite registrar simultáneamente la señal eléctrica de todo el *ostium* de VP. La actividad eléctrica venosa más precoz identifica el lugar de inserción del miocardio, que es la diana de la ablación y que aproximadamente ocupa entre el 30 y el 80 % del perímetro ostial. El aislamiento de la vena puede demostrarse observando en los registros del catéter de mapeo circular la desaparición de la señal eléctrica de VP o la disociación de su actividad ectópica respecto a la actividad auricular.

De forma paralela, Pappone y colaboradores describieron un procedimiento alternativo para la desconexión de VP, la ablación circunferencial, en la que se crean lesiones de radiofrecuencia adyacentes formando una línea de bloqueo eléctrico que rodea cada conjunto de venas ipsilaterales a una cierta distancia de su *ostium*.[5] Además de minimizar el riesgo de estenosis de VP, la ablación circunferencial trata una mayor cantidad de tejido auricular potencialmente arritmogénico en comparación con la ablación ostial, lo que mejoraría la eficacia obtenida especialmente en presentaciones de la arritmia más avanzadas.[4] De la descripción de la técnica cabe destacar también la utilización de un sistema de navegación no fluoroscópico como soporte para la realización y comprobación del esquema de ablación; desde entonces, el uso de esta herramienta ha adquirido un cada vez mayor protagonismo en los laboratorios de electrofisiología. En la aproximación original de la ablación circunferencial se utiliza un único catéter en aurícula izquierda, el catéter de radiofrecuencia, que además de para crear las lesiones correspondientes se utiliza para comprobar la ausencia de señal eléctrica dentro de la zona cercada, lo que se considera un marcador del aislamiento de VP. Sin embargo, utilizar también un catéter de mapeo circular para comprobar la desconexión eléctrica de la zona tratada ha demostrado mejorar el resultado de la ablación circunferencial.[6] El catéter de mapeo circular es más sensible al registro de la señal eléctrica de VP que el catéter de radiofrecuencia, especialmente para los potenciales residuales postablación, y esta mayor precisión parece influir directamente en la eficacia obtenida con el cercado de VP a nivel antral. Adicionalmente, tanto en la ablación de VP a nivel ostial como extraostial, disponer de un segundo catéter en aurícula izquierda permite realizar maniobras de estimulación para comprobar el aislamiento eléctrico bidireccional de cada vena (véase la figura 1).

3.2 Líneas de ablación

La creación de líneas de ablación a lo largo de la aurícula izquierda modifica el posible sustrato arritmogénico presente en determinadas localizaciones y prevé la formación de posibles circuitos de reentrada subsecuentes a la ablación de VP. Estos circuitos pueden establecerse debido a discontinuidades en las lesiones realizadas en VP, especialmente cuando éstas se realizan en la zona antral, o bien tratarse de una macrorreentrada a lo largo de tejido no ablacionado. La incidencia de flúter izquierdo postablación de FA se sitúa entre el 4 y el 20 %, y en una cantidad significativa de los casos resulta muy sintomático requiriendo de una pronta intervención.[4]

Las líneas de ablación más comúnmente creadas son a lo largo del techo de la aurícula izquierda, uniendo las VP superiores contralaterales, y la ablación del istmo mitral entre la VP inferior izquierda y la válvula. En todo caso, resulta importante comprobar la ausencia de discontinuidades a lo largo de cualquier línea de ablación creada, ya que éstas podrían actuar como sustrato proarrítmico para las arritmias que precisamente intentan evitarse. En este caso, disponer de un segundo catéter en aurícula izquierda también facilita la comprobación del bloqueo eléctrico bidireccional de una línea de ablación mediante maniobras de estimulación (véase la figura 2). Por otra parte, no existen evidencias de que los pacientes sometidos a ablación de FA se beneficien de la ablación del istmo cavotricuspídeo si la ocurrencia de flúter típico derecho no se ha observado previamente.[4]

3.3 Focos ectópicos extrapulmonares

Se han observado focos ectópicos no provinentes de VP que son factores desencadenantes de la FA y que, por lo tanto, deben tratarse en caso de presentarse durante el procedimiento de ablación. Los más comunes se sitúan en la pared posterior de la aurícula izquierda, en la vena cava superior, en la *crista terminalis*, en el foramen oval, a lo largo del seno coronario y del ligamento de Marshall y en zonas adyacentes a la válvula mitral.[4] Maniobras como la administración de isoproterenol o la cardioversión de una FA espontánea o inducida pueden favorecer a que estos focos se manifiesten.

Por otra parte, arritmias supraventriculares como la reentrada nodal o una vía de conducción atrioventricular retrógrada pueden desencadenar la FA; en estos casos la ablación de la arritmia primaria es el abordaje adecuado.[4]

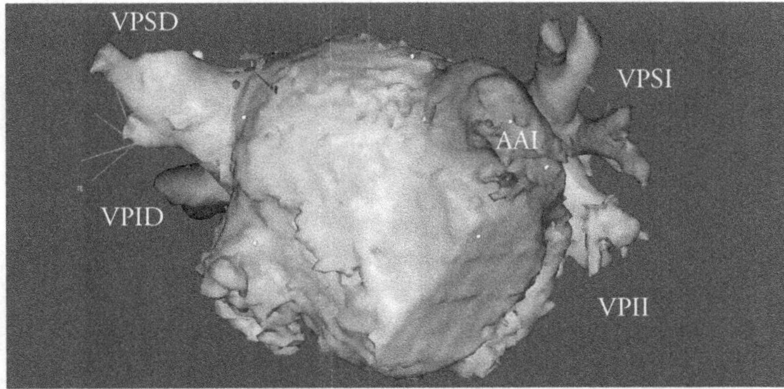

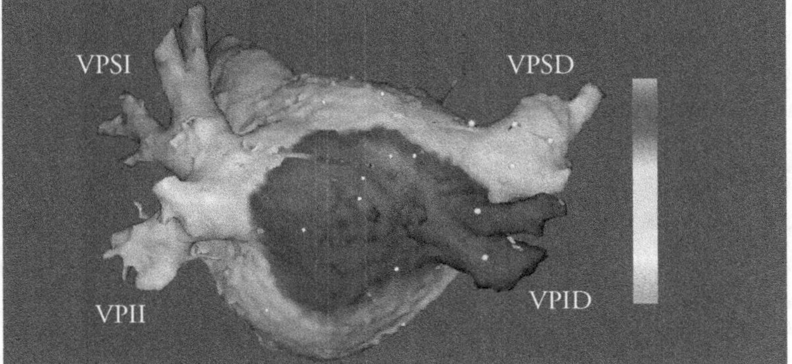

Figura 2 (véase figura a color en Apéndice de ilustraciones, pág. 209)

El sistema electroanatómico CARTO codifica en color rojo la activación más precoz y en violeta la más tardía. En este caso, durante estimulación desde apéndice de aurícula izquierda (AAI), el frente de onda mapeado muestra que la línea de ablación realizada a lo largo del techo presenta bloqueo eléctrico.

VP: vena pulmonar; VPSD: VP superior derecha; VPID: VP inferior derecha; VPSI: VP superior izquierda; VPII: VP inferior izquierda.

3.4   Sustrato arritmogénico fuera de la zona antral de venas pulmonares

Aunque la mayoría de los datos confirman que el sustrato arritmogénico causante de la FA se concentra principalmente en la inserción de las VP y sus zonas adyacentes, este sustrato también puede encontrarse en cualquier otra región auricular, especialmente en el caso de FA no paroxística, y su ablación puede aumentar la probabilidad de éxito del procedimiento. Para ello se ha propuesto localizar aquellas zonas que durante FA muestren actividad auricular lenta, fraccionada y de baja amplitud.[4] Por otra parte, es posible observar la señal intracavitaria en el dominio frecuencial aplicando la transformada de Fourier a la señal convencional registrada en el dominio temporal. Esta transformación, disponible en algunos polígrafos digitales y en los sistemas de navegación no fluoroscópico, permite evaluar las zonas de interés de una manera más precisa mediante la medición de la relación señal/ruido de la señal procesada.[4]

3.5   Ablación de plexos ganglionares parasimpáticos

Finalmente, también se ha propuesto que la ablación de plexos ganglionares parasimpáticos puede mejorar el resultado de la ablación de FA al actuar sobre un posible balance inapropiado en el sistema autónomo.[4] En aurícula izquierda, éstos se sitúan principalmente alrededor del epicardio de las inserciones de las VP, y durante el procedimiento se localizan mediante estimulación de alta frecuencia que evoque una respuesta vagal, que puede ser abolida al crear las correspondientes lesiones de radiofrecuencia.

3.6   Otras consideraciones

3.6.1   Catéter de ablación

La eficacia de cualquier procedimiento de ablación depende de que las lesiones creadas sean precisas, transmurales y homogéneas. En el caso del catéter de radiofrecuencia, el resultado depende del buen contacto entre el electrodo y el tejido tratado y de la correcta selección tanto de los parámetros de energía como del propio catéter y su vaina. En el esquema de ablación de FA se intentan crear lesiones continuas y extensas a partir de lesiones puntuales adyacentes, lo que no resulta una tarea fácil. La mayoría de los laboratorios optan por utilizar un catéter de punta irrigada, capaz de crear lesiones más profundas que el catéter convencional y que a la vez reduce el riesgo potencial de formación de trombo y carbonización en su punta.

3.6.2   Sistemas de navegación no fluoroscópicos

El sistema de navegación no fluoroscópico permite reconstruir tridimensionalmente la cavidad cardíaca de interés, integrar sobre ella la información eléctrica registrada y localizar los catéteres utilizados durante el procedimiento. Actualmente, el sistema de navegación es una herramienta consolidada en el laboratorio de electrofisiología y se utiliza en aquellos casos en los que puede aportar alguna ventaja respecto a la aproximación convencional. En la ablación de FA el sistema de navegación permite reconstruir con gran detalle la anatomía de la aurícula izquierda y mostrar en tiempo real la posición exacta del catéter de ablación y, en caso de ser utilizado, del catéter de mapeo circular. Esta precisión es especialmente importante cuando se actúa en las estructuras de interés como la orejuela izquierda, las VP y las zonas adyacentes a su inserción. La reconstrucción tridimensional es una simulación volumétrica basada en la información espacial que registra el catéter al ser desplazado por las regiones de mapeo; sin embargo, también es posible trabajar directamente sobre la imagen real de resonancia magnética o tomografía computarizada si ésta se integra en el sistema de navegación para optimizar el nivel

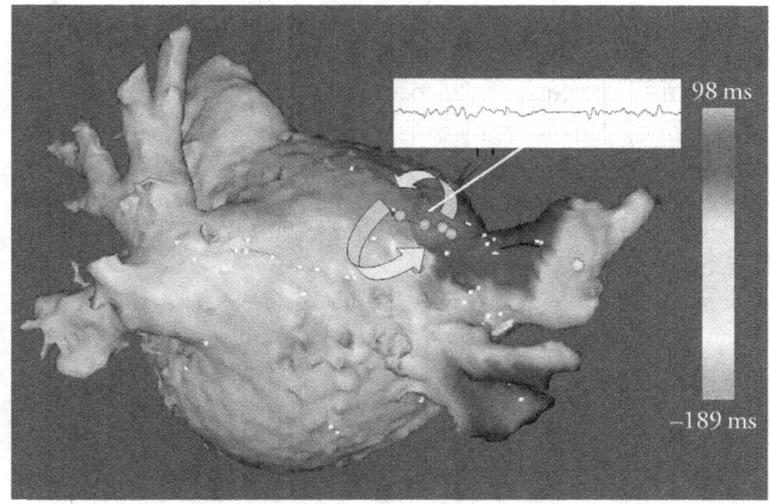

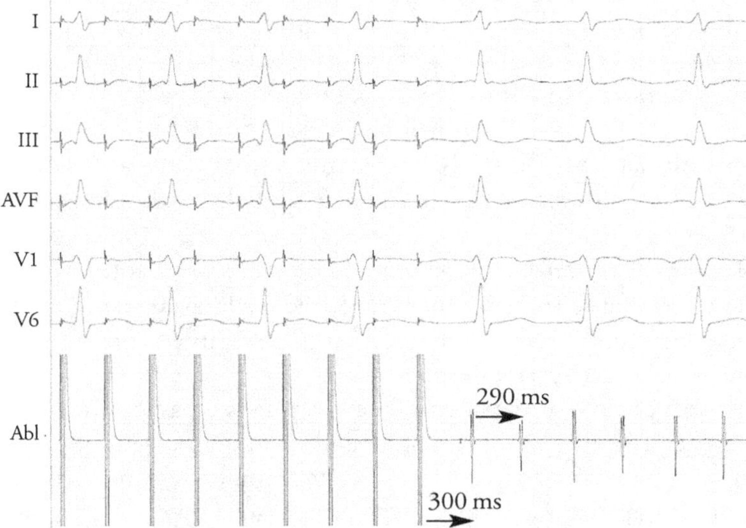

Figura 3 (véase figura a color en Apéndice de ilustraciones, pág. 210)

El mapa de activación de un flúter izquierdo postablación circunferencial de las VP, observándose un circuito de reentrada entre discontinuidades de las lesiones creadas en el procedimiento índice alrededor de venas derechas. En la imagen del polígrafo se observa que el encarrilamiento con el catéter de ablación (Abl) situado adyacente al circuito mapeado obtenía un ciclo de retorno similar al ciclo de la taquicardia. La aplicación de radiofrecuencia en la región de interés mostrando señal fraccionada (etiquetada con puntos azules en la reconstrucción electroanatómica) interrumpió la taquicardia.

de detalle anatómico. Finalmente, los lugares donde se han aplicado las lesiones de radiofrecuencia pueden ser marcados y visualizados sobre la reconstrucción anatómica, simplificando así el proceso de creación y comprobación del esquema de ablación.

Por otra parte, resulta también de interés la posibilidad de crear mapas basados en la información eléctrica intracavitaria. Pueden ser marcados sobre la reconstrucción tridimensional eventos de interés como regiones de inervación vagal, zonas de cicatriz, dobles potenciales y lugares con conducción lenta o fraccionada. También puede visualizarse la información eléctrica en el dominio frecuencial utilizando el correspondiente paquete informático que implementa la transformada de Fourier. Finalmente, permite realizar mapas de activación eléctrica que asistan en la comprobación de líneas de bloqueo o en el mapeo de posibles circuitos de reentrada (véase la figura 3).

En resumen, el sistema de navegación es una herramienta valiosa en procedimientos largos y complejos como la ablación de FA. Su utilización reduce la cantidad de fluoroscopia utilizada, simplifica el proceso de creación y validación de las lesiones creadas y permite visualizar con detalle la anatomía de las regiones que resultan de interés para conseguir los objetivos de la ablación así como para reducir el riesgo potencial de sus complicaciones.

3.6.3 *Anticoagulación y sedación*

La anticoagulación durante el procedimiento debe buscar un buen balance entre el riesgo de evento tromboembólico y el riesgo de sangrado. Se recomienda una carga inicial de heparina de 100 U/kg previa o inmediatamente posterior a la realización del acceso transeptal, con posterior infusión continua o cargas adicionales para alcanzar el tiempo recomendado de coagulación activado de 300-350 s.[4] En pacientes en tratamiento con warfarina ésta es habitualmente sustituida por heparina de bajo peso molecular tres días antes del procedimiento,[4] pero un estudio aleatorizado reciente ha reportado que el número de complicaciones se reduce si la warfarina no se suspende.[8] Después del procedimiento se recomienda mantener la anticoagulación durante al menos dos meses, y no suspenderla si el paciente tiene criterios para ésta con independencia del resultado de la ablación.

Por otra parte, dado que el procedimiento es largo y actúa sobre zonas que pueden ser dolorosas, la mayoría de centros optan por utilizar sedación consciente o anestesia general. Los pros y los contras de cada opción deben evaluarse por cada centro y para cada paciente.

4   Complicaciones

La ablación de FA es un procedimiento complejo con un riesgo potencial de complicaciones mayor que en el caso de las ablaciones de arritmias convencionales. Se define como complicación aquella que ocasione un daño permanente, que necesite de alguna intervención para su tratamiento o que requiera o prolongue una hospitalización.[4] En la tabla 2 se exponen los resultados de un registro internacional de 16.309 pacientes sometidos a ablación de FA entre 2003 y 2008 en 85 centros, y se describe una incidencia global de complicaciones del 4,5 %.[7]

Las complicaciones de la ablación de FA relacionadas con el acceso femoral son las habituales, aunque con la consideración de que se trata de un procedimiento largo durante el que el paciente se mantiene anticoagulado: hematoma en la zona de la punción, infección local, fístula arteriovenosa y un aneurisma o seudoaneurisma femoral.

El taponamiento cardíaco es la complicación mayor más frecuente de la ablación de FA debido a los riesgos asociados a la punción transeptal, a la anticoagulación del paciente durante el procedimiento y a la compleja manipulación de catéteres y a la creación de lesiones extensas en aurícula izquierda. El taponamiento cardíaco se acompaña de una reducción en la excursión de la silueta cardíaca y de una caída de la presión arterial que puede ser gradual o abrupta. Debido a la importancia de una pronta detección del evento, cualquier sospecha durante la monitorización continua de la presión arterial y de la observación de la fluoroscopia debe com-

Tabla 2
Complicaciones mayores de la ablación de FA.

Modificado de Cappatto et al. Circulation Arrhythm Electrophysiol. 2010; 3:32-38.

Complicación	Incidencia
Muerte	0.15
Taponamiento cardíaco	1,31
Seudoaneurisma femoral	0,93
Ataque isquémico transitorio	0,71
Fístula arteriovenosa	0,54
Estenosis VP requiriendo intervención	0,29
Accidente cerebrovascular	0,23
Parálisis diafragmática permanente	0,17
Neumotórax	0,09
Daño valvular	0,07
Fístula atrioesofágica	0,04
Hemotórax	0,02
Sepsis, absceso o endocarditis	0,01
Total	4,54

probarse inmediatamente con ecocardiografía. La apropiada elección de los parámetros de energía de radiofrecuencia, el manejo delicado de los catéteres durante el mapeo y la ablación, especialmente en zonas de la aurícula izquierda más frágiles como el techo y la región de la orejuela, y el uso de la ecocardiografía intracardíaca para guiar la punción transeptal son algunas de las precauciones que pueden tomarse al respecto.

La estenosis de VP puede ocurrir si su musculatura es dañada por las lesiones de radiofrecuencia, por lo que la inserción venosa en aurícula izquierda y la posición del catéter de radiofrecuencia durante el momento de la ablación deben ser identificados con precisión. El riesgo de estenosis es menor en los esquemas de ablación que contemplan lesiones extraostiales. La estenosis de VP puede ser asintomática según el grado del estrechamiento de su lumen y del número de venas implicadas, o puede provocar dolor torácico, disnea, tos, hemoptisis y los síntomas propios de la hipertensión pulmonar. La resonancia magnética y la tomografía computarizada son los métodos de elección para evaluar posibles estenosis postablación.

La embolia por aire o trombo durante el procedimiento son causas de complicaciones vasculares cerebrales, coronarias o periféricas. Sus síntomas dependen del lugar de embolización, pero pueden detectarse de forma más inmediata si el paciente está bajo sedación consciente. Los trombos pueden formarse espontáneamente en las vainas o catéteres situados en la aurícula izquierda o bien crearse en la punta del catéter de radiofrecuencia debido a la carbonización. La correcta anticoagulación del paciente y el uso de catéter irrigado reducen estos riesgos. El trombo también puede ser preexistente y desprenderse durante el procedimiento, algo que puede ser advertido mediante la realización de una ecocardiografía transesofágica previa. Finalmente, la embolia aérea se debe principalmente a la entrada de aire a través de las vainas, por lo que debe prestarse atención a la posible formación de burbujas que puedan introducirse por las vías de infusión, así como evitar retirar bruscamente los catéteres de cualquier vaina situada en aurícula izquierda para prevenir la succión de aire debido a la presión negativa.

Otras complicaciones más infrecuentes incluyen daños al esófago, al nervio frénico, a la válvula mitral, a la arteria aórtica o a la coronaria circunfleja. El esófago se encuentra adyacente a la pared posterior de la aurícula izquierda y la aplicación de radiofrecuencia en esta región puede dañar la pared y/o inervación del primero debido al efecto convectivo o formar una fístula atrioesofágica, un extremo que puede resultar fatal. Reducir los parámetros de la energía de radiofrecuencia durante la ablación en pared posterior y la monitorización continua de la posición y temperatura del esófago son precauciones que pueden tomarse al respecto. El nervio frénico, que se encuentra cerca de la VP superior derecha y de la vena cava superior, también puede dañarse durante la aplicación de radiofrecuencia en zonas adyacentes a éstas. El nervio frénico puede localizarse intentando su captura con estimulación eléctrica antes de aplicar la radiofrecuencia, y su afectación puede observarse según la excursión diafragmática en la fluoroscopia. Dolor torácico, disnea, tos, contracciones diafragmáticas incontroladas, atelectasis y derrame pleural son síntomas compatibles con el daño al nervio frénico. Por otra parte, en caso de que se utilice un catéter de mapeo circular, éste puede llegar a enredarse en las cuerdas tendinosas de la válvula mitral; en caso de que el catéter no pueda liberarse mediante maniobras manuales y/o en caso de que se cause algún daño mecánico a la válvula, la cirugía resulta necesaria. Finalmente, el daño a la arteria aórtica puede producirse durante la punción transeptal y el taponamiento de la arteria coronaria circunfleja se ha descrito durante la creación de la línea de bloqueo a lo largo del istmo mitral.

5   Seguimiento y reablaciones

El método de seguimiento debe permitir evaluar el resultado de la ablación de manera fiable evitando incomodar innecesariamente al paciente. Las visitas mínimas recomendadas en consultorio son al tercer mes postprocedimiento y posteriormente cada seis meses durante al menos dos años.[4] Previamente a cada una de ellas debe realizarse una prueba que permita monitorizar posibles recurrencias como el registro de Holter de 1 a 7 días, recurriendo a otros métodos de seguimiento más intensivo para casos concretos. En todo caso, se debe informar detalladamente a cada paciente de dónde y cómo acudir en caso de presentar algún síntoma compatible con una arritmia o con alguna complicación potencial posterior a la ablación de FA para una intervención y una documentación adecuadas de cualquier episodio.

La posible ocurrencia de arritmias durante las primeras 4 a 12 semanas después del procedimiento pueden estar relacionadas con la inflamación y el proceso de remodelado provocados por la propia ablación, por lo que pueden ser transitorias y no se recomienda considerarlas en la evaluación del resultado final del procedimiento.[4] Los antiarrítmicos son comúnmente administrados durante este tiempo con tal de minimizar la incidencia de tales recurrencias precoces, para posteriormente intentar ser retirados. La ablación de FA debe considerarse exitosa si no se registran arritmias sintomáticas o asintomáticas después de un período de cegamiento postprocedimiento máximo de tres meses sin el uso de antiarrítmicos. Sin embargo, la ablación también puede considerarse parcialmente exitosa en aquellos pacientes que mantengan el ritmo sinusal con la ayuda de algún fármaco antiarrítmico que previamente era ineficaz.

En un 20-40 % de los pacientes se realiza una segunda ablación para tratar recurrencias postprocedimiento.[4] La ablación no debe repetirse debido a recurrencias tempranas que ocurran durante las primeras semanas, ya que en un buen número de casos éstas pueden resolverse de forma espontánea, excepto en los casos muy sintomáticos en los que la arritmia no logre ser controlada con terapia convencional. La aparición de arritmias auriculares regulares postablación de FA representa al menos un 10 % de las recurrencias,[4] y la ablación resulta necesaria en caso de que no se consiga un buen control de la frecuencia ventricular. Aunque puedan deberse a actividad focal, la formación de circuitos de reentrada es la principal causa de éstas. Estos circuitos pueden formarse en zonas que no han sido previamente tratadas, como el istmo mitral o el techo de aurícula izquierda, o bien establecerse aprovechando un posible sustrato creado por las propias lesiones del primer procedimiento, como aplicaciones ocasionales de la ablación ostial o lesiones no continuas a lo largo de las líneas de radiofrecuencia de la ablación circunferencial. En este sentido, nuevas técnicas de imagen permiten observar con detalle el efecto de las lesiones de radiofrecuencia auricular, y es posible identificar posibles discontinuidades en el esquema de ablación que sirvan de guía en caso de un segundo procedimiento.[9]

Conclusiones

La ablación de FA es una terapia eficaz y consolidada para pacientes convenientemente seleccionados, aunque aún debe considerarse como un tratamiento de segunda línea. Pese a los grandes avances realizados en los últimos años, son necesarias nuevas investigaciones para mejorar la comprensión de los mecanismos de la arritmia y las actuaciones que son necesarias en cada caso.

RECUERDA...

- La FA se origina como consecuencia de la combinación entre mecanismos desencadenantes y un sustrato arritmogénico que condiciona su inicio y su perpetuación.
- Una presentación de la arritmia más avanzada, un mayor tamaño auricular izquierdo y la presencia de otras comorbilidades como la hipertensión o la cardiopatía estructural son factores predictores de mala respuesta a la ablación de la FA.
- El aislamiento de la vena puede demostrarse observando en los registros del catéter de mapeo circular la desaparición de la señal eléctrica de VP o la disociación de su actividad ectópica respecto a la actividad auricular.
- Es necesaria la comprobación del bloqueo eléctrico bidireccional de las líneas de ablación mediante maniobras de estimulación.
- En el caso de que las arritmias supraventriculares sean los desencadenantes de la FA, el abordaje adecuado es la ablación de la arritmia primaria.
- Después del procedimiento se recomienda mantener la anticoagulación durante al menos dos meses.
- La embolia aérea se debe principalmente a la entrada de aire a través de las vainas, por lo que debe prestarse atención a la posible formación de burbujas que puedan introducirse por las vías de infusión, así como evitar retirar bruscamente los catéteres de cualquier vaina situada en la aurícula izquierda.
- Las primeras 4-12 semanas después del procedimiento corresponden al período de cegamiento o de blanqueo, por lo que las recurrencias que ocurran durante este período pueden ser transitorias y no se recomienda considerarlas en la evaluación del resultado final del procedimiento.

BIBLIOGRAFÍA

1. Ostrander LD Jr, Brandt RL, Kjelsberg MO, *et al.* Electrocardiographic findings among the adult population of a total natural community. Tecumseh, Michigan. Circulation. 1965; 31: 888-98.
2. Benjamín EJ. Impact of atrial fibrillation on the risk of death: the Framingham Heart Study. Circulation. 1998; 98: 946-52.
3. Haïssaguerre M, Jaïs P, Shah DC, *et al.* Spontaneous initiation of atrial fibrillation by ectopic beats originating in the pulmonary veins. N Engl J Med. 1998; 339: 659-66.
4. Calkins H, Brugada J, Packer DL, *et al.* HRS/EHRA/ECAS expert consensus statement on catheter and surgical ablation of atrial fibrillation. Europace. 2007; 9: 335-79.
5. Haissaguerre M, Shah DC, Jais P, *et al.* Electrophysiological breakthroughs from the left atrium to the pulmonary veins. Circulation. 2000; 102: 2463-465.
6. Pappone C, Rosanio S, Oreto G, *et al.* Circumferential radiofrequency ablation of pulmonary vein ostia: a new anatomic approach for curing atrial fibrillation. Circulation. 2000; 102: 2619-628.
7. Tamborero D, Mont L, Berruezo A, *et al.* Circumferential pulmonary vein ablation: does use of a circular mapping catheter improve results? A prospective randomized study. Heart Rhythm. 2010; 7: 612-18.
8. Capatto R, Calkins H, Chen SA, *et al.* Worldwide Survey on the methods, efficacy and safety of catheter ablation for human atrial fibrillation. Circulation. 2005; 111: 1100-105.
9. Di Biase L, Burkhardt JD, Mohanty P, *et al.* Periprocedural stroke and management of major bleeding complications in patients undergoing catheter ablation of atrial fibrillation: the impact of periprocedural therapeutic international normalized ratio. Circulation. 2010; 121: 2550-556.
10. Badger TJ, Daccarett M, Akoum NW, *et al.* Evaluation of left atrial lesions after initial and repeat atrial fibrillation: lessons learned from delayed-enhancement MRI in repeat ablation procedures. Circulation Arrhythm Electrophysiol. 2010; 3: 231-39.

Capítulo 11

Arritmias ventriculares. Indicaciones de ablación. Cartografía y maniobras de estimulación

D. Pérez, A. Berruezo[1]

Hospital Clínic de Barcelona
[1] berruezo@clinic.ub.es

Introducción

Las taquicardias ventriculares (TV) monomórficas pueden ocurrir en pacientes con/sin cardiopatía estructural. En la mayoría de las ocasiones, se asocia con alguna enfermedad cardíaca, y la principal causa es la cardiopatía isquémica. Sólo en un 10 % de los casos, no existe cardiopatía estructural, anomalías metabólico-electrolíticas ni alteraciones de la repolarización, por lo que denominamos a estas TV, idiopáticas.[1] Las TV asociadas a una cardiopatía estructural, presentan un riesgo aumentado de muerte súbita y por lo tanto se benefician del implante de un desfibrilador automático implantable (DAI); sin embargo, al no prevenir los episodios arrítmicos, en los pacientes con terapias apropiadas, la ablación de la TV con catéter adquiere su mayor relevancia, reduciendo las descargas y evitando en algunos casos la toxicidad de los fármacos antiarrítmicos.

1   Mecanismos

El origen y el mecanismo de las TV se puede sospechar conociendo la enfermedad cardíaca subyacente y sus características clínicas. Las TV focales presentan un mecanismo de automatismo aumentado o actividad desencadenada y se pueden eliminar con aplicaciones de radiofrecuencia (RF) aisladas. Sin embargo, la mayoría de las TV monomórficas sostenidas (TVMS) en pacientes con cardiopatía estructural se deben a un mecanismo de reentrada relacionado con la presencia de cicatrices, cuya causa más frecuente es un infarto de miocardio antiguo. También podemos encontrarnos cicatrices ventriculares en otras enfermedades cardíacas como la displasia arritmogénica de ventrículo derecho, la sarcoidosis, la enfermedad de Chagas, las miocardiopatías dilatadas idiopáticas, tras cirugías cardíacas congénitas (tetralogía de Fallot) u otras cirugías cardíacas de sustitución valvular o reducción de volumen ventricular.[2] Estas cicatrices ventriculares presentan áreas de fibrosis densa que provocan bloqueo de la conducción y otras áreas de fibrosis entre miocitos supervivientes en las que existen anomalías en la propagación del impulso por alteraciones en la densidad, composición y función de las uniones *gap* y, por lo tanto, creando zonas de conducción lenta y anisotrópica.[3] Todo ello facilita el mecanismo de reentrada, localizado con más frecuencia en la zona subendocárdica, en el caso de la cardiopatía isquémica, pero también intramiocárdica y epicárdica.

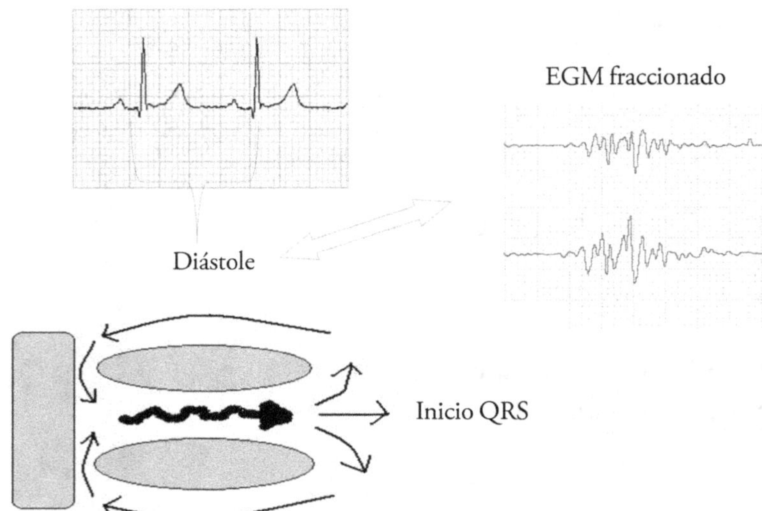

Figura 1
Esquema de un circuito de reentrada donde se puede observar en la diástole eléctrica en el ECG de superficie la presencia de EGM fraccionados locales indicando activación asíncrona de los miocitos separados por fibrosis.

La mayoría de los circuitos de reentrada contienen una región estrecha con propiedades de conducción lenta que facilita la reentrada, denominada istmo protegido o canal, de longitud variable (23 ± 11 mm de longitud y 9 ± 3 mm de anchura).[12] La despolarización de esta pequeña cantidad de tejido del istmo no se detecta en el electrocardiograma (EGM) de superficie, sólo mediante electrogramas (EGM) locales recogidos por el catéter y constituye la «diástole eléctrica» entre los complejos QRS. A la salida del canal, el frente de onda se propaga a los ventrículos produciendo el complejo QRS, luego regresa a la entrada del canal a través del borde de la cicatriz mediante un «*loop* externo», o un «*loop* interno», en el interior de la cicatriz[4] (véase la figura 1). El istmo puede estar rodeado de ramas que no participan del circuito de reentrada, que se denominan *regiones bystander.*

Conocer el mecanismo de la TV es fundamental para seleccionar la estrategia de mapeo e identificar las zonas donde aplicar RF. En el caso de la TV postinfarto se tratará de realizar aplicaciones puntuales o bien líneas de ablación atravesando el istmo del circuito, que en la mayoría de los casos se consiguen por vía endocárdica.

2   Indicaciones

En la actualidad, la ablación con catéter de las TV debe considerarse de forma temprana en el tratamiento de los pacientes con TV recurrentes. Las recomendaciones de ablación con catéter de TV en pacientes con cardiopatía estructural son las siguientes[5] (EHRA/HRS Expert Consensus on catheter ablation of ventricular arrhythmias, 2009):

a) Recomendado:

- TVMS sintomática (terminada por un DAI, recurrente a pesar de tratamiento antiarrítmico o cuando éste no es tolerado por el paciente).
- Control de TVMS incesante/tormenta arrítmica.
- Frecuentes extrasístoles ventriculares, TV no sostenida o TV que produzca disfunción ventricular.
- TV reentrada rama-rama o interfascicular.
- TV recurrente polimórfica y fibrilación ventricular, refractaria a tratamiento antiarrítmico y existe un desencadenante susceptible de ablación.

b) Contraindicado:

- Trombo móvil ventricular (considerar ablación epicárdica).

– Extrasístoles ventriculares y/o TV no sostenida que no sean la causa de disfunción ventricular.
– TV debida a causas reversibles como isquemia aguda, hiperpotasemia o *torsades des pointes* por fármacos.

Las indicaciones para realizar un acceso transtorácico epicárdico para mapeo y/o ablación podrían ser las siguientes:[6]

– Intento fallido de ablación endocárdica.
– Imposibilidad de acceso al ventrículo izquierdo (VI) y presentar la TV una morfología del QRS sugestiva de origen epicárdico.
– TV idiopáticas de tracto de salida de ventrículo izquierdo (TSVI) (QRS sugestivo epicárdico).
– TV con ECG sugestivo de origen epicárdico:

  - Tras mapeo endocárdico.
  - Cicatriz epicárdica en resonancia magnética con contraste.

3 Maniobras

Las técnicas convencionales de cartografía deben apoyarse en nuevas herramientas para facilitar y aumentar la tasa de éxito de la ablación de las TV. Entre estas herramientas pueden citarse las siguientes:

– Los *sistemas de cartografía electroanatómica,* que permiten la reconstrucción tridimensional de las cámaras cardíacas mediante cartografía de contacto punto a punto. Determinan la posición del catéter en un espacio tridimensional sin la necesidad de fluoroscopia. Además, se pueden analizar las características de los EGM en relación con su posición anatómica y se puede integrar la información electroanatómica tridimensional con otras imágenes cardíacas obtenidas mediante técnicas de imagen como la tomografía axial computarizada, resonancia magnética, etc.
– Los *sistemas de cartografía sin contacto.* Permiten realizar mapas de activación con un solo latido de la taquicardia. Por lo tanto, son especialmente útiles en casos de TV no tolerada o no sostenida.
– Las *técnicas de imagen,* como la resonancia nuclear magnética con gadolinio, caracterizan la localización y extensión del sustrato origen de la TV con muy buena resolución espacial. El desarrollo de la técnica y futuros estudios son necesarios para determinar su utilidad en la ablación de las TV (véase la figura 2).

Uno de los factores limitantes para la cartografía y realización de maniobras diagnósticas durante TV es la tolerancia hemodinámica. Habitualmente se comienza realizando un mapa de sustrato en ritmo sinusal para identificar la región de cicatriz donde podemos encontrar el circuito de reentrada y posteriormente si el paciente tolera la TV se realizan maniobras de en-

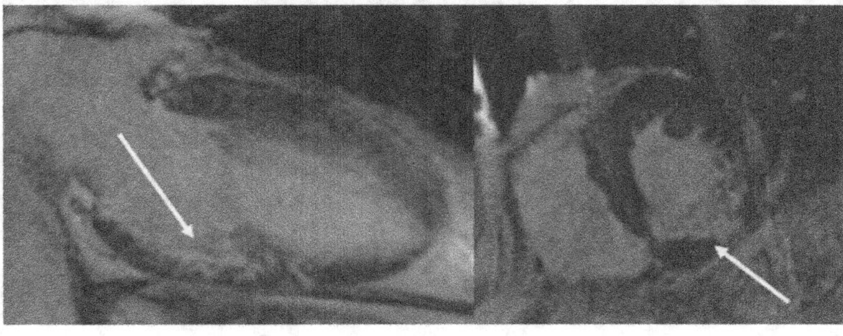

Figura 2
Resonancia magnética cardíaca contrastada con gadolinio. Eje largo (izquierda) y eje corto (derecha) donde se observa una extensa cicatriz transmural inferoposterior de VI. La visualización de las cicatrices conjuntamente con la morfología de la taquicardia nos ayuda a focalizar la cartografía en el área de interés.

carrilamiento o un mapa de activación. En cambio, si la TV no es bien tolerada, la ablación se realiza guiada por sustrato y realizando maniobras de topoestimulación para localizar la salida del circuito de reentrada donde realizaremos la aplicación de RF.

3.1 Técnicas convencionales para guiar la ablación con catéter de la taquicardia ventricular por reentrada

- *Análisis de la morfología del QRS de la TV clínica, de los EGM grabados por el DAI y topoestimulación*

En general, el análisis del patrón del QRS es menos fiable en localizar el origen del circuito de reentrada en pacientes con infarto de miocardio previo que en casos de TV focales. El patrón de activación ventricular y el QRS resultante depende de cómo se propaga el frente de onda desde el lugar de origen al resto del corazón.

Las TV postinfarto casi siempre se originan en el VI o el septo interventricular. En infartos de miocardio *inferiores,* se observan amplias ondas R en derivaciones precordiales (concordancia positiva), que pueden disminuir de tamaño cuando la TV se origina más próxima al septo basal posterior. Una morfología de bloqueo de rama izquierda del haz de His (BRIHH) ocurre en TV con un origen en el septo inferobasal.

En infartos de miocardio *anteriores,* debido a la mayor extensión del daño miocárdico, la precisión del ECG es menor. Se observan complejos QS en precordiales (concordancia negativa) y una morfología de BRIHH se asocia con infarto anteroseptal. Los complejos QS de V4-V6 orientan a un origen próximo al ápex septal o lateral.

La estimulación desde el catéter de mapeo en ritmo sinusal o ritmo estimulado se denomina *topoestimulación.* Habitualmente se reproduce la morfología de la TV estimulando en la salida del circuito, en el borde de la cicatriz.[7] En esta localización y en el miocardio sano se produce una rápida conducción del impulso, con un intervalo entre el estímulo y el comienzo del QRS corto (< 40 ms); sin embargo, en las zonas de conducción lenta alejadas del borde de la cicatriz, el intervalo entre el estímulo-QRS será largo, más largo cuanto más nos alejemos de la salida del circuito. Además, la estimulación desde el catéter de mapeo permite identificar áreas de cicatriz inexcitables eléctricamente (con un umbral de estimulación > 10 mA a 2 ms de anchura de pulso) que pueden constituir zonas de bloqueo de la conducción y delimitar áreas de reentrada.

Cada vez son más frecuentes los pacientes que son remitidos para ablación con catéter de TV, ante choques apropiados del DAI. En estos pacientes, si no se dispone de ECG de la TV clínica, podemos usar los EGM grabados por el DAI, para discriminar la TV clínica de otras TV inducibles durante el estudio electrofisiológico. Además, los

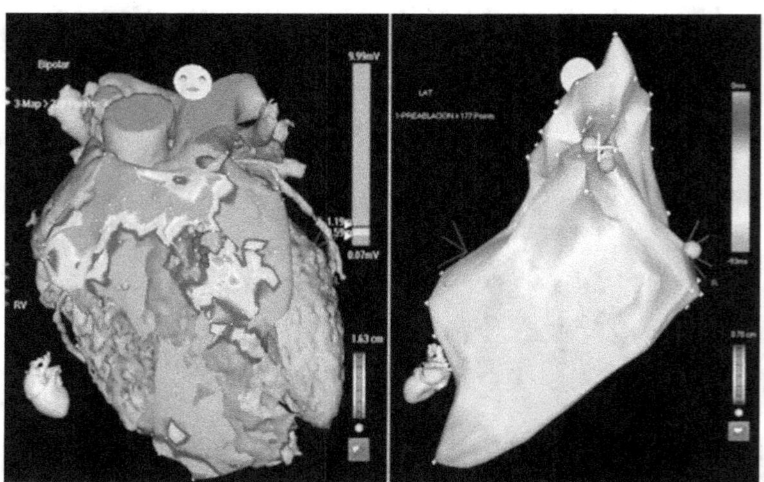

Figura 3 (véase figura a color en Apéndice de ilustraciones, pág. 210)

Mapa de sustrato epicárdico (izquierda) identificando un canal de conducción entre dos áreas de bajo voltaje. Mapa de activación (derecha) donde se observa zona de mayor precocidad (rojo) en región posterior del tracto de salida del ventículo derecho (TSVD), donde se realizaron aplicaciones de RF quedando posteriormente no inducible la TV.

TSVD: tracto de salida de ventrículo derecho.

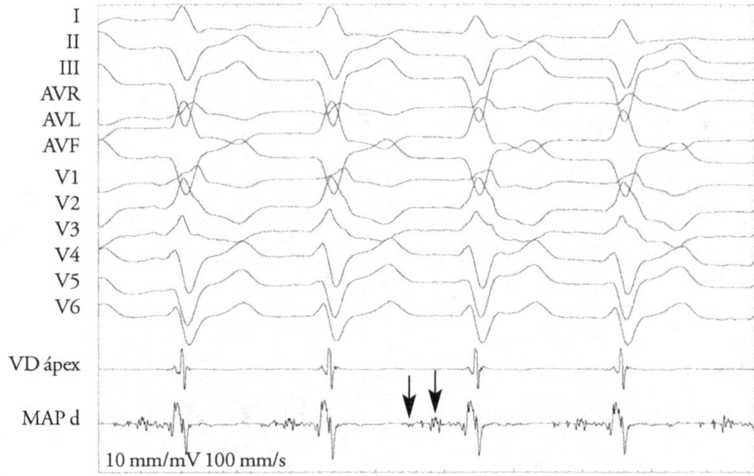

Figura 4
Registro en el dipolo distal del catéter de mapeo (MAP d) de potenciales mesodiastólicos fragmentados (flechas).

EGM pueden ser útiles para guiar las maniobras de topoestimulación cuando la TV no sea inducible, aunque la resolución espacial es superior cuando se basa en el ECG de 12 derivaciones. También se podrán caracterizar mejor las recurrencias, tras la ablación de las TV, comparando los EGM del DAI antes, durante y tras el procedimiento de ablación.[8]

- *Mapa de sustrato*

  La realización de un mapa de sustrato (véase la figura 3) consiste en la delimitación de la región de miocardio cicatricial (sustrato de la TV) y los puntos que pueden formar parte del circuito de reentrada durante ritmo sinusal o estimulado.[10] Se basa en la existencia de fibras supervivientes en el canal de conducción con un voltaje superior al del tejido cicatricial que lo rodea y así se puede identificar ajustando el voltaje de la cicatriz. Las áreas de conducción lenta se identifican por la existencia de EGM presistólicos durante la taquicardia, siendo anormales tanto en amplitud (áreas de cicatriz ventricular densa con voltaje < 0,5 mV y zonas de transición entre cicatriz y tejido sano con voltaje entre 0,5-1,5 mV) como en configuración (fraccionamiento, duración, etcétera).[9]

  La interpretación de los EGM aporta información en cuanto a tiempos de activación, evidencia de cicatriz y regiones que pueden comportarse como circuitos de reentrada durante taquicardia. Hay que prestar atención a:

  - *Fraccionamiento y anchura.* Múltiples componentes y larga duración de los EGM.[10] Cada pico del EGM fraccionado puede representar la despolarización de miocitos separados unos de otros por fibrosis. Son frecuentes en la región de cicatriz pero no son específicos del istmo del circuito de reentrada, pudiéndose encontrar en regiones *bystander* que no son parte del circuito de reentrada. Mediante registros bipolares con electrodos de 2 mm y distancia interelectrodo de 5-10 mm, los EGM fraccionados se definen como señales de múltiples componentes < 0,5 mV y duración > 133 ms (EGM normales con amplitud > 3 mV y anchura < 70 ms).[11]
  - *Potenciales tardíos.*[12] Son EGM separados por una línea isoeléctrica entre sí y aislados > 10 ms tras el final del QRS. Puede indicar la existencia de una región de bloqueo con activación más tardía alrededor de la zona de bloqueo o dos frentes de onda con una misma u opuesta dirección en momentos diferentes.

  La identificación de los canales de conducción en el mapa de voltaje es un método rápido para delimitar el sustrato y además permite reducir la extensión del sustrato de la TV que se debe ablacionar.

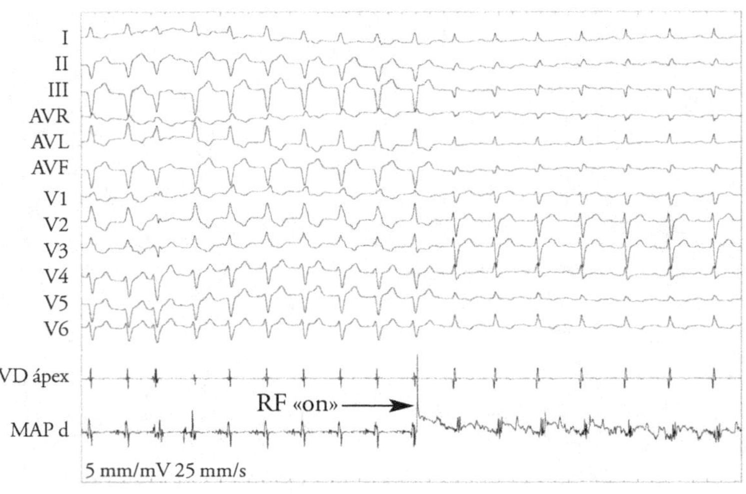

Figura 5
Aplicación de RF en el punto de registro de potenciales mesodiastólicos fragmentados donde se interrumpe de inmediato la taquicardia, y no es inducible posteriormente.

- *Mapa de activación durante TV*

  Durante la TV, el punto de referencia usado para el mapeo es el comienzo del complejo QRS. Si estamos ante un origen focal, la activación más temprana que precede al comienzo del QRS será el punto de origen de la taquicardia y la señal monopolar tendrá una configuración QS. Por el contrario, si el mecanismo es una reentrada, se observará una actividad eléctrica en todo el ciclo de la taquicardia. Éste ocurre una vez el frente de onda ha abandonado la salida del circuito. Los EGM en el punto de salida del circuito preceden al QRS y se denominan presistólicos (véase la figura 4); conforme se avanza en el circuito de reentrada hacia el inicio de éste, los EGM serán diastólicos (entre los complejos QRS) e incluso pueden llegar a estar localizados al final del complejo QRS (véase la figura 5). A menudo, los EGM tendrán las características previamente descritas (fraccionamiento, anchura, etc.).

- *Encarrilamiento*

  La utilidad del encarrilamiento se basa en estimular en lugares con actividad diastólica para determinar su relación con el circuito de la TV,[13] requiere tener una taquicardia sostenida y bien tolerada hemodinámicamente. La estimulación se realiza habitualmente de 10 a 30 ms más rápido que la longitud de ciclo (LC) de la TV, para reducir la posibilidad de terminar o alterar la TV con ciclos más cortos. Cada frente de onda estimulado se propaga hacia el circuito de reentrada y presenta dos componentes, un frente de onda antidrómico que colisiona con el frente de onda ortodrómico de la taquicardia al avanzar en dirección opuesta a ésta y un frente de onda ortodrómico que penetra en el circuito. La presencia de encarrilamiento debe confirmarse por los criterios de Waldo que incluyen los siguientes: demostración de fusión constante entre la morfología del QRS estimulado y del QRS de la taquicardia a una LC, fusión progresiva al decrementar la LC debido a mayor activación de los ventrículos por el frente de onda antidrómico estimulado y continuación de la TV tras la estimulación, con un complejo QRS no fusionado. Una vez que la presencia de encarrilamiento (véase la figura 6) se confirma, hay que fijarse en estos tres parámetros:

  - *Fusión oculta o manifiesta,* en lugares lejanos al circuito, la estimulación producirá cambios en la morfología del QRS (fusión entre la morfología del QRS en taquicardia y el complejo estimulado). Sin embargo, en lugares dentro del circuito de reentrada la estimulación no producirá cambios en la morfología del QRS (fusión oculta).
  - *Intervalo postestimulación,* se mide desde el artefacto de estimulación al comienzo del EGM local del primer latido de TV no estimulado. Refleja la suma de los tiempos de conducción desde el lugar de estimulación al circuito, el recorrido a través del circuito (LC de la taquicardia) y desde el circuito al lugar de estimulación. En lugares dentro

del circuito de reentrada, el intervalo postestimulación es similar al tiempo que tarda el estímulo en recorrer el circuito, que es la LC de la taquicardia.[13]

— *Intervalo estímulo-QRS,* indica el tiempo de conducción desde el lugar de estimulación al punto de salida del circuito. En el istmo del circuito, será similar al intervalo EGM-QRS, en cambio en una región *bystander,* el intervalo estímulo-QRS será superior al intervalo EGM-QRS.

4 Características de las regiones dentro del circuito de reentrada

Los criterios que definen el istmo del circuito de reentrada[13] en una TV y, por lo tanto, predice el éxito de la ablación con RF son los siguientes:

— Encarrilamiento con fusión oculta.
— Relación entre el intervalo postestimulación y la LC de la taquicardia ± 30 ms.
— Relación entre el intervalo estímulo-QRS y el intervalo EGM-QRS ± 20 ms.

Otros predictores incluyen intervalo estímulo-QRS largo, alteración del ciclo de la taquicardia y/o terminación mediante un estímulo no propagado, etc.

Una región *bystander,* próxima al circuito de reentrada pero sin formar parte de él, tiene las siguientes características:

— Encarrilamiento con fusión oculta.
— Intervalo postestimulación superior a la LC de la TV.
— Intervalo estímulo-QRS superior al intervalo EGM-QRS.

En otra zona del circuito de reentrada, localizada en el interior de la cicatriz y denominada «*loop* interno», se observará:

— Encarrilamiento con fusión oculta.
— Intervalo postestimulación similar a la LC de la TV.
— Intervalo estímulo-QRS largo.

Por último, lugares del circuito de reentrada, en el borde de la cicatriz y denominadas «*loop* externo» se reconocerán por:

— Encarrilamiento con fusión (morfología intermedia entre el QRS estimulado y el QRS de la taquicardia).
— Intervalo postestimulación próximo a la LC de la TV.

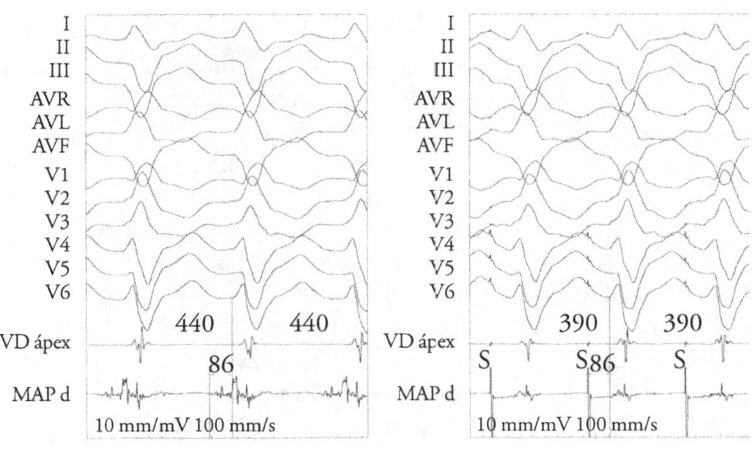

Figura 6
Paciente con infarto inferior antiguo y TV recurrente (LC 440 ms). Panel de la izquierda: actividad presistólica fraccionada precediendo al QRS en 86 ms. Panel de la derecha: se obtiene encarrilamiento con fusión oculta durante estimulación desde el dipolo distal del catéter de mapeo (S1S1 390 ms), y el intervalo estímulo-QRS es también 86 ms. La aplicación de RF en este punto interrumpió la taquicardia en menos de un segundo.

RECUERDA...

- Las TV ocurren en la mayoría de las ocasiones en pacientes con cardiopatía estructural, sólo en un 10 % de los casos aparecen en corazones estructuralmente sanos.
- Las *TV idiopáticas* presentan en la mayoría de las ocasiones un mecanismo focal, por lo que la estrategia de mapeo y ablación será la realización de un *mapa de activación* durante la TV para identificar el lugar de activación más temprano en relación con el comienzo del QRS (EGM bipolar) y obtener una morfología QS (EGM unipolar). Mediante la *topoestimulación* analizaremos la morfología del ECG de 12 derivaciones que nos permitirá localizar el lugar de origen de la TV.
- La mayoría de las TVMS se deben a un mecanismo de *reentrada* asociado a una *cicatriz ventricular*. Se comenzará realizando un mapa de sustrato en ritmo sinusal o estimulado para identificar cicatriz (EGM bipolar < 1,5 mV), canales (observando potenciales tardíos, topoestimulación con un intervalo S-QRS largo) y la entrada/salida del circuito de la TV. Si la TV es estable, continuaremos con un mapa de activación y maniobras de encarrilamiento y si la TV es inestable, ablación guiada por mapa de sustrato.
- Criterios que definen el istmo del circuito de reentrada:

  - Encarrilamiento con fusión oculta
  - Intervalo postestimulación = ciclo TV (± 30 ms)
  - S-QRS = EGM-QRS (± 20 ms). S-QRS < 70 % LC de TV

BIBLIOGRAFÍA

1. Pérez-Díez D, Brugada J. How to recognize and manage idiopathic ventricular tachycardia. E-Journal of Cardiology Practice. 2008; 8(25).
2. Eckart RE, Hruczkowski TW, Tedrow UB, *et al.* Sustained ventricular tachycardia associated with corrective valve surgery. Circulation. 2007; 116: 2005-11.
3. De Bakker JM, Van Capelle FJ, Janse MJ, *et al.* Slow conduction in the infarcted human heart. 'Zigzag' course of activation. Circulation. 1993; 88(3): 915-26.
4. De CC, LAcroix D, Klug D, *et al.* Isthmus characteristics of reentrant ventricular tachycardia after myocardial infarction. Circulation. 2002; 105: 726.
5. Aliot EM, Stevenson WG, Almendral-Garrote JM, *et al.* EHRA/HRS Expert Consensus on Catheter Ablation of Ventricular Arrhythmias: developed in a partnership with the European Heart Rhythm Association (EHRA), a Registered Branch of the European Society of Cardiology (ESC), and the Heart Rhythm Society (HRS); in collaboration with the American College of Cardiology (ACC) and the American Heart Association (AHA). Heart Rhythm. 2009; 6(6): 886-933.
6. Berruezo A. Complex ventricular arrhythmias: a therapeutic nightmare. Heart. 2010; 96(9): 723-28.
7. Brunckhorst CB, Delacretaz E, Soejima K, *et al.* Identification of the ventricular tachycardia isthmus after infarction by pace mapping. Circulation. 2004; 110(6): 652-59.
8. Yoshida K, Liu TY, Scott C, *et al.* The value of defibrillator electrograms for recognition of clinical ventricular tachycardias and for pace mapping of post-infarction ventricular tachycardia. J Am Coll Cardiol. 2010; 56(12): 969-79.
9. Soejima K, Suzuki M, Maisel WH, *et al.* Catheter ablation in patients with multiple and unstable ventricular tachycardias after myocardial infarction: short ablation lines guided by reentry circuit isthmuses and sinus rhythm mapping. Circulation. 2001; 104(6): 664-69.
10. Arenal A, Del Castillo S, González-Torrecilla E, *et al.* Tachycardia-related channel in the scar tissue in patients with sustained monomorphic ventricular tachycardias: influence of the voltage scar definition. Circulation. 2004; 110: 2568-574.
11. Gardner PI, Ursell PC, Fenoglio JJ Jr, *et al.* Electrophysiologic and anatomic basis for fractionated electrograms recorded from healed myocardial infarcts. Circulation. 1985; 72: 596-611.
12. Cassidy DM, Vassallo JA, *et al.* Endocardial mapping in humans in sinus rhythm with normal left ventricles: activation patterns and characteristics of electrograms. Circulation. 1984; 70: 37-42.
13. Delacretaz E, Stevenson WG. Catheter ablation of ventricular tachycardia in patients with coronary heart disease: part I: mapping. Pacing Clin Electrophysiol. 1999; 10(3): 364-69.

Capítulo 12

Taquicardias ventriculares epicárdicas

D. Andreu, J. Fernández-Armenta, A. Berruezo[1]

Hospital Clínic de Barcelona
[1] berruezo@clinic.ub.es

Introducción

El abordaje epicárdico para la ablación de taquicardias ventriculares (TV) tiene sus orígenes en 1978, cuando se describió por primera vez la técnica quirúrgica para el tratamiento de la TV secundaria a infarto de miocardio.[1] Esta técnica fue la única alternativa a los fármacos en la TV recurrente durante la siguiente década. Su objetivo principal consiste en destruir el tejido limítrofe entre el miocardio sano y la cicatriz/fibrosis mediante la resección del tejido necrótico. Su alto riesgo, junto con el desarrollo de la ablación con catéter y del desfibrilador automático implantable, ha ido relegando la técnica quirúrgica a casos aislados.

La ablación con catéter ha modificado el planteamiento del tratamiento con radiofrecuencia de las TV hacia un abordaje endocárdico. La gran mejoría de la técnica gracias a herramientas como los sistemas de navegación, los catéteres irrigados y las técnicas de imagen (tomografía axial computarizada [TAC], resonancia magnética) ha aumentado el porcentaje de éxito. Sin embargo, este porcentaje todavía es bajo en comparación con la eficacia de la ablación en las arritmias supraventriculares y los síndromes de preexcitación. La incapacidad para alcanzar desde el endocardio el punto crítico de origen o los circuitos de la taquicardia es una causa importante de fracaso en la ablación con catéter por radiofrecuencia. Se ha demostrado que tanto las arritmias ventriculares relacionadas con tejido necrótico o fibroso como las arritmias ventriculares idiopáticas pueden presentar circuitos o focos subepicárdicos.[2]

En 1996 Sosa y colaboradores describieron por primera vez la técnica de mapeo y ablación con catéter por abordaje epicárdico.[3] La técnica se usó en pacientes con enfermedad de Chagas, en los que es frecuente la existencia de sustrato arritmogénico subepicárdico. Posteriormente, el mismo grupo demostró la utilidad del abordaje epicárdico en pacientes con cardiopatía isquémica.[4] En estos últimos años se ha demostrado la utilidad de esta técnica en otros escenarios, como las TV idiopáticas de tracto de salida, la displasia arritmogénica de ventrículo derecho (DAVD) o las miocardiopatías dilatadas idiopáticas. Además del tipo de miocardiopatía, existen otros indicios que permiten sugerir un origen epicárdico de una TV. Los más claros son aquellos derivados de un mapeo e intento de ablación endocárdico fallido. Antes del procedimiento, el electrocardiograma (ECG) de la TV[5-7] y las técnicas de imagen cardíaca permiten sospechar una procedencia epicárdica.

Aspectos como la complejidad técnica del procedimiento, junto con los posibles riesgos y complicaciones, hacen que la ablación epicárdica quede limitada a pocos centros. Estos centros disponen de un programa bien definido de ablación de TV, aunque es necesario un desarrollo de las herramientas utilizadas y un refinamiento de la técnica.

1 Incidencia de las taquicardias ventriculares epicárdicas

1.1 Cardiopatía isquémica

Las TV en la cardiopatía isquémica son causadas por reentradas, y la cicatriz no excitable del infarto es un obstáculo en la activación eléctrica del miocardio y las zonas de viabilidad en su interior, los circuitos de las taquicardias. Aunque la mayoría de estas taquicardias pueden ser «mapeadas» y puede realizarse su ablación desde el endocardio, se ha evidenciado que, en pacientes con infarto crónico, alrededor del 15 % de los circuitos causantes de las TV son completamente epicárdicos, inalcanzables al efecto de la ablación endocárdica.[2]

La localización del infarto y el porcentaje de transmuralidad a lo largo del grosor de la pared miocárdica pueden sugerir la localización endocárdica frente a epicárdica de los circuitos. Las TV epicárdicas en cardiopatía isquémica suelen ser más frecuentes en infartos inferiores.[4-8] La figura 1A muestra un ejemplo de una ablación epicárdica en un paciente con cardiopatía isquémica.

1.2 Cardiopatías no isquémicas

Las miocardiopatías no isquémicas presentan peores resultados a la ablación endocárdica que las miocardiopatías isquémicas.[9] Esto se debe a que la existencia de circuitos profundos más alejados de la pared endocárdica del ventrículo es más habitual en miocardiopatías no isquémicas que en las isquémicas.

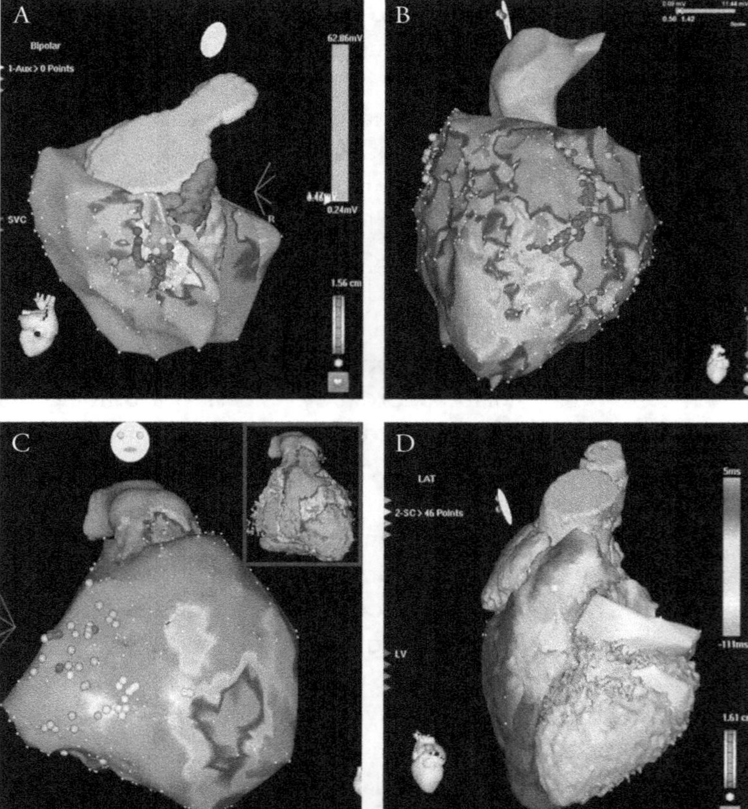

Figura 1 (véase figura a color en Apéndice de ilustraciones, pág. 211)

Mapas electroanatómicos epicárdicos de pacientes con diferentes cardiopatías. El caso A corresponde a un paciente con cardiopatía isquémica y TV epicárdica de origen inferoseptal basal del ventrículo izquierdo (VI). Se integró la reconstrucción tridimensional de la cicatriz (estructura azul) para guiar la ablación. El caso B corresponde a un paciente con cardiopatía no isquémica y TV epicárdica de origen lateral medial del VI. El caso C corresponde a un paciente con DAVD. Se puede observar cómo en el mapa endocavitario (recuadro azul) las zonas de bajo voltaje son más pequeñas que en el mapa epicárdico. El caso D corresponde a un paciente con TV idiopática de tracto de salida del ventrículo izquierdo (TSVI). En este caso la ablación se efectuó desde dentro del sistema venoso (punto rojo). Los puntos rojos se corresponden con la zona donde se aplicó radiofrecuencia.

Con un mapeo endocárdico y epicárdico se demuestra la existencia de una mayor extensión de electrogramas patológicos (potenciales fraccionados, potenciales tardíos) con voltaje inferior a 1 mV en el epicardio. En la zona basal-lateral del ventrículo izquierdo predominan este tipo de potenciales.[10] En la figura 1B se muestra un caso de una TV epicárdica en un paciente con miocardiopatía no isquémica.

La enfermedad de Chagas presenta una fuerte incidencia de TV epicárdicas. En la serie de Sosa y colaboradores el 77 % de las taquicardias mapeadas fueron epicárdicas. En las imágenes de resonancia magnética de estos pacientes se observa que en el epicardio predomina el realce tardío frente al endocardio.[11]

1.3 Displasia arritmogénica del ventrículo derecho

La DAVD es una enfermedad causada por una sustitución del miocardio por tejido fibroso y grasa. Se determina genéticamente por anomalías en los demosomas, implicados en la unión célula-célula. El diagnóstico de la enfermedad implica una cierta complejidad, acentuada en los estados iniciales.

La displasia afecta preferentemente al ventrículo derecho. Se localiza especialmente en el tracto de entrada, ápex y tracto de salida. La sustitución de tejido sano por tejido fibroadiposo es más extensa en el subepicardio.[12] En algunas ocasiones la enfermedad puede afectar también al ventrículo izquierdo y habitualmente se localizan en el subepicardio posterolateral. Incluso se han descrito casos de afectación únicamente del ventrículo izquierdo que han dado lugar a una definición de subtipo de displasia de predominio izquierdo.[13]

Gracias a los sistemas de navegación y mapeo electroanatómico tridimensional es más fácil identificar la sustitución fibroadiposa como regiones de bajo voltaje y potenciales tardíos. La utilidad del mapeo electroanatómico en el proceso de diagnosis se puede observar en la figura 1C. Al igual que en la cardiopatía isquémica, el sustrato para la TV reentrante está conformado por zonas inexcitables.

La ablación con catéter presenta una tasa de recurrencias muy elevada, atribuido a la evolución natural de la enfermedad.[14] No obstante, la progresión de epicardio a endocardio obtenida en estudios de enfermedad sugiere que muchas de las recurrencias reportadas sean causadas por circuitos situados en el epicardio no afectados por la aplicación de radiofrecuencia desde el endocardio. Según esto, se ha demostrado que en pacientes que presentan una recurrencia de TV tras una ablación endocárdica previa, el abordaje epicárdico muestra una mayor extensión de electrogramas patológicos y permite aumentar el éxito de la ablación.[15] Según la experiencia de nuestro centro, en la DAVD los mapas epicárdicos de voltaje son marcadamente más patológicos que los mapas endocárdicos en todos los pacientes.

1.4 Taquicardias ventriculares idiopáticas de tracto de salida

Las taquicardias del tracto de salida del ventrículo izquierdo (TSVI) presentan con mayor frecuencia orígenes epicárdicos que las taquicardias de tracto de salida del ventrículo derecho (TSVD). Alrededor de un 33 % de las taquicardias de TSVI tiene un foco epicárdico. La causa de la preferencia de los focos ectópicos epicárdicos por esta zona no se conoce con exactitud.

En nuestro centro el primer paso que se debe realizar en el caso de este tipo de taquicardias es mapear el TSVD. Si no se consiguen buenas precocidades (mayores de 30 ms respecto al origen del QRS) se procede a mapear la zona distal de la gran vena cardíaca y la zona de origen de la vena descendente anterior desde el interior del sistema venoso coronario. Antes de decidir dónde aplicar, se accede al sistema arterial y se mapean los senos de Valsalva y el TSVI. Si el mapeo es insatisfactorio, se accede al saco pericárdico y se realiza un mapeo epicárdico. La figura 1D muestra un ejemplo de este tipo de TV.

2 Indicaciones para la ablación de taquicardias ventriculares epicárdicas

2.1 Aspectos clínicos

Tal como se ha comentado en el apartado 1, la incidencia de los circuitos epicárdicos depende del sustrato arrítmico. Así, en el caso de pacientes con enfermedad de Chagas o DAVD hay muchas probabilidades de que los circuitos causantes de las TV sean epicárdicos. De igual modo, se debe sospechar la existencia de un circuito epicárdico en los casos de TV recurrente tras ablación en pacientes con miocardiopatía dilatada no isquémica. Para los casos de cardiopatía isquémica, la localización inferolateral del infarto y la no transmuralidad son factores asociados a circuitos epicárdicos.

2.2 Electrocardiograma sugestivo de origen epicárdico

Actualmente existen varios criterios descritos para identificar el origen epicárdico de una TV a partir del ECG de la taquicardia. No obstante, cada criterio diagnóstico ha sido descrito para una muestra de la población con unas condiciones determinadas (miocardiopatía y tipo de TV), y para mantener la sensibilidad y la especificidad se ha de aplicar el criterio adecuado.

El primer criterio para identificar TV epicárdicas fue descrito por Berruezo y colaboradores.[5] Este criterio se basa en que cuando la despolarización ventricular comienza cerca del epicardio la primera porción del frente de activación avanza lentamente, reflejando la despolarización transmural de epicardio a endocardio. Al alcanzar endocardio, el frente de activación alcanza el tejido específico de conducción y la despolarización transcurre más rápidamente. En el ECG esto se refleja como un inicio lento del QRS al comienzo de la despolarización, simulando una onda delta (seudodelta). El criterio analiza el primer fragmento del QRS para identificar un origen epicárdico: onda seudodelta ≥ 34 ms, deflexión intrinsecoide en V2 ≥ 85 ms, intervalo RS más corto en precordiales ≥ 121 ms. Estos criterios ofrecen una buena especificidad y sensibilidad para TV con morfología de bloqueo de rama derecha.

Un segundo criterio fue descrito por Daniels y colaboradores[7] y está basado en el mismo concepto. En este caso se calcula el índice máximo de deflexión (MDI) de las componentes precordiales del ECG. El MDI se calcula mediante la división del tiempo desde el inicio del QRS a la máxima deflexión en precordiales entre la duración total del QRS. Para MDI ≥ 0,55

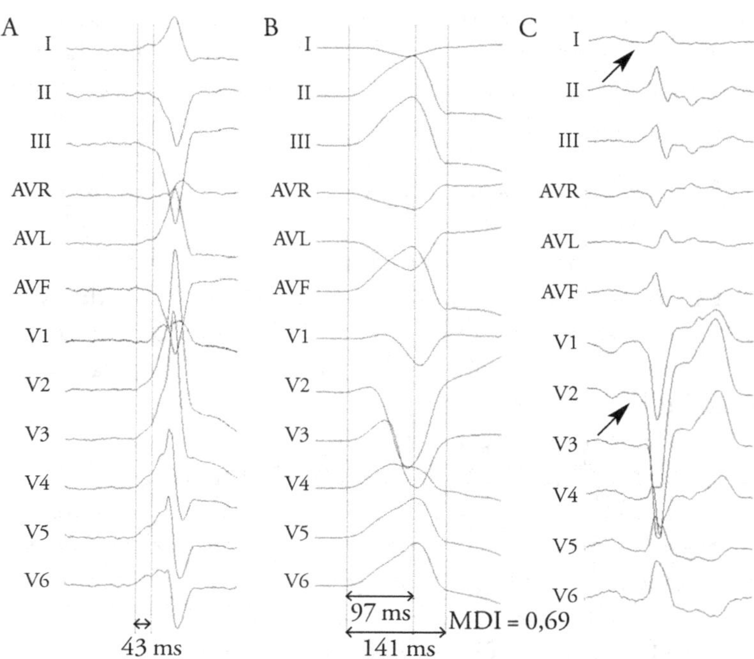

Figura 2

Criterios electrocardiográficos de TV epicárdica. El panel A muestra una TV con bloqueo de rama derecha. En este caso se puede observar claramente cómo la onda seudodelta tiene un valor superior al valor de corte del criterio (34 ms). En el panel B se muestra una taquicardia de TSVI. La medición del MDI por encima del valor de corte (0,55) sugiere un origen epicárdico. El panel C muestra una taquicardia de ventrículo derecho de origen anterior. La presencia de una onda Q en DI (flecha superior) y una onda QS en V2 (flecha inferior) sugiere un origen epicárdico.

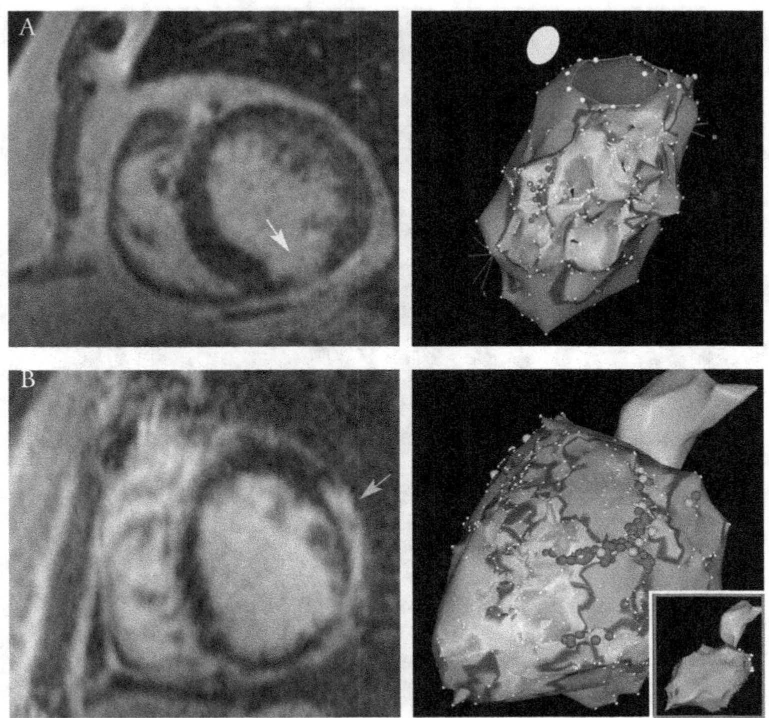

Figura 3 (véase figura a color en Apéndice de ilustraciones, pág. 211)

Comparación de las imágenes de resonancia magnética con realce de gadolinio entre un caso de TV de origen endocárdico y otro de origen epicárdico. El panel A corresponde a un caso de un paciente con cardiopatía isquémica. En la imagen en eje corto de resonancia magnética se observa realce endocárdico en la zona inferior (flecha amarilla). El mapa electroanatómico endocárdico muestra niveles de bajo voltaje en esta zona. El panel B corresponde a un caso de un paciente con miocardiopatía no isquémica. En la imagen de resonancia magnética el realce está centrado en la cara lateral del ventrículo izquierdo, pero en el epicardio (flecha roja), mientras que en el endocardio no se aprecia realce. Esto se corresponde con los mapas electroanatómicos, donde el mapa endocárdico (recuadro azul) presenta valores de voltaje normales, pero en el mapa epicárdico se observan zonas patológicas de bajo voltaje.

el origen de la TV será epicárdico. Este criterio tiene muy buena sensibilidad y especificidad, pero en principio sólo es aplicable a taquicardias idiopáticas del TVSI.

El tercer criterio fue descrito por Bazan y colaboradores[6] y se basa en la presencia de ondas Q durante taquicardia que reflejan una activación ventricular local. Este criterio no es aplicable en pacientes con infarto de miocardio previo o con ondas Q basales. El mismo grupo describió un criterio parecido para identificar TV epicárdicas de ventrículo derecho.[16] Este criterio se basa en la presencia de onda Q en dI y onda QS en V2 para un origen epicárdico anterior del ventrículo derecho; o de ondas Q en dII, dIII y avF para un origen epicárdico inferior del ventrículo derecho.

En la figura 2 se muestran ejemplos de cada uno de estos criterios.

2.3 Pruebas de imagen

El sustrato de TV en pacientes con miocardiopatía estructural está relacionado con reentradas causadas por cicatrices miocárdicas. Las imágenes de resonancia magnética con realce tardío de contraste con gadolinio permiten identificar y caracterizar las cicatrices, y presentan una buena correlación tanto con la histología como con los mapas de voltaje electro-anatómicos. En la figura 3, se muestra el mapa de voltaje y las imágenes de resonancia magnética con realce tardío para un caso de una TV de origen epicárdico y otro de origen endocárdico.

En pacientes no isquémicos que presentan realce tardío en las imágenes de resonancia magnética, la distribución del realce permite identificar la localización de la TV. Si el realce tardío es puramente epicárdico, las probabilidades de una TV epicárdica son elevadas.

2.4 Estudio electrofisiológico

La causa más aceptada y habitual para realizar un abordaje epicárdico es el fracaso previo de una ablación endocárdica. En nuestro centro se analizó a una serie de pacientes con TV incesante y con un intento previo de ablación endocárdica fallido. Mediante el abordaje epicárdico se consiguió controlar la TV excepto en un paciente.[5] En muchas ocasiones el fracaso de la

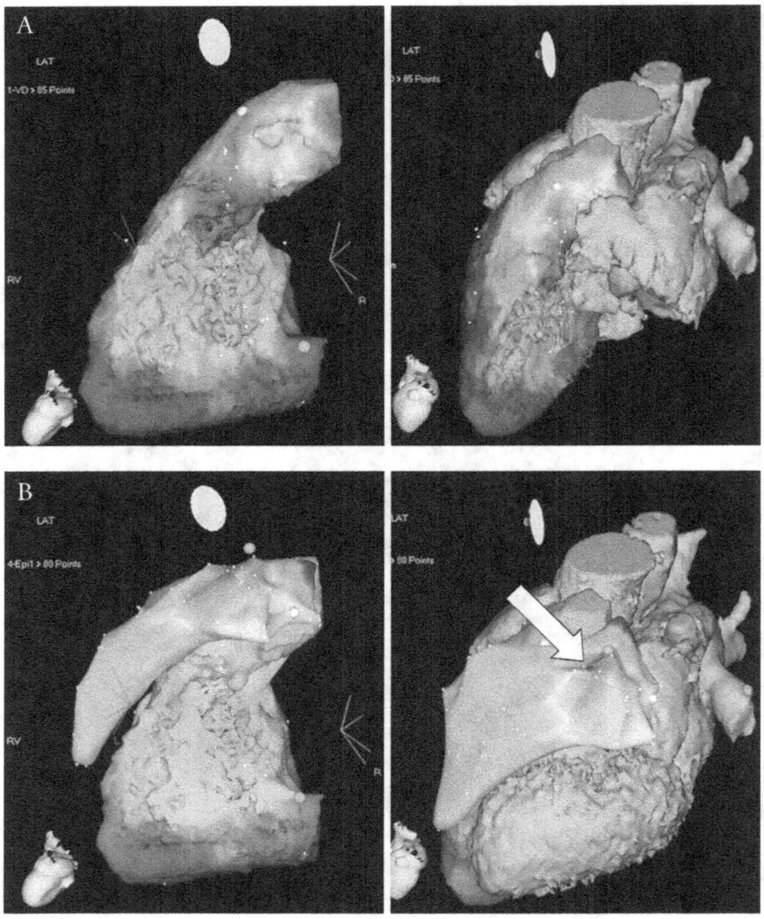

Figura 4 (véase figura a color en Apéndice de ilustraciones, pág. 212)

Mapas de activación de extrasístole ventricular (EV). En el panel A se muestra un mapa de activación del ventrículo derecho de una paciente sin cardiopatía estructural, donde no se observan precocidades adecuadas desde endocardio. Se decidió realizar un mapa epicárdico (panel B) y se identificó una zona con mayor precocidad. A diferencia del mapa anterior, en este caso la zona de mayor precocidad está claramente delimitada. Al aplicar radiofrecuencia en esta zona (punto rojo) se eliminó la EV.

ablación endocárdica puede deberse a la imposibilidad de acceder a los circuitos epicárdicos causantes de la taquicardia.

En pacientes con cardiopatía estructural durante el mapeo desde endocardio se pueden obtener datos que sugieran un origen epicárdico del circuito. Durante el mapeo en ritmo sinusal la ausencia de potenciales patológicos en el registro hace pensar en una localización más profunda de la cicatriz. Durante el mapeo en taquicardia (tanto para pacientes con o sin cardiopatía estructural), la ausencia de potenciales diastólicos en endocardio, así como un mapa de activación donde no se identifique claramente una zona de activación temprana (véase la figura 4), sugieren un origen epicárdico.

3 Técnica de la ablación epicárdica con catéter

3.1 *Acceso transtorácico epicárdico*

Para minimizar las complicaciones hemorrágicas, es conveniente realizar la punción y el acceso al saco epicárdico sin tratamiento anticoagulante. En nuestro centro, cuando la sospecha de un origen epicárdico de la TV es alta, se realiza la punción epicárdica al inicio del estudio y se introduce una guía fina (0,032 pulgadas). Posteriormente en el caso de necesitar acceder al ventrículo izquierdo, se inicia la anticoagulación con heparina.

El procedimiento habitual en nuestro centro de acceso epicárdico es el siguiente. En primer lugar, se realiza antisepsia y anestesia local de la zona subxifoidea. Se procede a la sedoanalgesia con midazolam y fentanilo. Para la punción se utiliza una aguja epidural de Tuohy (Perican, B. Braun, Melsungen, Alemania), de punta roma para evitar lesionar estructuras como la médula espinal. Este diseño permite reducir el riesgo de perforación cardíaca. La punción se realiza entre el borde izquierdo de la apófisis xifoides y el reborde costal inferior izquierdo.

Con una angulación entre 30-45° se dirige la aguja hacia la escápula izquierda (véase la figura 5). Visualizando la silueta cardíaca con la fluoroscopia se avanza la aguja hasta sentir el latido cardíaco. En este momento se inyecta una pequeña cantidad de contraste yodado diluido al 50 %. Si la aguja se encuentra en el saco pericárdico el contraste se distribuye por éste y se aprecia una fina capa que rodea la silueta cardíaca (véase la figura 5, flechas azules en la imagen de fluoroscopia). A través de la aguja se avanza una guía fina que dibuja los límites de la silueta cardíaca, lo que confirma su localización en el pericardio (véase la figura 5, flechas rojas). Hasta que no se ha confirmado la presencia en el pericardio de la guía, no se retira la aguja ni se avanza hasta el siguiente paso.

3.2 Mapeo epicárdico y ablación por radiofrecuencia

En nuestro centro para el mapeo y ablación de las TV se utiliza un catéter irrigado de punta de 3,5 mm Navistar (Biosense Webster Inc., Diamon Bar, CA, EEUU). Una vez realizada la punción, se introduce un introductor de 8F metálico para lograr más soporte (véase la figura 5). Se puede también utilizar una vaina deflectable (Agilis NXT", SJM, MN, EEUU) para dirigir y dar mayor estabilidad al catéter dentro del saco pericárdico. Mientras se está realizando el mapa epicárdico la irrigación ha de estar parada para evitar que se llene el saco pericárdico de suero innecesariamente. Modificando la angulación en el momento de la punción puede variarse el acceso a la cavidad por anterior o posterior, según cuál sea la zona de mayor interés. Habitualmente puede mapearse toda la superficie del corazón, pero la existencia de adherencias puede dificultar sensiblemente el procedimiento.

El mapeo electroanatómico se realiza con ayuda del sistema de navegación CARTO (Biosense Webster Inc., Diamon Bar, CA, EEUU). En el caso de realizar mapas de voltaje bipolares, se define como miocardio normal valores de voltaje superiores a 1 mV y como cicatriz valores inferiores a 0,5 mV, tal como ha sido previamente descrito.[7] Las imágenes de resonancia magnética, incluida la caracterización de las zonas de cicatriz, se pueden fusionar con el mapa electroanatómico. Las maniobras diagnósticas para el estudio de la TV son las convencionales: mapas de activación, mapas de sustrato, *pace-mapping*, encarrilamiento, etc.

La grasa epicárdica es una capa de tejido adiposo localizada bajo el pericardio visceral. Su distribución y grosor es irregular y variable, concentrándose en el recorrido de los vasos coro-

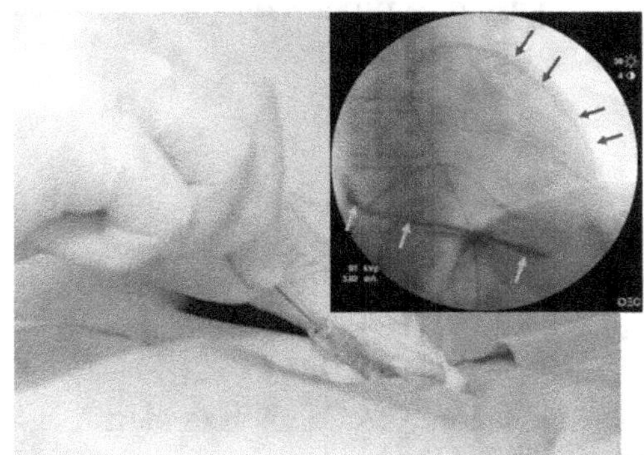

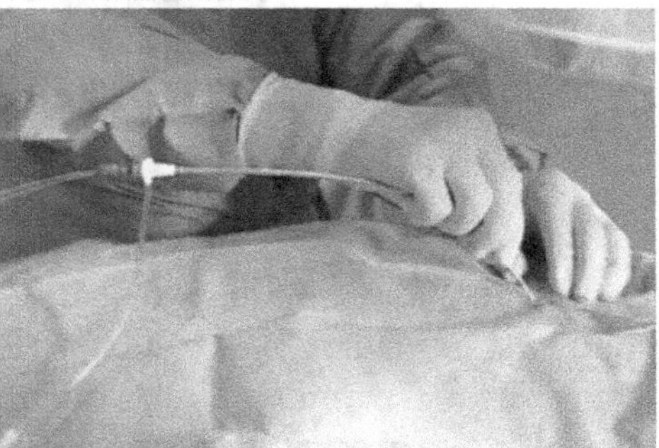

Figura 5 (véase figura a color en Apéndice de ilustraciones, pág. 212)

Punción epicárdica. En la parte izquierda de la imagen se observa la inclinación de la punción, y cómo el operador introduce la guía. En la imagen de radioscopia se observa cómo la guía sigue la silueta cardíaca (flechas azules). También se observa cómo el contraste introducido durante la punción ha dibujado parte del saco pericárdico (flechas rojas). En la parte derecha de la figura se observa el introductor metálico utilizado que permite un soporte mejor a la hora de mapear el epicardio.

narios. Esto favorece la protección de las arterias coronarias frente a la ablación. Por otro lado, la presencia de una capa gruesa de grasa puede dificultar el mapeo epicárdico simulando áreas de necrosis. No obstante, capas menores de 5 mm no modifican la amplitud ni la duración de los electrogramas bipolares. En el momento de la ablación, los catéteres irrigados evitan el calentamiento con baja potencia que se produce en el espacio pericárdico por la ausencia de flujo sanguíneo, produciendo lesiones profundas a pesar de la grasa interpuesta (al menos hasta 3,5 mm de grosor). Los parámetros utilizados para la ablación de radiofrecuencia son parecidos a los utilizados en la ablación endocárdica (40 W, 45 ºC), a excepción de la irrigación (17 ml/min, en lugar de 26 ml/min). Siempre es preferible realizar aplicaciones puntuales frente a aplicaciones lineales para reducir el riesgo de lesión coronaria. Además, es necesario cuantificar la cantidad de suero que se irriga durante las aplicaciones en la cavidad pericárdica para extraerlo periódicamente.

4   Riesgos y complicaciones

Aunque la ablación epicárdica con catéter es un procedimiento bastante seguro (en las series de pacientes publicadas no se menciona ninguna muerte relacionada con el procedimiento, aunque el número de casos es relativamente pequeño), el nivel de experiencia del operador para efectuar el acceso epicárdico ha de ser elevado, y las complicaciones pueden ser graves (lesión coronaria, perforación, lesión del nervio frénico).

4.1   Complicaciones hemorrágicas

Tal como se ha visto en el punto 3, la punción pericárdica debería realizarse sin tratamiento anticoagulante previo. La aparición de hemopericardio es relativamente frecuente (10-20 %), pero suele ser leve y no obliga a suspender el procedimiento. No obstante y a pesar de todas las medidas tomadas, puede ser que se efectúe una ligera lesión en la pared del ventrículo. Por este motivo, se recomienda la observación frecuente de la silueta cardíaca, así como la monitorización constante de la presión arterial para identificar una posible perforación y realizar la oportuna extracción.

Se ha descrito hemoperitoneo por laceración de vasos abdominales, y también es posible la lesión gástrica, por lo que se ha de vigilar si aparecen síntomas abdominales durante o tras el procedimiento. Si fuera el caso sería precisa la atención quirúrgica urgente.

4.2   Lesión del nervio frénico

Los nervios frénicos, a su paso junto al corazón, discurren entre el pericardio fibroso y la pleura mediastínica. Una aplicación de radiofrecuencia cerca podría lesionarlos, por lo que para prevenir esta complicación es aconsejable estimular con salida elevada (15-20 mA) la zona de interés desde el mismo catéter de ablación antes de realizar la aplicación. Otra opción es identificar el recorrido del nervio frénico mediante estimulación e identificarlo en el mapa electroanatómico mediante puntos marcados.

4.3   Lesión de las coronarias

Se ha demostrado en modelos de animales que la aplicación de radiofrecuencia cerca del árbol coronario provoca trombosis e hiperplasia intimal. A mayor tamaño del vaso, menor daño provocado, que es mínimo en vasos superiores a 1 mm. El flujo sanguíneo ayuda a proteger los vasos de las lesiones de radiofrecuencia debido al efecto refrigerante de la circulación sanguínea.

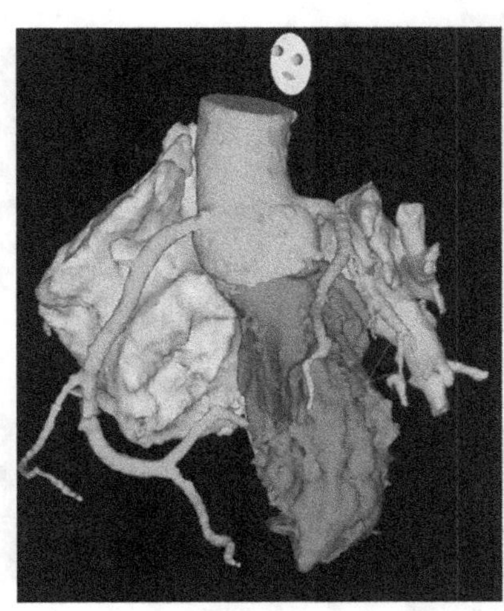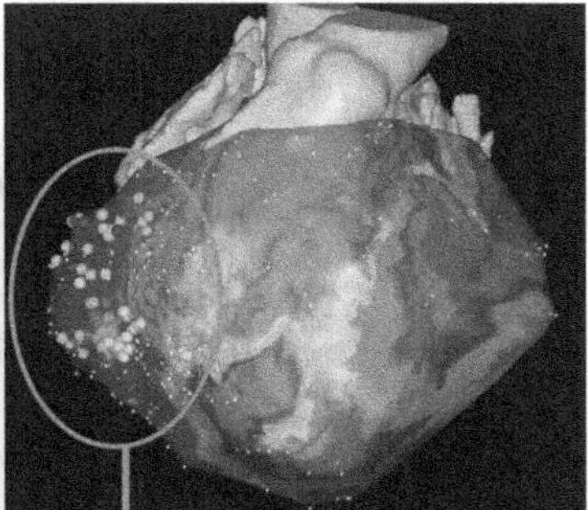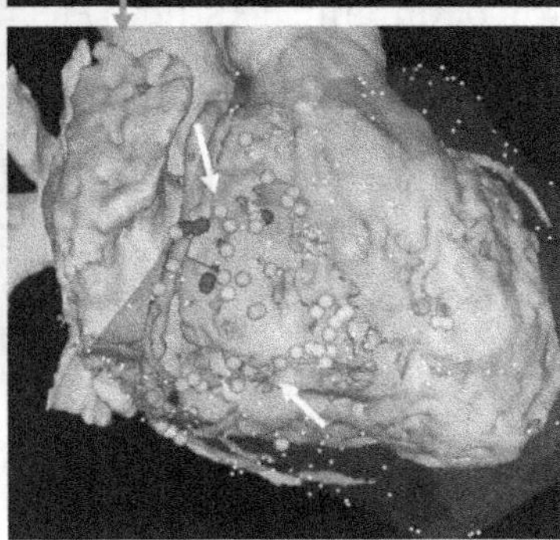

Esto provoca que en general la lesión coronaria sea testimonial (< 1 % de los casos). La lesión puede presentarse de forma aguda (requiriendo intervencionismo coronario urgente) o bien tardía (pasadas incluso semanas después de la ablación).

Para evitar lesionar el árbol coronario se recomienda respetar una distancia de seguridad del punto de ablación respecto a los vasos, siendo mayor para vasos de menor calibre. Para visualizar los vasos en el momento de la ablación puede realizarse una coronariografía con varias proyecciones. Otra opción es realizar una angiografía mediante TAC antes del procedimiento e integrar la reconstrucción tridimensional de la TAC con el mapa electroanatómico. Esto permite observar en tiempo real la relación espacial entre el catéter de ablación y las coronarias (véase la figura 6). Esta última opción es la que se realiza en nuestro centro cuando se prevé realizar un abordaje epicárdico. Para ello es necesario que el error cometido durante la integración de la reconstrucción de la TAC y el mapa electroanatómico sea mínimo.

4.4   Pericarditis

La aparición de pericarditis florida tras una ablación epicárdica no es habitual. En una serie de 48 pacientes, tres presentaron síntomas de pericarditis que se resolvieron sin tratamiento en menos de una semana. Según nuestra experiencia, algunos pacientes presentan dolor torácico leve tras la ablación que suele ceder fácilmente con analgesia habitual.

Conclusiones y recomendaciones

El abordaje epicárdico implica un riesgo y una complejidad técnica que obliga a que su uso esté bien fundamentado. La ablación endocárdica fallida es la indicación más frecuente. En pacientes con cardiopatía estructural, tras un mapeo endocárdico es razonable acceder al saco pericárdico si presentan criterios electrocardiográficos de TV epicárdica y cicatriz epicárdica en las imágenes de resonancia magnética. En pacientes con contraindicación para el mapeo endocárdico por prótesis mecánicas valvulares o trombo intraventricular se puede plantear la opción de realizar una ablación epicárdica por no tener otro acceso.

RECUERDA…

- En el caso de un paciente con TV, algunos datos sugieren un origen epicárdico:

  – Cardiopatía con sustrato arrítmico preferentemente epicárdico (no isquémica).
  – El ECG de la taquicardia presenta algún criterio de origen epicárdico descrito.

- Las pruebas de imagen pueden confirmar zonas epicárdicas de cicatriz o fibrosis.
- Si no se está seguro del origen epicárdico, durante el estudio electrofisiológico con abordaje endocárdico algunos datos pueden ser orientativos:

  – Mapa de sustrato sin bajos voltajes ni anormalidades de los electrogramas.
  – Mapa de activación sin ninguna zona delimitada con buena precocidad.
  – Ablación endocárdica fallida.

- Si se decide un abordaje epicárdico:

  – Acceso transtorácico: la guía dibuja toda la silueta cardíaca.
  – Mapeo SIN irrigación del catéter.

- Antes de la ablación epicárdica:

  – Comprobar que no se está cerca de ninguna arteria coronaria importante mediante coronografía o TAC previa.
  – Comprobar que no existe riesgo de lesionar el nervio frénico mediante estimulación previa.

BIBLIOGRAFÍA

1. Guiraudon G, Fontaine G, Frank R, *et al.* Encircling endocardial ventriculotomy: a new surgical treatment for life-threatening ventricular tachycardias resistant to medical treatment following myocardial infarction. Ann Thorac Surg. 1978; 26(5): 438-44.
2. Kaltenbrunner W, Cardinal R, Dubuc M, *et al.* Epicardial and endocardial mapping of ventricular tachycardia in patients with myocardial infarction. Is the origin of the tachycardia always subendocardially localized? Circulation. 1991; 84(3): 1058-071.
3. Sosa E, Scanavacca M, D'Avila A, *et al.* A new technique to perform epicardial mapping in the electrophysiology laboratory. J Cardiovasc Electrophysiol. 1996; 7(6): 531-36.
4. Sosa E, Scanavacca M, D'Avila A, *et al.* Nonsurgical transthoracic epicardial catheter ablation to treat recurrent ventricular tachycardia occurring late after myocardial infarction. J Am Coll Cardiol. 2000; 35(6): 1442-449.
5. Berruezo A, Mont L, Nava S, *et al.* Electrocardiographic recognition of the epicardial origin of ventricular tachycardias. Circulation. 2004; 109(15): 1842-847.
6. Bazan V, Gerstenfeld EP, García FC, *et al.* Site-specific twelve-lead ECG features to identify an epicardial origin for left ventricular tachycardia in the absence of myocardial infarction. Heart Rhythm. 2007; 4(11): 1403-410.
7. Daniels DV, Lu YY, Morton JB, *et al.* Idiopathic epicardial left ventricular tachycardia originating remote from the sinus of Valsalva: electrophysiological characteristics, catheter ablation, and identification from the 12-lead electrocardiogram. Circulation. 2006; 113(13): 1659-666.
8. Brugada J, Berruezo A, Cuesta A, *et al.* Nonsurgical transthoracic epicardial radiofrequency ablation: an alternative in incessant ventricular tachycardia. J Am Coll Cardiol. 2003; 41(11): 2036-043.
9. Soejima K, Stevenson WG, Sapp JL, *et al.* Endocardial and epicardial radiofrequency ablation of ventricular tachycardia associated with dilated cardiomyopathy: the importance of

low-voltage scars. J Am Coll Cardiol. 2004; 43(10): 1834-842.

10. Cano O, Hutchinson M, Lin D, *et al.* Electro-anatomic substrate and ablation outcome for suspected epicardial ventricular tachycardia in left ventricular nonischemic cardiomyopathy. J Am Coll Cardiol. 2009; 54(9): 799-808.

11. Mahrholdt H, Wagner A, Judd RM, *et al.* Delayed enhancement cardiovascular magnetic resonance assessment of non-ischaemic cardiomyopathies. Eur Heart J. 2005; 26(15): 1461-474.

12. Basso C, Thiene G, Corrado D, *et al.* Arrhythmogenic right ventricular cardiomyopathy. Dysplasia, dystrophy, or myocarditis? Circulation. 1996; 94(5): 983-91.

13. Sen-Chowdhry S, Syrris P, Prasad SK, *et al.* Left-dominant arrhythmogenic cardiomyopathy: an under-recognized clinical entity. J Am Coll Cardiol. 2008; 52(25): 2175-187.

14. Dalal D, Jain R, Tandri H, *et al.* Long-term efficacy of catheter ablation of ventricular tachycardia in patients with arrhythmogenic right ventricular dysplasia/cardiomyopathy. J Am Coll Cardiol. 2007; 50(5): 432-40.

15. García FC, Bazan V, Zado ES, *et al.* Epicardial substrate and outcome with epicardial ablation of ventricular tachycardia in arrhythmogenic right ventricular cardiomyopathy/dysplasia. Circulation. 2009; 120(5): 366-75.

16. Bazan V, Bala R, García FC, *et al.* Twelve-lead ECG features to identify ventricular tachycardia arising from the epicardial right ventricle. Heart Rhythm. 2006; 3(10): 1132-139.

Capítulo 13

Taquicardias ventriculares idiopáticas

J. Fernández-Armenta, A. Berruezo[1]

Hospital Clínic de Barcelona
[1] berruezo@clinic.ub.es

Introducción

La taquicardia ventricular (TV) idiopática se define como aquella que se presenta en sujetos sin cardiopatía estructural significativa. El término TV idiopática puede resultar impreciso, ya que engloba diversos tipos de TV monomorfas de fisiopatología y localización diferentes. Suponen una pequeña proporción de todas las TV monomorfas, que en su mayor parte se relacionan con cicatrices miocárdicas en el seno de cardiopatía estructural.

En conjunto, estas TV que ocurren en pacientes más jóvenes se asocian a buen pronóstico y pueden ser tratadas de forma muy eficaz mediante ablación con radiofrecuencia. De forma simplificada se distinguen dos grupos relevantes de TV idiopática:

- TV del tracto de salida.
- Taquicardia fascicular del ventrículo izquierdo.

También se han descrito TV idiopáticas de los tractos de entrada o anillos tricúspide y mitral, otras cercanas al tejido específico de conducción y un grupo que se podría considerar que su origen reside en la musculatura vascular (seno coronario, proximal y distal, pulmonar y aórtico) que se pueden englobar dentro de las de tracto de salida.

Atendiendo a esta clasificación simplificada se llevará a cabo una descripción de estas TV centrándose en los aspectos relacionados con el tratamiento con catéter.

1   Taquicardias ventriculares del tracto de salida

Se trata de la forma más común de TV idiopática. Es una arritmia por actividad desencadenada y origen focal. En la mayoría de los pacientes el foco se encuentra en el tracto de salida de ventrículo derecho (TSVD), en torno al 15 % se localiza en el tracto de salida de ventrículo izquierdo (TSVI), aunque la proporción es variable, y llega a suponer hasta un tercio, según las series. En casos raros, se demuestra focos de las mismas características en las proximidades de los anillos mitral y tricúspide.

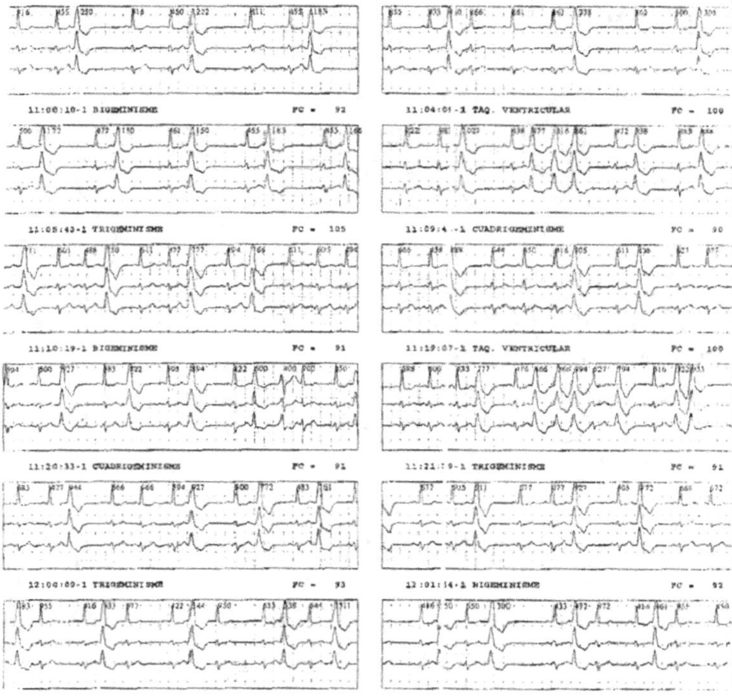

Figura 1
Registro de Holter que muestra extrasístole ventricular frecuente, en ocasiones en forma de bigeminismo, y salvas repetitivas de TV no sostenida de la misma morfología.

1.1 Presentación clínica

La entidad suele manifestarse a edades tempranas (entre los 25-50 años). La mayoría de los pacientes presentan palpitaciones (50-80 %), algunos sufren presíncope o mareos (25-50 %) y raramente síncope (<10 %). Clásicamente se diferencian dos formas de presentación clínica:

- *TV monomorfa no sostenida repetitiva:* la actividad ectópica aparece como extrasistolia frecuente, dobletes y salvas cortas de TV monomorfa de carácter repetitivo (tipo Gallavardin). Habitualmente la arritmia es suprimida por el ejercicio reapareciendo en la fase de recuperación (véase la figura 1).
- *TV monomorfa sostenida:* episodios aislados de TV sostenida desencadenados por el ejercicio.[1]

Se han identificado otros *triggers*, como la ansiedad, las situaciones de estrés, los estimulantes, como la cafeína, y las hormonas femeninas. La menopausia, la gestación y la menstruación son períodos en los que las mujeres suelen sufrir intensificación de la carga arrítmica.

1.2 Fisiopatología

El mecanismo arritmogénico más aceptado para las taquicardias del tracto de salida es la actividad desencadenada mediada por adenosín monofosfato cíclico (AMPc). La aparición de pospotenciales tardíos se relaciona con la sobrecarga celular de calcio. Fármacos que reducen la corriente de entrada de calcio, como la adenosina, los betabloqueantes o el verapamilo, inhiben la aparición de la arritmia. Se ha descrito una mutación en el gen de una proteína G inhibidora cuya disfunción provoca aumento del AMPc en un grupo de pacientes con TV de TSVD.

Los agonistas betaadrenérgicos inducen la aparición de salvas de TV no sostenida y TV sostenida en la mayoría de los pacientes. Las situaciones de estrés, el ejercicio y el período de recuperación postesfuerzo, en el que las concentraciones de catecolaminas circulantes son elevadas, son desencadenantes de este tipo de TV. En algunos pacientes, la carga arrítmica sigue paralelamente el ritmo circadiano de catecolaminas. El papel del sistema nervioso simpático en la etiopatogenia de esta TV no está del todo aclarado. Se ha sugerido como posible mecanismo una recaptación defectuosa de la noradrenalina en los terminales presinápticos.

La expresión de estos mecanismos en el estudio electrofisiológico se puede resumir en los siguientes hallazgos:

- Inducción con isoproterenol o con estimulación con ráfagas/rampas. Ausencia de inducibilidad con extraestímulos acoplados de forma programada.
- Imposibilidad de encarrilar la taquicardia.
- Activación focal de localización preferente en los tractos de salida.
- Sensibilidad a fármacos como el verapamilo y la adenosina.

1.3 Localización y electrocardiograma

En la mayoría de los casos el foco arrítmico se localiza en el TSVD, bajo las cúspides pulmonares. Otras localizaciones alternativas son el endocardio del TSVI, los senos de Valsalva, el epicardio del TSVI (accesible en ocasiones desde el seno coronario distal), la unión mitro-aórtica, el anillo mitral y la región parahisiana. El patrón electrocardiográfico de la taquicardia permite predecir la localización del foco. La morfología electrocardiográfica típica de la TV del TSVD es de bloqueo de rama izquierda y eje inferior en el plano frontal.[2]

Las relaciones anatómicas de los tractos de salida ventriculares son complejas. El *septum* interventricular supone la pared posteromedial del TSVD, mientras que la pared libre del ventrículo derecho (VD) es la porción anterolateral (véase la figura 2). La mayoría de las TV se originan en la porción anteroseptal del TSVD. Electrocardiográficamente, a diferencia de los focos septales, los de pared libre presentan muesca *(notching)* en las derivaciones inferiores, menor voltaje/mayor duración del QRS en las mismas y transición tardía (≥ V4) en las derivaciones precordiales. La derivación I permite definir el origen anterior o posterior en el *septum* o la pared libre. Esta derivación tiende a ser negativa (compejos QS) en focos anteriores (anterior-izquierda) y positiva (ondas R) en la zona posterior (posterior-derecha). Conforme nos dirigimos hacia posterior en el TSVD nos alejamos de la izquierda, manifestándose como ondas positivas en la derivación I. En puntos intermedios del plano anteroposterior, la derivación I tiende

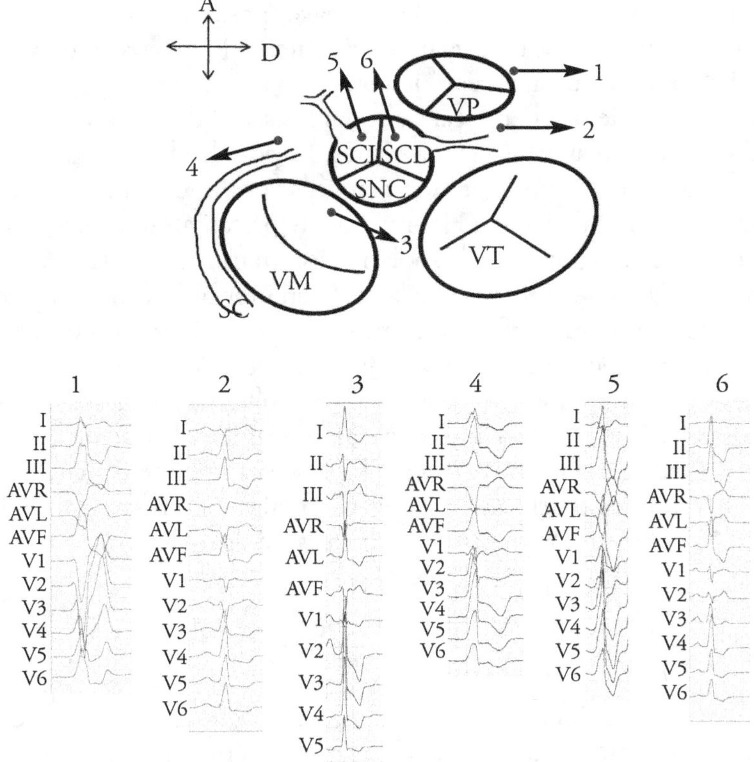

Figura 2.
Esquema de las relaciones anatómicas entre los tractos de salida desde una visión superior. Se muestran diversos electrocardiogramas de taquicardias idiopáticas relacionados marcando el punto de ablación eficaz.
1) Extrasistolia de origen en pared libre posterior de TSVD, obsérvese la transición tardía en precordiales y la muesca en derivaciones de cara inferior. 2) TSVD posteroseptal, igual que el anterior R predominante en DI (posterior) pero complejo estrecho en II, III y aVF. 3) Taquicardia parahisiana izquierda, la penetración precoz en el sistema de conducción en este caso justifica la corta duración del QRS. 4) Extrasístole ablacionada en el seno coronario distal: la pendiente inicial de QRS ocupa la mayor parte de la duración de éste, lo que sugiere un origen epicárdico. 5) TV del seno de Valsalva izquierdo. 6) TV con origen en seno de Valsalva derecho, con transición más tardía en precordiales que la anterior.

A: anterior; D: derecha; SC: seno coronario; VM: válvula mitral; VT: válvula tricúspide; VP: válvula pulmonar; SCI: seno de Valsalva izquierdo; SCD: seno de Valsalva derecho; SNC: seno no coronario.

Figura 3 (véase figura a color en Apéndice de ilustraciones, pág. 213)

En el panel izquierdo TV con morfología de BRDHH y eje inferior. Mapa de activación fusionado con TAC multicorte en la figura de la derecha. Los puntos de mayor precocidad en rojo. Los colores naranja, amarillo, verde, azul y violeta representan registros bipolares progresivamente más tardíos. Se muestran los mapas de activación del seno de Valsalva y del seno coronario distal. Se evidencia la mayor precocidad en el seno de Valsalva izquierdo. El punto de ablación eficaz (flecha verde) se encontraba en dicho seno, a 1,5 cm del ostium de la coronaria izquierda (*).

Ao: aorta; BRDHH: bloqueo de rama derecha del haz de His; Sc: seno coronario distal; VD: ventrículo derecho; VI: ventrículo izquierdo.

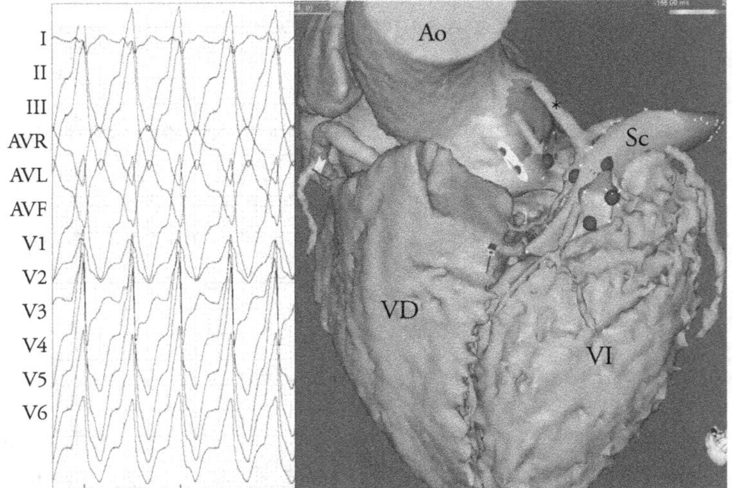

a ser isodifásica.[3] Se han identificado focos supravalvulares, en el origen de la arteria pulmonar, sin que exista un patrón característico.

La presencia de transición muy precoz en precordiales (≤ V2) sugiere un origen izquierdo.[4] La transición tardía (≥ V4) permite predecir con seguridad un origen en TSVD. Las TV con transición intermedia en V3 pueden ser izquierdas o derechas. Las TV de TSVI tienen eje inferior con onda R monofásica en derivaciones inferiores y configuración de bloqueo de rama izquierda con transición precoz o de bloqueo de rama derecha con S en V6.

Los senos de Valsalva se han identificado también como focos de TV idiopática. La presencia de extensiones miocárdicas en la raíz aórtica, superando el anillo valvular, es relativamente frecuente (en torno al 20 % en series de autopsia). La presencia exclusiva de estas fibras musculares no parece ser suficiente para justificar la arritmia. Aunque se han publicado pocos casos, el patrón electrocardiográfico parece ser muy similar al de focos en TSVD. La mayor amplitud de la onda R (> 50 % del QRS) y del cociente R/S (> 0,3) en V1-V2 orienta a un origen en las cúspides coronarias.[5] En el seno de Valsalva izquierdo la morfología en V1 es polifásica (en forma de «W» o «M»). La transición ocurre en V2 o antes en las TV de seno izquierdo, mientras que suele presentarse en V3 en las del derecho.[6] Los focos del seno izquierdo tienen mayor positividad en DIII, cociente DIII/DII > 0,9. El origen de la taquicardia se localiza más frecuentemente en el seno de Valsalva izquierdo, seguido del derecho y raramente en el seno no coronario (véase la figura 3).

Existen focos en el TSVI no accesibles desde el endocardio ni en los senos de Valsalva. Estos focos subepicárdicos tienen predilección por las áreas perivasculares. Es posible abordarlos desde el interior del sistema venoso, y la unión entre la porción proximal de la vena interventricular anterior y el seno coronario distal es el área más frecuente. Habitualmente presentan morfología de bloqueo de rama izquierda en el electrocardiograma. La despolarización transmural lenta aparece como una pendiente inicial suave en el QRS (seudodelta). En las TV con morfología con bloqueo de rama derecha, una onda pseudodelta ≥ 34 ms, deflexión intrinsecoide en V2 ≥ 85 ms o intervalo RS más corto ≥ 121 ms indican un origen epicárdico, aunque estos criterios se describieron para TV asociadas a cardiopatía estructural, fueron la base para el desarrollo de posteriores criterios aplicables a localizaciones más cercanas al septo, como es el caso de las TV de tracto de salida.[7] En las TV de tracto de salida, el *maximum deflection index* (MDI) se calcula mediante el cociente entre el tiempo más corto desde el inicio del QRS a la máxima deflexión en precordiales y el total del QRS. Un cociente ≥ 0,55 define un origen epicárdico (véase la figura 4).[8]

1.4 Diagnóstico diferencial

En las TV del tracto de salida el electrocardiograma basal y la ecocardiografía son normales. Lógicamente, esto no excluye la posible coincidencia de la TV en un paciente con cardiopatía. En algunos estudios se han identificado con resonancia magnética cardíaca anormalidades su-

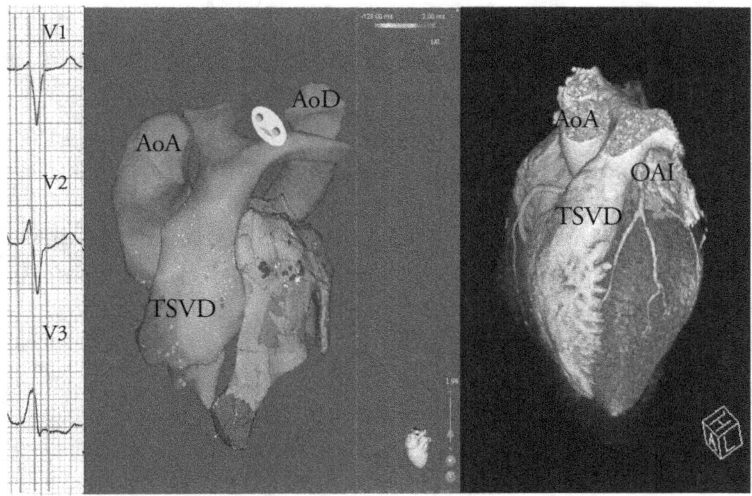

Figura 4 (véase figura a color en Apéndice de ilustraciones, pág. 213)

Taquicardia idiopática epicárdica del TSVI. En el panel de la izquierda se muestran las derivaciones V1-V3 del complejo ventricular. El MDI es de 0,58 (QRS 190 ms, inicio-R 110 ms). La ablación fue inefectiva desde el interior de las cámaras cardíacas incluido el sistema venoso. Se muestran los mapas de activación del TSVD, raíz aórtica y epicardio. Los puntos de ablación están sobre el mapa realizado desde el saco pericárdico. En el panel de la derecha una reconstrucción tridimensional de la TAC para mostrar las relaciones anatómicas.

AoA: aorta ascendente; AoD: aorta descendente; TSVD: tracto de salida de ventrículo derecho; OAI: orejuela de aurícula izquierda.

tiles en el TSVD en forma de adelgazamientos focales o defectos de engrosamiento. La distinción con la displasia arritmogénica de ventrículo derecho (DAVD) es imprescindible, y afortunadamente su realización no es difícil en la mayoría de los casos:

– El electrocardiograma basal y el de señal promediada son típicamente normales en las TV idiopáticas a diferencia de la DAVD.
– Las TV del tracto de salida tienen eje del QRS inferior, mientras que en la DAVD pueden tenerlo superior.
– En las TV idiopáticas del TSVD las técnicas de imagen, a pesar los hallazgos descritos en estudios de cine-RMc, no muestran criterios diagnósticos de DAVD.
– Los hallazgos del estudio electrofisiológico son claramente diferentes. En contraste con lo que ocurre en las TV del tracto de salida, en la DAVD las TV se inducen fácilmente

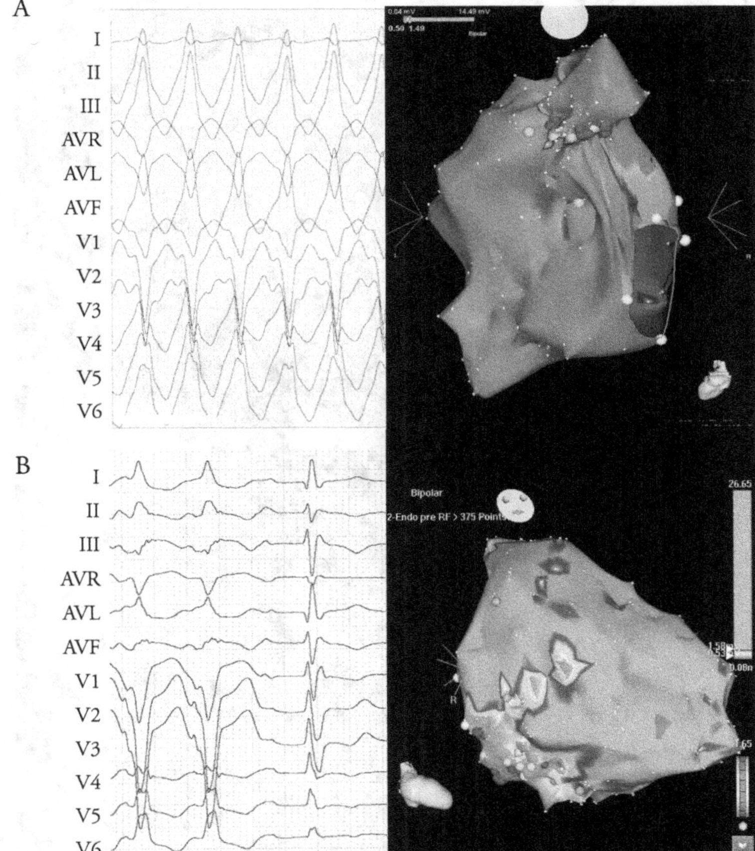

Figura 5 (véase figura a color en Apéndice de ilustraciones, pág. 214)

En la imagen superior (A) se muestra una TV del TSVD. En el panel derecho se muestra el mapa de voltaje del VD, que es normal, y los puntos (en rojo) de ablación eficaz; los puntos en amarillo adyacentes identifican lugares con pace-mapping *adecuado. El caso inferior (B) se trata de una DAVD con taquicardia con morfología de bloqueo de rama izquierda y eje 0°. El complejo QRS sinusal (el último del trazado de la derecha) presenta morfología de bloqueo incompleto de rama derecha y alteraciones de la repolarización. El mapa de voltaje evidencia zonas de cicatriz en pared lateral basal de VD, zona de origen de la TV.*

con extraestímulos y suelen aparecer varias morfologías. Los mapas de voltaje en la DAVD muestran áreas de bajo voltaje (< 1,5 mV) y se identifican electrogramas fraccionados y aislados. Asimismo, los tiempos de activación endocárdica del VD son más elevados en los pacientes con DAVD. En las TV del TSVD los mapas son normales y reflejan la presencia de un miocardio sano. En la figura 5 se ejemplifica el diagnóstico diferencial.

Por otro lado, en pacientes con miocardiopatía dilatada pueden identificarse extrasístoles y TV no sostenidas frecuentes con morfología del TSVD. Es fundamental tener en mente que la extrasistolia frecuente, en sujetos predispuestos, puede causar dilatación y disfunción ventricular izquierda. Se trata de un tipo particular de taquimiocardiopatía. La miocardiopatía puede revertir tras la ablación del foco extrasistólico.[9,10]

Aunque está aceptado que las TV del TSVD tienen un excelente pronóstico, algunos estudios recientes han mostrado datos preocupantes. En una serie de 101 pacientes con TV del tracto de salida referidos para ablación se identificó fibrilación ventricular en 5 de ellos.[11] En otro estudio se demostró la capacidad de estas extrasístoles para desencadenar fibrilación ventricular en sujetos con miocardio eléctricamente susceptible (con síndrome de Brugada o QT largo).[12]

1.5   Mapeo y ablación

La ablación de las TV del tracto de salida se basa en la localización del lugar de origen de la taquicardia. La búsqueda de la activación más precoz es la técnica preferible. La radioscopia puede ser suficiente para realizar este tipo de procedimientos, si bien los sistemas de navegación electroanatómicos resultan muy útiles. La realización de mapas de activación en taquicardia, o sincronizando el latido ectópico en caso de extrasistolia aislada, permite determinar el foco de la arritmia con gran precisión.

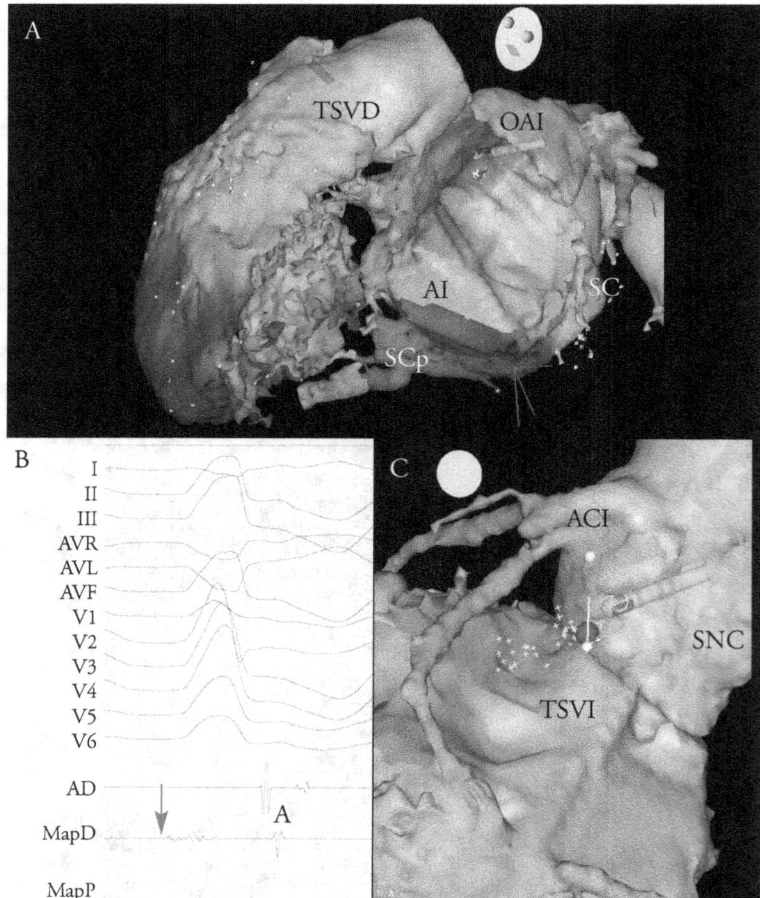

Figura 6 (véase figura a color en Apéndice de ilustraciones, pág. 214)

El panel A muestra los mapas de activación de VD y seno coronario fusionados con imagen obtenida de TAC. El mapa de seno coronario está proyectado sobre la superficie contigua de la aurícula izquierda. El catéter de ablación se encuentra en el seno coronario distal, nótese que el seno coronario en la TAC es sólo visible hasta el nivel de la vena de Marshall (SC). B. El electrograma bipolar (MapD) más precoz (marcado con flecha azul) se localiza en el seno de Valsalva izquierdo. El panel C muestra cómo la fusión con la TAC permite monitorizar la distancia respecto al origen de las coronarias.

AI: aurícula izquierda; SCp: seno coronario proximal; OAI: orejuela de AI; AD: aurícula derecha; TSVI: tracto de salida de ventrículo izquierdo; ACI: arteria coronaria izquierda; SNC: seno no coronario.

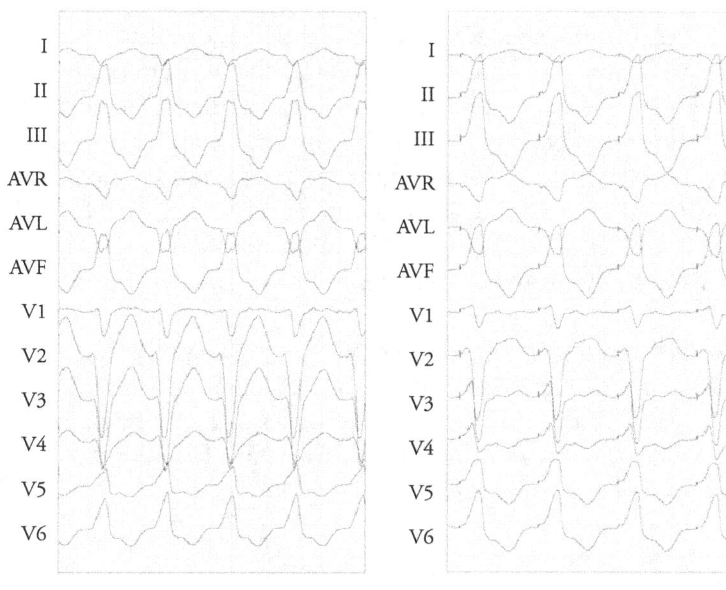

Figura 7
Taquicardia del TSVD de difícil mapeo por ser difícilmente inducible y presentar escasa densidad de extrasístoles. En el panel izquierdo se muestra el electrocardiograma de 12 derivaciones de la TV. En el panel derecho pace-mapping *en la zona subpulmonar anterior. La ablación fue efectiva en este lugar.*

El electrograma local bipolar más temprano durante la taquicardia identifica su lugar de origen. Precocidades mayores a 30 ms respecto al inicio del QRS se consideran óptimas, aunque en puntos de ablación eficaces también se pueden registrar precocidades de entre 15 y 30 ms. Con los sistemas de mapeo electroanatómico se pueden ir anotando las precocidades punto a punto e ir configurando sobre el mapa anatómico un mapa de activación ventricular en taquicardia o del latido ectópico en caso de extrasistolia.

Cuando no se registran precocidades apropiadas en el TSVD hay que mapear zonas alternativas. En primer lugar es recomendable hacerlo en la zona supravalvular pulmonar, en el origen de la arteria pulmonar, donde en ocasiones se encuentra el origen de la taquicardia. Posteriormente se puede explorar el sistema venoso cardíaco, llegando con el catéter hasta la vena interventricular anterior (gran vena cardíaca), en cuyo origen se pueden realizar ablaciones de focos epicárdicos del TSVI. Las vainas deflectables facilitan la navegación en el interior del seno coronario, al proporcionar el soporte suficiente a los catéteres de ablación. Si existen electrogramas tempranos en este lugar y el electrocardiograma también sugiere un origen epicárdico, puede ser necesario acceder al saco pericárdico para eliminar la TV (véase el capítulo 14). Cuando la mayor precocidad se registra en el seno coronario distal es aconsejable mapear los senos de Valsalva y unión mitroaórtica y región subvalvular aórtica y comparar las precocidades antes de decidir dónde realizar la aplicación. Si la mayor precocidad ventricular en el VD se identifica en la región del His hay que sospechar un origen en el seno de Valsalva derecho, pues es la zona del TSVI más cercana al sistema de conducción.[13]

Si la ablación no es exitosa o las precocidades desde las cámaras derechas no son óptimas se debe explorar el TSVI, preferentemente por vía retroaórtica. Mediante este acceso es posible realizar mapas de activación de la superficie endocárdica del TSVI, la unión mitroaórtica y los senos de Valsalva. Antes de realizar ninguna aplicación de radiofrecuencia deben mapearse todas estas estructuras anatómicas potencialmente implicadas (véase la figura 6).

Debe evitarse la sedoanalgesia profunda durante el procedimiento, ya que puede abolir la arritmia. Los fármacos antiarrítmicos deben retirarse con suficiente antelación. En caso de que la arritmia no sea inducible o la extrasistolia sea poco frecuente las técnicas de *pace-mapping* son la alternativa disponible (véase la figura 7). Se trata de analizar la morfología del electrocardiograma estimulando en diferentes puntos del área de interés para guiar la ablación. El objetivo es encontrar una correspondencia de 11-12 derivaciones de 12 con respecto al QRS de la taquicardia. El *pace-mapping* tiene peor resolución espacial que el mapa de activación en la TV del TSVD según muestra el área de isocronas de los primeros 10 ms ($1,8 \pm 0,6$ cm^2 *versus* $1,2 \pm 0,7$ cm^2). En el 20 % de los pacientes con TV del TSVD el *pace-mapping* no es suficiente para localizar el foco de la taquicardia.[14] Los sistemas de mapeo sin contacto permiten localizar el foco con escasos complejos de la taquicardia.

La ablación en el TSVD debe realizarse con precaución. La pared del infundíbulo pulmonar es muy delgada. Además, la llamada pared septal realmente no forma parte del tabique en su porción craneal, ya que el anillo aórtico se sitúa inferiormente al pulmonar. Debe evitarse ejercer gran presión con el catéter y mantenerlo con curva forzada durante la aplicación de radiofrecuencia para reducir el riesgo de perforación. Habitualmente se utilizan catéteres irrigados con punta de 3,5 mm para la ablación de taquicardias de tracto de salida. En TSVD la potencia máxima debe configurarse entre 20-40 W, con 45 °C de temperatura máxima. En las cúspides aórticas y en el interior del seno coronario deben evitarse potencias superiores a los 30 W.

La fusión del mapa electroanatómico con las imágenes obtenidas de tomografía axial computarizada (TAC) multicorte permite tener monitorizado el origen y trayecto de las arterias coronarias. Esto resulta de especial interés en la ablación de focos en los senos de Valsalva y en el saco pericárdico (véase la figura 6). En cualquier caso, durante la aplicación de radiofrecuencia es necesario monitorizar la posición del catéter con la fluoroscopia.

1.6 Indicaciones

La ablación con radiofrecuencia en las taquicardias del tracto de salida se ha reservado para pacientes sintomáticos a pesar del tratamiento antiarrítmico (preferentemente betabloqueantes o antagonistas del calcio, aunque pueden utilizarse antiarrítmicos de clase III y IC). A la vista de los buenos resultados de la ablación, y teniendo en cuenta la edad media de estos pacientes, resulta razonable ofrecer la ablación como alternativa a los antiarrítmicos como tratamiento de primera línea. En sujetos asintomáticos con extrasistolia ventricular frecuente y disfunción ventricular significativa, la ablación de la taquicardia puede mejorar los volúmenes ventriculares y los parámetros de función sistólica.

1.7 Resultados de la ablación

En las series y registros publicados los resultados de la ablación son satisfactorios. El éxito del procedimiento se sitúa por encima del 80 % con una baja incidencia de complicaciones.[15] Las localizaciones más inusuales se asocian a peores resultados.[16]

2 Taquicardia ventricular izquierda idiopática

La mayoría de las TV izquierdas aparece en el seno de cardiopatía estructural. En torno al 10 % de TV remitidas para ablación tienen lugar en corazones sanos. La taquicardia ventricular izquierda idiopática (TVII) más frecuente es la denominada taquicardia fascicular, que se ha relacionado con una reentrada que implica al fascículo posterior del sistema His-Purkinje. Se han descrito formas menos frecuentes en el fascículo anterior y en el superosepto. Por su respuesta a fármacos ha recibido también el nombre de taquicardia sensible al verapamilo.[17]

2.1 Presentación clínica

La TVII aparece en sujetos jóvenes, entre la segunda y tercera década de la vida. La clínica predominante son las palpitaciones que pueden relacionarse con el ejercicio. La frecuencia es variable, entre 120 y 220 pm. La presentación como síncope es rara. Al igual que en el caso de las TV del tracto de salida el pronóstico es en general muy bueno, aunque existen casos de miocardiopatía por TV incesante y de muerte súbita.[18]

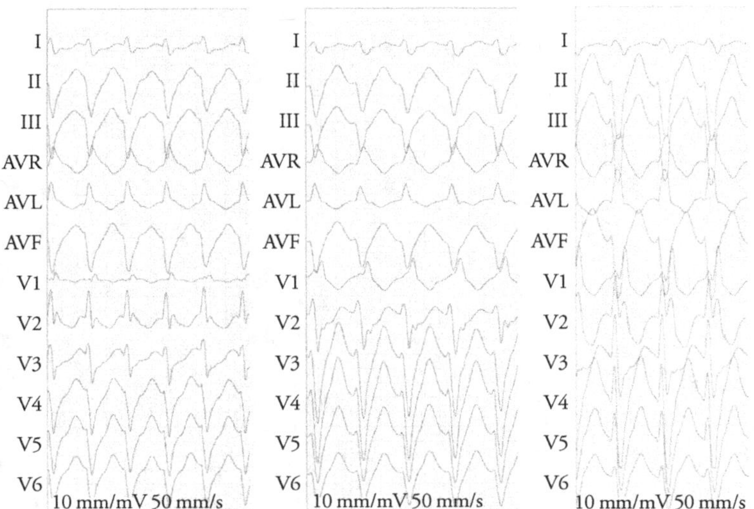

Figura 8. Electrocardiograma de 12 derivaciones de TV fascicular posterior. Se presentan los electrocardiogramas de tres pacientes con TV fascicular. En todos, la taquicardia tiene morfología de bloqueo de rama derecha y eje superior e izquierdo en el plano frontal.

2.2   Electrocardiograma

La TV fascicular presenta morfología de bloqueo de rama derecha y eje superior-izquierdo (véase la figura 8). Al estar el circuito implicando al tejido de conducción, el QRS es estrecho (100-140 ms) lo que en ocasiones provoca que se confunda con una taquicardia supraventricular. La forma fascicular anterior presenta también morfología de bloqueo de rama derecha pero, en este caso, con eje inferior-derecho. Se ha descrito una forma superoseptal con QRS estrecho, morfología de BRIHH y transición en V3.[19]

2.3   Mecanismo

El sustrato fisiopatológico de este tipo de TV ha sido objeto de debate. Algunos estudios han sugerido que la taquicardia puede tener su origen en un falso tendón del ventrículo izquierdo; incluso se ha propuesto la resección quirúrgica del falso tendón como tratamiento. Observaciones posteriores no han encontrado una mayor incidencia de falsos tendones en pacientes con TVII.[20]

La TVII puede ser inducida y terminada mediante estimulación programada con la introducción de extraestímulos. Es posible realizar técnicas de encarrilamiento. Por todo esto se acepta que el mecanismo subyacente de la TVII es la reentrada. La zona de mayor precocidad en taquicardia se localiza en el porcentaje medio-apical, en la región del fascículo posterior. Se identifican potenciales de Purkinje justo antes de la actividad ventricular en taquicardia y en ritmo sinusal. Se ha propuesto que una porción de la red de Purkinje puede formar el brazo anterógrado del circuito de reentrada, con conducción lenta y propiedades decrementales; el brazo retrógrado lo forma el propio hemifascículo posterior. En taquicardia el primer componente se aprecia como un potencial diastólico (P1) y el segundo como un potencial de Purkinje presistólico (P2).[21] Otros autores defienden que el circuito se establece exclusivamente entre la red de Purkinje y el miocardio ventricular.[22]

2.4   Mapeo y ablación

La ablación está indicada en los pacientes con TVII refractaria a fármacos y en aquellos que no quieren tomar antiarrítmicos de forma crónica o han sufrido efectos secundarios a éstos.

El mapeo durante taquicardia del endocardio del ventrículo izquierdo es la estrategia utilizada con más frecuencia para la ablación de la TVII. El acceso al ventrículo izquierdo puede realizarse por vía transeptal o retroaórtica. En el caso del acceso transeptal es recomendable utilizar vainas deflectables para facilitar el mapeo. Aunque los electrocatéteres multipolares ofre-

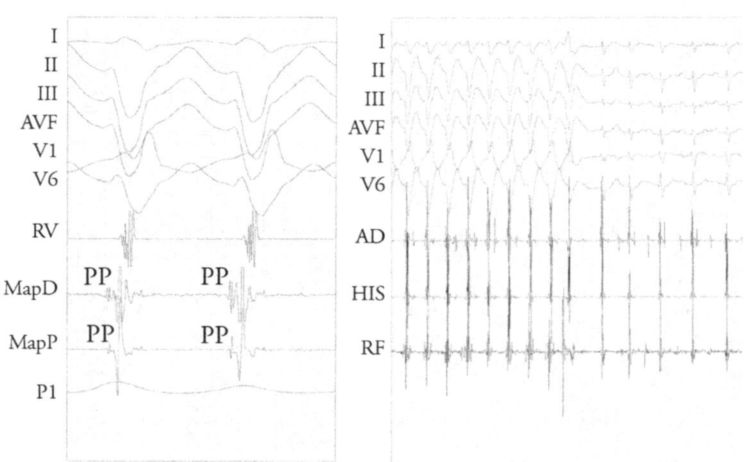

Figura 9
Taquicardia fascicular. Potencial de Purkinje (PP) presistólico registrado con el catéter de ablación (MapD: distal, MapP: proximal). Catéter posicionado en el septum posterior izquierdo en la zona medio-apical. En el panel de la derecha se muestra la finalización de la TV durante aplicación de radiofrecuencia.

cen una mayor información, el mapeo puede realizarse exclusivamente con un catéter de ablación tetrapolar. Los sistemas de navegación electroanatómica facilitan el procedimiento. En el caso de supresión mecánica de la taquicardia y no inducibilidad posterior permiten una localización más precisa del lugar de interés.

La realización de mapas de activación en taquicardia permite la localización de la zona de origen de la TV. El electrograma bipolar con mayor precocidad puede escogerse como criterio para la selección del punto de ablación. Por otra parte, los potenciales diastólicos (P1) y presistólicos (P2) también son objetivos reconocidos para la ablación. Los primeros (P1) identifican la porción lenta del circuito y se suelen localizar en el septo medio. En algunos casos este potencial no se logra registrar. Los potenciales de Purkinje presistólicos rápidos (P2) se relacionan con la zona de salida del circuito y se encuentran en la zona septo-apical (véase la figura 9). La aplicación de radiofrecuencia en cualquiera de estos dos puntos resulta eficaz para la eliminación de la TV.[23] Las técnicas de topoestimulación también pueden utilizarse. Las técnicas de mapeo son similares en el caso de la taquicardia fascicular anterior.

En nuestro centro se realiza al comienzo del procedimiento un detallado mapa de voltaje del ventrículo izquierdo prestando especial atención al tejido específico de conducción. Los puntos con potencial de rama, fascículo y Purkinje son claramente marcados en el mapa.

La ablación en ritmo sinusal tiene especial interés en los casos en los que la TVII no es inducible o lo hace de forma no sostenida. La realización de una línea de ablación en el *septum* medioapical, guiada por los potenciales de Purkinje en ritmo sinusal, es una alternativa para la supresión definitiva de la TV.[24] En nuestra experiencia, la ablación lineal en ritmo sinusal resulta segura y ofrece excelentes resultados (véase la figura 10). Este abordaje también ofrece como ventaja mayor estabilidad al catéter durante la ablación.

Para la ablación pueden utilizarse catéteres convencionales o irrigados. Habitualmente usamos catéteres irrigados de 3,5 mm con una potencia máxima de 40 W y temperatura de 45 °C.

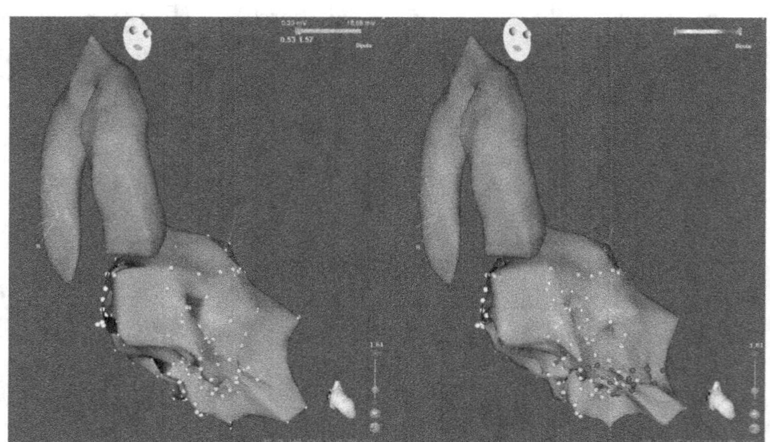

Figura 10 (véase figura a color en Apéndice de ilustraciones, pág. 215)

Ablación de TV fascicular en ritmo sinusal. En el panel izquierdo se muestra el mapa electroanatómico de voltaje del ventrículo izquierdo de un paciente con TV fascicular con mala tolerancia hemodinámica. Se han marcado con puntos amarillos los puntos en los que se identifican potenciales de His, fascículos y Purkinje en ritmo sinusal. En el derecho el mapa electroanatómico en el que se muestra (puntos rojos) la línea de ablación en el septo interventricular izquierdo.

Para comprobar el resultado, tras la ablación se realiza un protocolo de estimulación ventricular programada. Las tasas de éxito a largo plazo publicadas varían entre el 85 y el 100 %. Las complicaciones no son frecuentes y potencialmente son las propias de la ablación en el ventrículo izquierdo (embolia, lesión vascular, perforación). El riesgo de bloqueo cardíaco es mayor en el caso de las TVII de fascículo anterior.

RECUERDA...

- Ante una TV con imagen de bloqueo de rama izquierda de diferentes morfologías o con eje superior se debe sospechar DAVD.
- Mapear, mapear, mapear... Antes de proceder a la ablación en el TSVD con precocidad subóptima hay que explorar el seno coronario distal, el TSVI y las cúspides aórticas, especialmente si la transición es precoz en precordiales ($\leq$ V3).
- El mapa de activación ventricular es más preciso que la topoestimulación para localizar el foco de la TV idiopática.
- La extrasistolia frecuente del TSVD puede provocar miocardiopatía dilatada que es reversible tras la ablación.
- La TV fascicular posterior es la más frecuente de las TVII y tiene QRS estrecho, imagen de bloqueo de rama derecha y eje superior izquierdo.
- La identificación de potenciales de Purkinje en taquicardia y ritmo sinusal sirve de guía para la ablación de la TV fascicular.

BIBLIOGRAFÍA

1. Mont L, Seixas T, Brugada P, *et al.* Clinical and electrophysiologic characteristics of exercise-related idiopathic ventricular tachycardia. Am J Cardiol. 1991; 68(9): 897-900.
2. Jadonath RL, Schwartzman DS, Preminger MW, *et al.* Utility of the 12-lead electrocardiogram in localizing the origin of right ventricular outflow tract tachycardia. Am Heart J. 1995; 130(5): 1107-113.
3. Dixit S, Gerstenfeld EP, Callans DJ, *et al.* Electrocardiographic patterns of superior right ventricular outflow tract tachycardias: distinguishing septal and free-wall sites of origin. J Cardiovasc Electrophysiol. 2003; 14(1): 1-7.
4. Callans MDFDJ, Menz MDV, Schwartzman MDFD, *et al.* Repetitive monomorphic tachycardia from the left ventricular outflow tract: electrocardiographic patterns consistent with a left ventricular site of origin. J Am Coll Cardiol. 1997; 29(5): 1023-027.
5. Ouyang F, Fotuhi P, Ho SY, *et al.* Repetitive monomorphic ventricular tachycardia originating from the aortic sinus cusp: electrocardiographic characterization for guiding catheter ablation. J Am Coll Cardiol. 2002; 39(3): 500-08.
6. Lin D, Ilkhanoff L, Gerstenfeld E, *et al.* Twelve-lead electrocardiographic characteristics of the aortic cusp region guided by intracardiac echocardiography and electroanatomic mapping. Heart Rhythm. 2008; 5(5): 663-69.
7. Berruezo A, Mont L, Nava S, *et al.* Electrocardiographic recognition of the epicardial origin of ventricular tachycardias. Circulation. 2004; 109(15): 1842-847.
8. Daniels DV, Lu Y-Y, Morton JB, *et al.* Idiopathic epicardial left ventricular tachycardia originating remote from the sinus of Valsalva: electrophysiological characteristics, catheter ablation, and identification from the 12-lead electrocardiogram. Circulation. 2006; 113(13): 1659-666.
9. Yarlagadda RK, Iwai S, Stein KM, *et al.* Reversal of cardiomyopathy in patients with repetitive monomorphic ventricular ectopy originating from the right ventricular outflow tract. Circulation. 2005; 112(8): 1092-097.
10. Takemoto M, Yoshimura H, Ohba Y, *et al.* Radiofrequency catheter ablation of premature ventricular complexes from right ventricular outflow tract improves left ventricular dilation and clinical status in patients without structural heart disease. J Am Coll Cardiol. 2005; 45(8): 1259-265.
11. Noda T, Shimizu W, Taguchi A, *et al.* Ma-

lignant entity of idiopathic ventricular fibrillation and polymorphic ventricular tachycardia initiated by premature extrasystoles originating from the right ventricular outflow tract. J Am Coll Cardiol. 2005; 46(7): 1288-294.

12. Haissaguerre M, Extramiana F, Hocini M, *et al.* Mapping and ablation of ventricular fibrillation associated with long-QT and Brugada syndromes. Circulation. 2003; 108(8): 925-28.

13. Yamada T, McElderry HT, Doppalapudi H, *et al.* Idiopathic ventricular arrhythmias originating from the aortic root: prevalence, electrocardiographic and electrophysiologic characteristics, and results of radiofrequency catheter ablation. J Am Coll Cardiol. 2008; 52(2): 139-47.

14. Bogun F, Taj M, Ting M, *et al.* Spatial resolution of pace mapping of idiopathic ventricular tachycardia/ectopy originating in the right ventricular outflow tract. Heart Rhythm. 2008; 5(3): 339-44.

15. Gallego AM, Díaz-Infante E, García-Bolao I. Registro Español de Ablación con Catéter. VIII Informe Oficial de la Sección de Electrofisiología y Arritmias de la Sociedad Española de Cardiología (2008). Rev Esp Cardiol. 2009; 62(11): 1276-285.

16. Calkins H, Kalbfleisch SJ, El-Atassi R, *et al.* Relation between efficacy of radiofrequency catheter ablation and site of origin of idiopathic ventricular tachycardia. Am J Cardiol. 1993; 71(10): 827-33.

17. Huang SKS, Wood MA. Catheter ablation of cardiac arrhythmias. 1.ª ed. Filadelfia: Saunders; 2006.

18. Okumura K, Tsuchiya T. Idiopathic left ventricular tachycardia: clinical features, mechanisms and management. Card Electrophysiol Rev. 2002; 6(1): 61-7.

19. Shimoike E, Ueda N, Maruyama T, *et al.* Radiofrequency catheter ablation of upper septal idiopathic left ventricular tachycardia exhibiting left bundle branch block morphology. J Cardiovasc Electrophysiol. 2000; 11(2): 203-07.

20. Lin F-C, Wen M-S, Wang C-C, *et al.* Left ventricular fibromuscular band is not a specific substrate for idiopathic left ventricular tachycardia. Circulation. 1996; 93(3): 525-28.

21. Nogami A, Naito S, Tada H, *et al.* Demonstration of diastolic and presystolic purkinje potentials as critical potentials in a macroreentry circuit of verapamil-sensitive idiopathic left ventricular tachycardia. J Am Coll Cardiol. 2000; 36(3): 811-23.

22. Ouyang F, Cappato R, Ernst S, *et al.* Electroanatomic substrate of idiopathic left ventricular tachycardia: unidirectional block and macroreentry within the purkinje network. Circulation. 2002; 105(4): 462-69.

23. Nogami A. Idiopathic left ventricular tachycardia: assessment and treatment. Card Electrophysiol Rev. 2002; 6(4): 448-57.

24. Lin D, Hsia HH, Gerstenfeld EP, *et al.* Idiopathic fascicular left ventricular tachycardia: linear ablation lesion strategy for noninducible or nonsustained tachycardia. Heart Rhythm. 2005; 2(9): 934-39.

Capítulo 14

Arritmias ventriculares y cardiopatía estructural

E. Arbelo, A. Berruezo[1]

Hospital Clínic de Barcelona
[1] berruezo@clinic.ub.es

Introducción

Las taquicardias ventriculares (TV) monomórficas pueden aparecer en pacientes con o sin cardiopatía estructural. Las TV idiopáticas se presentan normalmente en pacientes sin enfermedad cardíaca subyacente y no implican un riesgo significativo de muerte súbita. Sin embargo, en pacientes con cardiopatía estructural, las arritmias ventriculares son la mayor causa de morbilidad y mortalidad.[1] En la mayoría de estos pacientes está indicado el implante de un desfibrilador automático (DAI) para la prevención de muerte súbita. Por desgracia, este dispositivo no impide la aparición de arritmias y las descargas son dolorosas, reducen la calidad de vida y son marcadores de un riesgo de insuficiencia cardíaca y muerte.[2] Se acepta que los fármacos antiarrítmicos son la primera opción en el abordaje de estos pacientes pero en muchas ocasiones son ineficaces o deben interrumpirse debido a sus efectos secundarios. Es precisamente en estos pacientes en los que las terapias de ablación con catéter adquieren relevancia. Conviene, además, recordar que hasta el momento actual no se han realizado estudios aleatorizados comparando la estrategia de administración de fármacos antiarrítmicos *versus* ablación con catéter.

1   Mecanismos

El tipo de TV y la enfermedad subyacente orientan sobre su mecanismo y la técnica de mapeo y ablación. Las TV debidas a un mecanismo de automatismo aumentado o actividad desencadenada presentan con frecuencia un origen focal y se pueden eliminar con aplicaciones de radiofrecuencia aisladas. Sin embargo, en pacientes con cardiopatía estructural, la mayoría de las TV monomórficas se deben a un mecanismo de reentrada en las zona de cicatriz. Estas cicatrices son más frecuentes en pacientes con infarto de miocardio previo, pero también pueden aparecer en otras enfermedades como la miocardiopatía dilatada idiopática o familiar, la displasia de ventrículo derecho, la sarcoidosis, la enfermedad de Chagas y tras la cirugía.

En general, las taquicardias por actividad desencadenada se inducen mediante estimulación a altas frecuencias y con isoprenalina, y raramente con estimulación eléctrica programada, demuestran aceleración tras estimulación a alta frecuencia y pueden interrumpirse mediante masaje del seno carotídeo u otras maniobras vagales, así como betabloqueantes y calcioantagonistas. Por el contrario, las arritmias reentrantes se inducen con estimulación eléctrica programada con

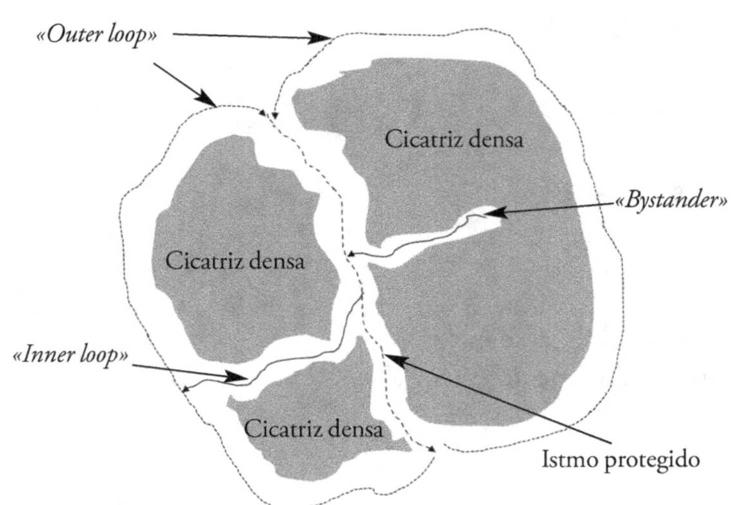

Figura 1
Representación esquemática del circuito de reentrada en zonas de fibrosis. La zona gris representa áreas de cicatriz densa en las que se registran los electrogramas de más bajo voltaje y no se captura el miocardio con estimulación de alta energía. Los canales en su interior presentan electrogramas de voltaje intermedio, caracterizados por su fraccionamiento y duración prolongada o retrasada. (Véase texto).

extraestímulos ventriculares y son menos susceptibles a la estimulación rápida o el isoproterenol. Otras características, como la ausencia de necesidad de períodos de quiescencia entre inducciones, una relación inversa entre el intervalo de acoplamiento del extraestímulo y el intervalo hasta el primer latido de la taquicardia, y la ausencia de relación lineal entre el ciclo de estimulación y el ciclo de la taquicardia, sugieren la presencia de reentrada. Sin embargo, los criterios diagnósticos más importantes de reentrada son la presencia de encarrilamiento o *resetting* con fusión.

Las cicatrices responsables de TV monomórficas están formadas por zonas de fibrosis densa que se interponen con haces de miocitos vivos y fibrosis intersticial. Esto provoca la aparición de zonas de conducción lenta y anisotrópica de longitud variable (por alteraciones en la densidad, composición y función de las uniones GAP), que alternan con otras de bloqueo de la conducción, lo que promueve la aparición de reentradas[3]. Estas zonas discretas de conducción lenta, denominadas *istmo protegido* o *canal,* se encuentran inmersas dentro de la cicatriz o entre la cicatriz y otra barrera anatómica (por ejemplo, el anillo mitral), y no contribuyen al electrocardiograma de superficie. El complejo QRS durante taquicardia comienza en el momento en el que el frente de activación alcanza un punto de salida en el borde de la escara y activa el resto del ventrículo sano. Este frente de onda, tras propagarse alrededor del borde *(outer loop),* regresa a la entrada del canal a través del borde de la cicatriz y puede a su vez volver a activar el canal.[4] Alternativamente, el impulso puede propagarse a través de circuitos en el interior de la cicatriz *(inner loop).* El istmo puede estar rodeado de ramas que no participan del circuito de reentrada y a menudo son difíciles de distinguir de regiones del propio circuito, estas regiones se denominan *bystander* (véase la figura 1).

A menudo, dentro de la cicatriz se encuentran presentes varios canales de conducción lenta que pueden dar lugar a múltiples TV con morfologías y longitudes de ciclo diferentes en un mismo paciente. Algunas de estas TV pueden originarse de la misma región de la cicatriz (de modo que la ablación de dicha región puede eliminar más de una TV), mientras que otras se producen en circuitos localizados en áreas muy distantes.[4,5]

La mayoría de los circuitos reentrantes son subendocárdicos (es el caso de la cardiopatía isquémica), aunque puede suceder que porciones o incluso circuitos enteros sean intramiocárdicos o subepicárdicos. Las regiones de cicatriz pueden ser visualizadas mediante técnicas de imagen (ecocardiografía, resonancia magnética, etc.). En este sentido, la resonancia magnética cardíaca ha demostrado su capacidad para la diferenciación entre miocardio sano y fibrosis, lo que ha permitido incluso la identificación de miocardio disfuncionante pero viable. Se ha sugerido que estas zonas caracterizadas como miocardio viable pueden estar relacionadas con los circuitos reentrantes de TV.[6] Las áreas de cicatriz miocárdica se pueden poner de manifiesto mediante registros intracavitarios con los que en estas zonas se observarán electrogramas de bajo voltaje, fragmentados y de duración prolongada.

La resonancia magnética nuclear (con realce tardío mediante gadolinio) está demostrando ser una herramienta útil para la valoración, localización y cuantificación de la fibrosis miocárdica, y puede predecir la inducibilidad de TV en pacientes con cardiopatías de origen no isquémico.[7] Por ello, es de gran utilidad la valoración de la presencia y localización de la fibrosis a la hora de planificar el procedimiento de ablación.

2   Técnicas de mapeo y ablación

Uno de los factores limitantes para la cartografía y realización de maniobras diagnósticas durante TV es la tolerancia hemodinámica. Durante TV hemodinámicamente estables, se pueden realizar mapas de activación y maniobras de encarrilamiento para identificar el circuito de la taquicardia. Sin embargo, en TV no inducibles o inestables, es necesario recurrir a otras técnicas que permitan identificar el sustrato y los circuitos de reentrada.

2.1   Ablación guiada por mapas de activación

Tal y como se ha mencionado previamente el complejo QRS comienza una vez el frente de propagación abandona el istmo protegido. Los electrogramas en la salida preceden el QRS y, a medida que nos adentramos en el canal, se van haciendo más precoces hasta localizarse en las porciones finales del QRS en el lugar de entrada. Los electrogramas a lo largo del istmo protegido son habitualmente de bajo voltaje y se encuentran fragmentados o desdoblados debido a la activación anisotrópica.

Si una vez realizado el mapa de activación, el electrograma más precoz registrado no precede al menos 50-75 ms al QRS, uno debería sospechar que el mapa es insuficiente o que la taquicardia procede de una región más profunda del miocardio o incluso en el epicardio. Por desgracia, no toda actividad presistólica registrada durante la TV está relacionada con el mecanismo; puede representar actividad tardía independiente, canales sin salida o incluso un artefacto. Por ello, es importante confirmar que la actividad presistólica se encuentra relacionada con el circuito reentrante.

Desde hace unos años, en pacientes con TV toleradas hemodinámicamente, los sistemas de mapeo tridimensional no fluoroscópico pueden utilizarse para realizar mapas de activación durante TV utilizando una referencia temporal que normalmente es el electrocardiograma de superficie, pero también puede ser una señal intracavitaria. Los tiempos de activación locales se asignan de acuerdo con el inicio del electrograma bipolar registrado en la punta del catéter de mapeo y se codifica en colores de manera que la actividad más precoz se representa en rojo y la más tardía en rosa (los colores intermedios representan activaciones intermedias con respecto a la referencia temporal) (véase la figura 2).

2.2   Maniobras de encarrilamiento

Las maniobras de encarrilamiento sirven para confirmar la participación de un determinado punto en el circuito y reconocer la presencia de *bystanders*.[8] Una vez se identifica un potencial mesodiastólico sugestivo, la estimulación desde el catéter de ablación se realiza habitualmente con ráfagas de 10 a 20 estímulos con ciclos 10 a 30 ms inferiores al de la TV, ya que ciclos más cortos podrían modificar o terminar la TV. Cada frente de onda estimulado se propaga hacia el circuito de reentrada y presenta dos componentes: un frente de onda antidrómico que colisiona con el frente de onda ortodrómico de la taquicardia al avanzar en dirección opuesta a la misma, y un frente de onda ortodrómico que penetra en el circuito. La presencia de encarrilamiento se confirma si existe fusión constante entre las ondas ortodrómicas y las antidrómicas, al estimular con ciclo constante, fusión progresiva en el caso de aumentar la frecuencia de estimulación y continuación de la TV tras la estimulación con un último complejo QRS capturado pero sin fusión.[9,10]

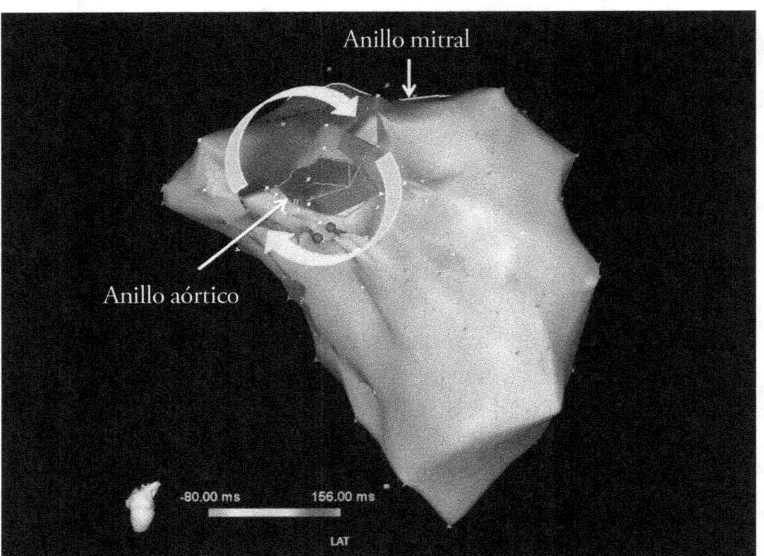

Figura 2 (véase figura a color en Apéndice de ilustraciones, pág. 215)

Mapa de activación durante TV reentrante en la zona subvalvular aórtica. En rojo se representan los lugares de activación más precoz con respecto a la referencia, mientras que los más tardíos aparecen en color rosa. Las flechas indican la secuencia de activación.

Tras un número variable de latidos estimulados desde el catéter de ablación, una vez confirmado el encarrilamiento de la TV, se interrumpe la estimulación y se valoran los siguientes datos:

- *Presencia de fusión*: la presencia de fusión *manifiesta* se produce si los frentes de onda estimulados alteran la secuencia de activación ventricular de forma significativa. Durante la estimulación desde el circuito reentrante durante TV, las ondas antidrómicas estimuladas colisionan dentro del istmo protegido con el frente de onda de la TV, mientras que la onda ortodrómica sale del circuito por el mismo punto, produciendo un QRS idéntico. Es lo que se denomina *fusión oculta*. Es importante valorar la fusión del QRS en el electrocardiograma de 12 derivaciones para evitar pasar por alto pequeñas diferencias que pudieran ser cruciales para el éxito de la ablación (véase la figura 3A).
- *Intervalo postestimulación*: mide el tiempo de conducción entre el lugar de estimulación y el circuito de reentrada. Tras el último latido estimulado, el frente de onda ortodrómico se propaga a través del circuito de reentrada y regresa al lugar de estimulación. De modo que, el intervalo postestimulación, también llamado *ciclo de retorno*, refleja la suma entre el tiempo desde el lugar de estimulación al circuito, el tiempo en atravesar el circuito y el tiempo en regresar desde el circuito al lugar de registro. En lugares dentro del circuito de reentrada, el ciclo de retorno coincidirá con el ciclo de la TV (± 20 ms). Es importante medir este intervalo con respecto al electrograma local y no confundirnos con electrogramas de campo lejano frecuentemente registrados en el catéter de ablación en estos lugares, correspondientes a la despolarización del miocardio sano (véase la figura 3B).
- *Intervalo estímulo-QRS:* valora el tiempo de conducción entre el lugar de estimulación y el lugar de salida del canal hacia el ventrículo sano. Se valora la diferencia entre el intervalo entre el estímulo-QRS y el electrograma-QRS. En lugares dentro del circuito de reentrada, esta diferencia será < 20-30 ms, mientras que en lugares *bystander* se obtendrán cifras más prolongadas.

La presencia de fusión oculta (QRS idéntico al de la TV) e intervalos postestimulación idénticos al ciclo de la TV (± 20 ms) permiten identificar los istmos dentro del circuito de la TV. Adicionalmente, en este punto, el intervalo «estímulo-QRS» es prácticamente idéntico al intervalo «electrograma-QRS» (± 20 ms), mientras que si se trata de un *bystander* el intervalo estímulo-QRS será superior al intervalo electrograma-QRS. Si se cumplen todos estos criterios, la ablación en dicho punto normalmente es eficaz[11] (véase la figura 3B). Sin embargo, en ocasiones, los istmos pueden ser muy anchos y puede obtenerse encarrilamiento adecuado desde un área amplia. En este caso, puede ser necesario usar lesiones lineales a través del canal diastólico.

Si durante la estimulación en un determinado punto (o de forma mecánica), se interrumpe la TV en ausencia de captura global (ausencia de QRS), es altamente probable que este punto se encuentre en el istmo protegido del circuito. Sin embargo, sería recomendable confirmar la reproducibilidad del hallazgo para descartar la finalización espontánea de la TV.

2.3 Ablación guiada por topoestimulación

En el caso de una TV hemodinámicamente inestable o no inducible, el área de interés puede ser mapeada mediante estimulación desde el catéter de ablación intentando reproducir la morfología de la TV clínica.

La valoración de la morfología del QRS durante la TV nos puede orientar la localización del punto de salida de circuito.[12] Una morfología compatible con bloqueo de rama izquierda en V_1 (onda S predominante) sugiere una salida en el ventrículo derecho o el septo interventricular, mientras que una morfología compatible con bloqueo de rama derecha en V_1 (onda R predominante) sugiere un origen en el ventrículo izquierdo. Las derivaciones del plano frontal orientan sobre una localización inferior (eje superior) o anterior (eje inferior). Finalmente, las derivaciones precordiales nos orientan sobre la localización entre la base y el ápex: cuanto más cerca esté de una derivación precordial el punto de salida, más negativo será el complejo QRS en esa derivación (onda S predominante). Así, una TV con salida en la base, generará ondas R predominantes en todas las derivaciones precordiales, mientras que una TV apical generará ondas S profundas en V_3-V_4.

Como mencionamos, habitualmente se reproduce la morfología de la TV estimulando en la salida del circuito, en el borde de la cicatriz, lugar en el que el intervalo estímulo-QRS es corto. A partir de este lugar, se puede intentar delimitar el istmo desde este punto hasta posiciones más interiores de la cicatriz obteniéndose morfologías del QRS similares e intervalos estímulo-QRS progresivamente más largos.[13,14]

Por desgracia, los patrones de QRS en pacientes con arritmias reentrantes son menos precisos que en casos de TV focales en ventrículos sanos. De hecho, la estimulación desde el centro de un istmo protegido durante ritmo sinusal normalmente produce un QRS distinto, ya que el impulso se propaga en ambas direcciones mientras que durante TV lo hace en un solo sentido. Otra limitación de la topoestimulación es la alta energía que con frecuencia se necesita para capturar el miocardio en el interior de la cicatriz, lo que puede influir en el patrón del QRS. A pesar de ello, los mapas de estimulación se han utilizado para detectar la presencia de cicatriz eléctricamente inexcitable (umbral de estimulación unipolar >10 mA a 2 ms de anchura del pulso) en zonas de bajo voltaje y la delimitación del istmo protegido.[13,14]

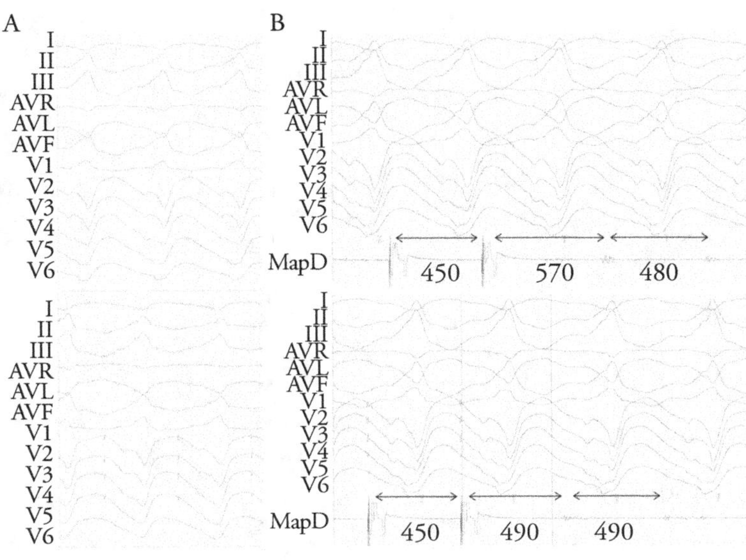

Figura 3
Maniobras de encarrilamiento durante la TV.
A. En el panel superior se observa la TV inducida durante el estudio. En el panel inferior se estimula durante TV desde el catéter de ablación, encarrilando la taquicardia sin modificación de la morfología del QRS (fusión oculta).
B. En el panel superior, se muestra encarrilamiento de la TV con fusión oculta e intervalo postestimulación 90 ms mayor al ciclo de la taquicardia, lo que corresponde con estimulación desde un bystander. *En el panel inferior, encarrilamiento desde el istmo protegido: fusión oculta, intervalo postestimulación igual al ciclo de la taquicardia e intervalo espícula-QRS igual al electrograma-QRS.*

2.4 Ablación de sustrato

En pacientes con TV no inducible o con arritmias inestables, el uso de sistemas de mapeo no fluoroscópico tridimensionales puede ser útil para definir el sustrato de una forma precisa.[15] Estos sistemas permiten la creación de mapas de voltaje y activación y la identificación de los potenciales fraccionados, desdoblados o tardíos, y pueden ser utilizados en asociación a las técnicas de mapeo descritas previamente.

Mediante el uso de un catéter localizable, la posición de la punta queda registrada junto al electrograma intracardíaco en dicho punto. De esta manera se crea un mapa tridimensional del ventrículo, identificando según el electrograma local, las zonas de cicatriz densa, miocardio normal y zonas limítrofes *(border zones)*. Las zonas de cicatriz, en las que el miocardio ha sido sustituido por fibrosis, presentan electrogramas de bajo voltaje y duración prolongada (a menudo aparecen detrás del QRS). Se define el voltaje del miocardio como anormal si se documentan áreas de registros adyacentes con amplitud de electrograma ≤ 1,5 mV. La cicatriz electroanatómica se define en lugares en los que la señal bipolar es < 0,5 mV.[16-18]

Utilizando estos parámetros, se crean mapas de voltaje tridimensionales mediante códigos de color, que varían desde el rojo (que representa cicatriz densa, con amplitud bipolar del electrograma < 0,5 mV) hasta el rosa (que representa miocardio normal, con amplitud bipolar del electrograma ≥ 1,5 mV). Los colores intermedios representan zonas de transición. Simultáneamente, se van marcando los electrogramas anormales en configuración (fraccionamiento, duración, etc.) (véase la figura 4). Mediante registros bipolares con electrodos de 2 mm se consideran normales aquellos electrogramas con amplitud de > 3 mV y anchura < 70 ms.[19] Aquellas zonas con electrogramas de bajo voltaje y fraccionados o tardíos deben ser mapeadas con mucho más detalle para delinear con precisión la extensión y los bordes de la cicatriz eléctrica. Los electrogramas fraccionados son frecuentes en la región de cicatriz pero no son específicos del istmo del circuito de reentrada, pudiéndose encontrar también en regiones *bystander*. Los electrogramas tardíos (potenciales separados por una línea isoeléctrica entre sí y aislados > 10 ms tras el

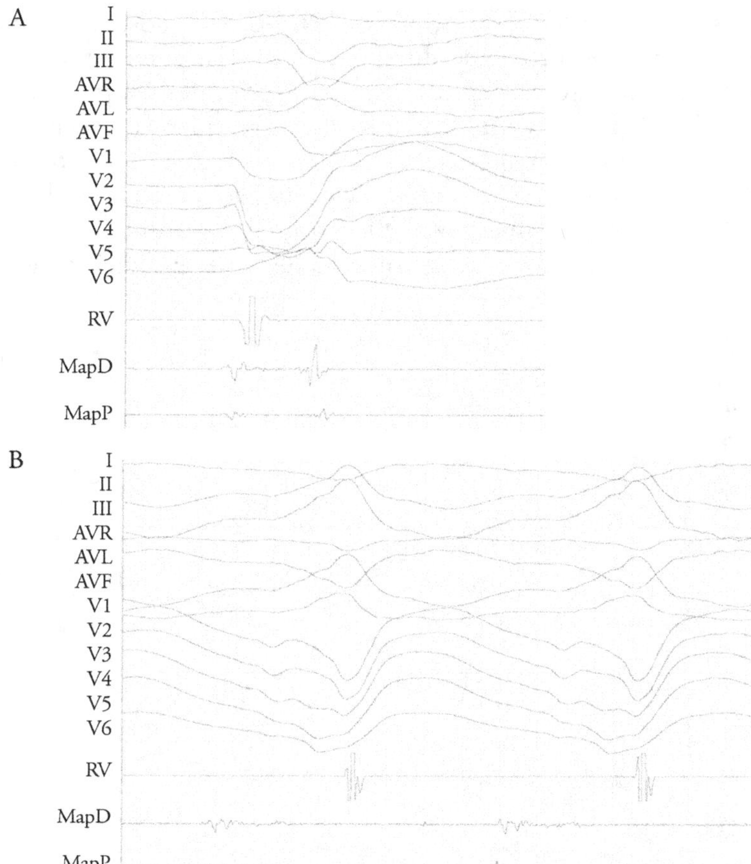

Figura 4
A. Electrograma tardío (al final del QRS) y de bajo voltaje registrado mediante el catéter de ablación durante ritmo sinusal.
B. Tras inducción de la TV, dicho electrograma se localiza en la zona mesodiastólica y presenta gran fraccionamiento, sugestivo de zona de conducción lenta del circuito.

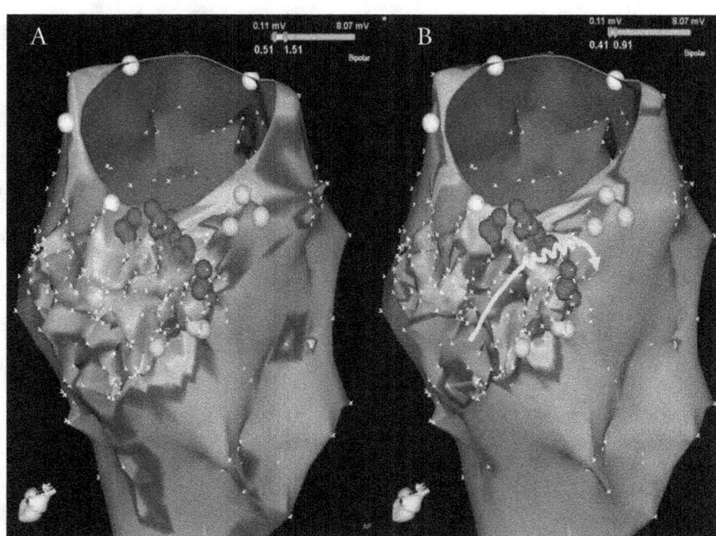

Figura 5 (véase figura a color en Apéndice de ilustraciones, pág. 215)

Mapa de voltaje del ventrículo izquierdo durante ritmo sinusal. A. La escala de color se ha establecido entre 1,51 mV y 0,51 mV, de manera que el miocardio sano (> 1,51 mV) aparece de color rosa y la cicatriz (< 0,51 mV) en rojo; los colores intermedios representan border zones. Se observa una zona de cicatriz en la cara inferior del ventrículo en la zona subvalvular mitral. B. La escala de color se ha reducido a 0,51-0,41 mV, pudiéndose evidenciar la presencia de un canal entre la cicatriz inferior y el anillo mitral (línea amarilla), donde se realizó una línea de ablación. Los puntos blancos representan zonas en los que se registran electrogramas de anillo mitral (relación A:V ≈ 1:1). Los puntos amarillos son aquellos en que se registran potencial de His o rama izquierda.

final del QRS) pueden representar regiones de bloqueo con activación retrasada o dos frentes de onda con una misma u opuesta dirección en momentos diferentes.

Se han descrito varios métodos para definir los istmos de conducción lenta dentro de la cicatriz. Uno de ellos evalúa la existencia de áreas de distinto voltaje dentro de la cicatriz definida como < 0,5 mV, en búsqueda de canales. Para ello, los límites de voltaje se establecen entre 0,3 y 0,5 de límite superior y de 0,1 mV como el límite inferior (representando la cicatriz densa) (véase la figura 5).[20] Un segundo método valora la presencia de cicatriz densa por la presencia de inexcitabilidad eléctrica, tal y como se describió previamente.[14] Finalmente, la identificación de potenciales aislados y tardíos durante ritmo sinusal (o estimulación ventricular derecha) también ha demostrado ser de utilidad para identificar las zonas de interés durante la ablación.[21]

En los pacientes con TV no mapeable (por intolerancia hemodinámica o no inducibilidad), el lugar de ablación se identifica mediante las maniobras descritas previamente y, debido a que a menudo existen múltiples circuitos de reentrada, normalmente se recurre a una combinación de todas. La ablación con radiofrecuencia consiste en ablación linear de todos los istmos identificados o entre el borde de la cicatriz y una estructura anatómica definida (por ejemplo, el anillo mitral).

En los últimos años, se ha introducido el uso de una técnica de mapeo no fluoroscópico para el mapeo de TV no tolerado mediante un catéter-balón.[22] El sistema detecta matemáticamente los electrogramas endocárdicos unipolares a distancia, y permite la adquisición de múltiples sitios simultáneamente y la creación de un mapa de activación isopotencial sobre un endocardio reconstruido virtualmente. Los electrogramas obtenidos han demostrado correlacionarse con los adquiridos manualmente tanto en ritmo sinusal como durante TV.[23] A pesar de que la identificación precisa de las señales intracardíacas puede ser algo limitada (ausencia de detección de electrogramas de muy baja amplitud, inestabilidad del catéter-balón), esta tecnología representa una herramienta prometedora para el tratamiento de ablación de TV no sostenidas o no toleradas hemodinámicamente.

2.5   Objetivos de la ablación

La inducibilidad de la TV monomórfica por mecanismos de reentrada se valora mediante estimulación eléctrica programada desde el ventrículo, habitualmente mediante la introducción de hasta tres extraestímulos en uno o más lugares del ventrículo derecho (ocasionalmente, el izquierdo). El éxito de la ablación de TV también se valora de la misma manera aunque, a menudo, se introduce un número mayor de extraestímulos o se estimula desde zonas alternativas. En general, se han utilizado diferentes objetivos de la ablación, con resultados variables tanto de forma aguda como a largo plazo:[24]

- *Ausencia de inducibilidad de la TV clínica:* se busca la abolición únicamente de la taquicardia espontánea del paciente, aunque esto requiere un registro correcto de ésta (electrocardiograma de 12 derivaciones) para distinguirla de otros posibles orígenes o circuitos alternativos. Hay que tener en cuenta que el uso de fármacos antiarrítmicos y la posición de los electrodos del electrocardiograma pueden modificar el ciclo y la apariencia de la TV en el momento de la inducción. A la hora de valorar el éxito del procedimiento, es fundamental valorar la inducibilidad de la TV clínica antes de la ablación, ya que la ausencia de inducibilidad al final refleja un mejor pronóstico que en caso de persistencia de la misma (un 37 frente a un 80 % de las recurrencias).[24]
- *Modificación de la TV inducible:* se busca la eliminación de todas las TV de ciclo igual o mayor a las documentadas clínicamente. Algunos laboratorios han utilizado este objetivo principalmente en pacientes portadores de DAI, en los que no se dispone de registro electrocardiográfico de las TV espontáneas. Las TV inducibles tras la ablación, más rápidas, se consideran «no clínicas», a pesar de que múltiples estudios han registrado la posible aparición de estas TV rápidas en el seguimiento.[24]
- *Ausencia de inducibilidad de TV alguna:* se busca demostrar la incapacidad de inducción de ningún tipo de TV. A pesar de disponer de una experiencia limitada, estudios multicéntricos recientes sugieren su relevancia en el pronóstico de estos pacientes.[24]

Además, con la descripción de nuevas técnicas de ablación, se han sugerido nuevos objetivos del procedimiento, como la abolición de todos los potenciales aislados y tardíos en el caso de la ablación de sustrato o la desaparición de la extrasistolia ventricular en el caso de pacientes con TV polimórfica o fibrilación ventricular.[21,25-27] Sin embargo, todavía se precisan más estudios para demostrar su utilidad como predictores de recurrencia.

2.6 Procedimiento de ablación de taquicardias ventriculares en pacientes con cardiopatía estructural en nuestro centro

En la figura 6 se muestra la aproximación a la ablación de TV en pacientes con cardiopatía estructural.

Antes del procedimiento, es recomendable realizar técnicas de imagen tridimensional (angiotomografía computarizada o resonancia magnética). De esta forma la anatomía cardíaca obtenida se puede fusionar con el mapa electroanatómico, proporcionándonos una mayor precisión y reduciendo el riesgo de lesionar con la radiofrecuencia estructuras como las arterias coronarias.

El acceso a ventrículo izquierdo puede realizarse por vía retroaórtica o transeptal. Si el electrocardiograma y las técnicas de imagen hacen sospechar que el área de interés se encuentra en la pared inferior preferimos un acceso por vía transeptal, ya que permite una mejor manipulación del catéter de ablación. En el caso de la ablación de TV monomórficas en el contexto de displasia arritmogénica del ventrículo derecho, al tratarse de ventrículos frecuentemente dilatados, puede ser útil el uso de vainas deflectables que permitan la manipulación del catéter.

Inicialmente, se realiza un mapa del substrato durante ritmo sinusal para identificar las zonas de cicatriz, marcando las posiciones en las que se registran potenciales fraccionados y tardíos. Es importante realizar mapas de voltaje de alta densidad de puntos, centrando la atención en las áreas de bajo voltaje con el objetivo de identificar istmos de conducción entre áreas inexcitables (cicatriz o anillo valvular). Para facilitar la identificación de electrogramas patológicos es recomendable marcar el inicio y final de QRS durante el mapeo.

Posteriormente, una vez posicionado el catéter de ablación en la región de interés, se induce la TV. Si ésta es estable, un mapa de activación y las maniobras de encarrilamiento nos permiten identificar los lugares de ablación. Si la TV es inestable, se interrumpe la TV con sobreestimulación o cardioversión y se realiza ablación de sustrato dirigida a la identificación y abolición de todos los potenciales tardíos, con la ayuda de la topoestimulación.

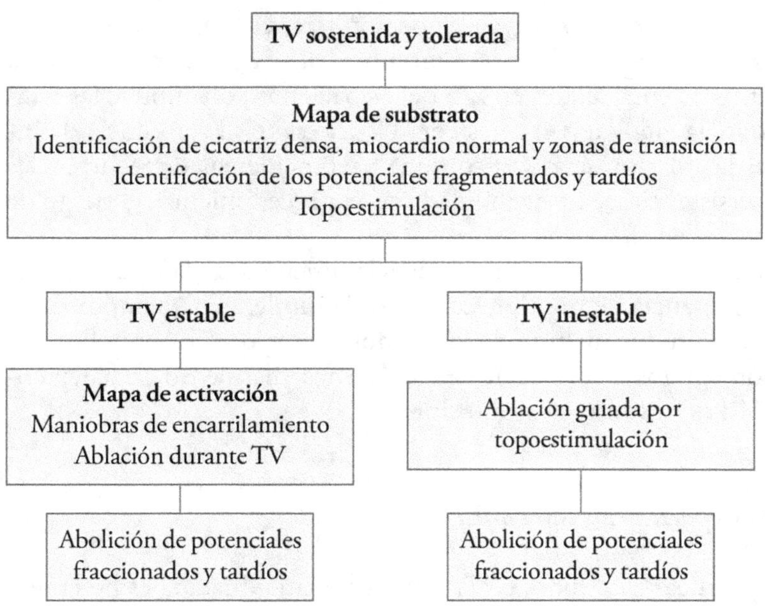

Figura 6
Estrategia de la ablación de TV en pacientes con cardiopatía estructural en el Hospital Clínic i Provincial de Barcelona.

Para la ablación, al igual que en la mayoría de centros, el catéter de ablación que utilizamos habitualmente es el de irrigación abierta con punta de 3,5 mm, estableciendo un límite de temperatura en 45 ºC y una potencia máxima entre 40 y 50 W. Esta configuración ha demostrado ser segura.

Finalmente, es necesario tener en cuenta que algunas entidades como la enfermedad de Chagas, la sarcoidosis o la displasia arritmogénica de ventrículo derecho (en general, las miocardiopatías de origen no isquémico) tienen una mayor incidencia de TV de localización subepicárdica y puede ser necesario acceder al saco pericárdico para su ablación. Los datos clínicos, electrocardiográficos, de imagen y la información del propio estudio electrofisiológico puede hacernos sospechar el origen epicárdico de una taquicardia y optar por realizar un mapeo (y ablación si corresponde) en el epicardio. Asimismo, la ausencia de electrogramas patológicos en el mapa de voltaje endocárdico o una ablación endocárdica previa fallida sugieren la presencia de cicatriz arritmogénica en el epicardio.[28] Las indicaciones y la técnica de ablación epicárdica se describen con detalle en el capítulo 12 de este manual.

3   Consideraciones y resultados en sustratos especiales

Prácticamente todo el conocimiento disponible con respecto a los mecanismos y las técnicas de ablación de TV en cardiopatía estructural ha sido descrito en pacientes con infarto antiguo. Por desgracia, la experiencia de la ablación en el contexto de arritmias por cardiopatías de origen no isquémico es menor y los resultados parecen ser peores.[29] Los mecanismos fundamentales en el seno de las cardiopatías no isquémicas son: la reentrada rama-rama, la actividad focal y la reentrada relacionada con cicatriz, aunque, al igual que en la cardiopatía isquémica, la reentrada es el mecanismo más frecuente.[18,30] No obstante, los circuitos en las cardiopatías no isquémicas tienden a ser más profundos, lo que puede justificar en parte los peores resultados y la necesidad de recurrir a menudo a un abordaje epicárdico.

3.1   Cardiopatía isquémica crónica

La TV en el contexto de la enfermedad coronaria aparece en un 1-2 % de los pacientes que han sufrido un infarto de miocardio, habitualmente años después del mismo. Como se ha descrito en este capítulo, el mecanismo de la TV es en la gran mayoría de casos una reentrada, aunque en situaciones excepcionales puede deberse a un mecanismo focal.

En la actualidad, la ablación con catéter constituye una opción terapéutica que puede considerarse de elección en muchos pacientes con TV por reentrada postinfarto de miocardio, ya que mejora el control de las arritmias ventriculares en 2/3 de los pacientes, disminuye las terapias del DAI y tiene una importancia vital en pacientes con TV incesante. La ausencia de inducibilidad de cualquier TV tras la ablación se asocia con una baja incidencia de recurrencias (3 % a 27 %); sin embargo, la persistencia de inducibilidad tras el procedimiento, el riesgo de recurrencia excede el 60 %.[4,24]

La ablación de taquicardia ventricular presenta con frecuencia dificultades: la inducción de múltiples morfologías (debido a presencia de múltiples canales), la intolerancia hemodinámica de la TV y la variabilidad en longitud y anchura de los istmos protegidos. Es por ello que, en los últimos años, en asociación con los mapas de activación y encarrilamiento, se ha extendido el uso de técnicas de ablación de sustrato en ritmo sinusal.

3.2 Miocardiopatía dilatada idiopática (no isquémica)

El mecanismo de las TV monomórficas sostenidas en la miocardiopatía dilatada es heterogéneo. La fibrosis cardíaca está presente en más de la mitad de las autopsias de miocardiopatía dilatada, lo que favorece la aparición de circuitos de reentrada. De hecho, el grado de fibrosis detectado por resonancia magnética ha mostrado ser un potente predictor de mortalidad y arritmias ventriculares en este grupo de pacientes.[31]

La experiencia quirúrgica ha demostrado que las TV monomórficas sostenidas tras un infarto, en un 70-80 % de los casos presentan una porción del circuito de reentrada en la zona subendocárdica adyacente a la zona de necrosis, mientras que un 20-30 % de los casos presentan circuitos intramiocárdicos o epicárdicos.[32-34] Por el contrario, en las miocardiopatías dilatadas de origen no isquémico las zonas de cicatriz suelen ser más pequeñas y es frecuente descubrir zonas de fibrosis intramiocárdicas y subepicárdicas. De ahí que, en las TV no isquémicas sea habitual precisar de un abordaje epicárdico. Es importante tener en cuenta que no es infrecuente inducir múltiples morfologías de TV.

Por otro lado, en un porcentaje significativo, el mecanismo subyacente puede ser una reentrada rama a rama (véase apartado 4.3). En algunas series se ha implicado este mecanismo hasta en el 50 % de las TV monomorfas inducibles en pacientes con cardiopatía no isquémica.[35] Observaciones posteriores encuentran este tipo de TV con mucha menor frecuencia.[36] Ésta es también la experiencia en nuestro centro.

Finalmente, en modelos animales se han descrito también mecanismos no reentrantes, como la actividad automática o la desencadenada. La dispersión en los períodos refractarios está en el origen de arritmias ventriculares polimorfas y fibrilación ventricular.[37]

La información disponible acerca del resultado de la ablación en las miocardiopatías no isquémicas es escasa aunque la tasa de recurrencias parece ser mayor que en las TV postinfarto. Las series publicadas son de centros únicos con escasos pacientes y se ha obtenido un éxito agudo del 25-67 % y un éxito a medio plazo del 25-77 % (seguimiento variable).[29,38-41]

3.3 Displasia arritmogénica de ventrículo derecho

La displasia arritmogénica del ventrículo derecho es una enfermedad genética que se caracteriza por una sustitución progresiva del miocardio por tejido fibroadiposo y afecta inicialmente zonas localizadas del ventrículo derecho y, en estadios más avanzados, a ambos ventrículos de forma difusa. Esta sustitución de los miocitos sucede de epicardio a endocardio y provoca la aparición de dilataciones aneurismáticas en los tractos de entrada, salida y ápex del ventrículo derecho, lo que se conoce con el nombre del «triángulo de la displasia».[42]

Dado que los fármacos antiarrítmicos tienen una eficacia limitada en esta entidad, y gracias a las mejoras tecnológicas y mayor conocimiento del sustrato y su distribución, la ablación con catéter está adquiriendo relevancia en los últimos años. A pesar de todo, la tasa de éxito agudo es muy variable entre los distintos centros (50-90 %) y las recurrencias son frecuentes aunque variables (11-83 %).[43] La gran variabilidad de resultados publicados puede explicarse por el uso de técnicas de mapeo y ablación diferentes con objetivos variables, distinta tecnología de ablación y la experiencia variable de los operadores. Asimismo, la naturaleza parcheada y progresiva puede explicar los mejores resultados de las técnicas de ablación de sustrato, lo que sugiere que no es suficiente con la ablación exclusiva de la TV clínica. Sin embargo, es probable que el hecho de que la presencia de fibrosis sea mayor en el subepicardio en algunos casos,[44] haga que la ablación puramente endocárdica sea insuficiente para abolir todos los circuitos reentrantes en estos casos. Probablemente, la extensión de las técnicas de ablación epicárdica en este grupo de pacientes mejorará los resultados agudos y a largo plazo de procedimiento.

Las técnicas de mapeo y ablación en este sustrato son similares a las descritas previamente, y es de gran importancia realizar un mapa detallado del voltaje, identificando la presencia de potenciales fraccionados y tardíos. Los circuitos reentrantes suelen encontrarse a lo largo del anillo tricuspídeo o pulmonar, pudiéndose realizar líneas de ablación desde la región de la cicatriz hasta el anillo. Por otro lado, la presencia de patrones de activación focal en el endocardio suele reflejar la salida de circuitos más profundos en el miocardio o incluso el epicardio.

3.4 Reentrada rama a rama

La TV por reentrada rama a rama es responsable de aproximadamente el 5 % de las TV monomórficas en pacientes con cardiopatía estructural.[24] Tradicionalmente se ha relacionado con la miocardiopatía dilatada, pero también puede presentarse en otros sustratos y puede coexistir con TV asociadas a cicatriz miocárdica. Habitualmente, se asocia a una prolongación de la conducción infrahisiana (HV prolongado y, con frecuencia, bloqueo de rama izquierda durante ritmo sinusal) y el circuito reentrante presenta conducción anterógrada por la rama derecha y retrógrada por la rama izquierda (TV con morfología de bloqueo de rama izquierda), aunque también se ha descrito el circuito inverso (TV con morfología de bloqueo de rama derecha) y la reentrada entre los fascículos anterior y posterior izquierdos (TV interfascicular) (véase la figura 7).

La TV por reentrada rama a rama es fácilmente inducible mediante estimulación eléctrica programada. Durante la taquicardia el potencial de His precede a cada QRS con un intervalo mayor o igual al HV en ritmo sinusal. Típicamente los cambios en el V-V son precedidos de variaciones del H-H. Mediante maniobras de encarrilamiento se puede confirmar el diagnóstico: encarrilamiento con fusión oculta desde la aurícula (QRS idéntico al de la TV), intervalos postestimulación desde el ápex del ventrículo derecho (porción terminal de la rama derecha) o desde el haz de His coincidentes con el ciclo de la TV (± 20 ms).

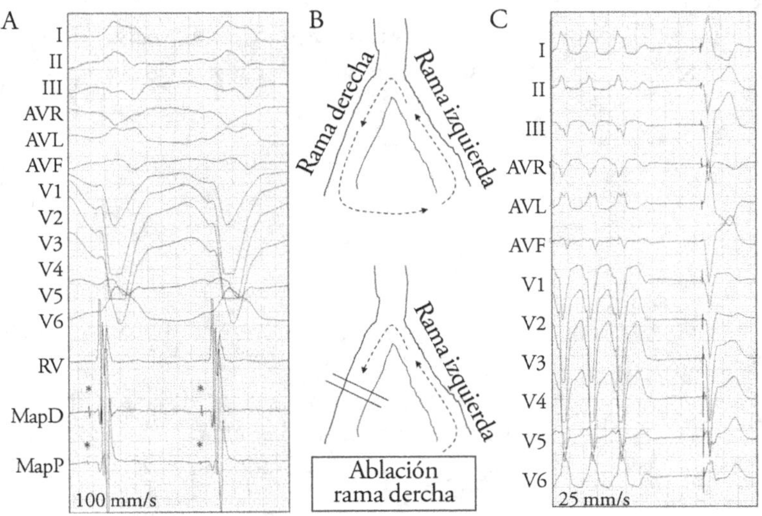

Figura 7
Taquicardia por reentrada rama a rama.
A. Electrocardiograma de 12 derivaciones y registros intracavitarios durante taquicardia (Map situado en la región del His/porción proximal rama derecha). Se observa una TV con morfología de bloqueo de rama izquierda y registros intracavitarios en los que el electrograma del His precede al QRS y la activación de la rama derecha sucede de sentido proximal a distal. B. Esquema del circuito de la TV (parte superior) y el lugar de ablación (parte inferior). C. Interrupción de la TV tras aplicación de radiofrecuencia en la región proximal de la rama derecha.

Esta taquicardia tiene un tratamiento fácil mediante la ablación de la rama derecha con radiofrecuencia. Una aplicación con un catéter de 4 mm en la porción proximal de la rama derecha, con cuidado para no lesionar el haz de His, suele ser suficiente para bloquear el circuito. La ablación de la rama izquierda es técnicamente más compleja pero puede alcanzarse mediante la administración de radiofrecuencia en la porción anterior izquierda del septo, distal al registro del haz de His.

Conclusiones

Las TV monomórficas se producen por un mecanismo reentrante en la mayoría de pacientes con cardiopatía estructural. Estos pacientes presentan un riesgo aumentado de muerte súbita y se benefician del implante de un DAI. Sin embargo, estos dispositivos no previenen los episodios arrítmicos por lo que, en aquellos pacientes con descargas apropiadas, la ablación con catéter adquiere gran relevancia. Las técnicas de mapeo y ablación se dirigen a la localización de los circuitos reentrantes y la identificación del istmo protegido y dependen fundamentalmente de la inducibilidad y tolerancia hemodinámica de la TV. Estas técnicas incluyen: mapas de activación y encarrilamiento durante TV, topoestimulación y la modificación de sustrato. Los resultados de la ablación son variables, en función de la cardiopatía subyacente, la técnica de ablación utilizada y los objetivos de ésta. El uso de técnicas de imagen para la identificación del sustrato, los avances tecnológicos y el mayor conocimiento de la fisiopatología de la enfermedad permitirán la mejoría progresiva de los resultados en el futuro.

RECUERDA...

- El mecanismo más frecuente de TV monomórficas en pacientes con cardiopatía estructural es la reentrada.
- Las técnicas de imagen como la resonancia cardíaca con realce tardío permiten identificar las áreas de cicatriz/fibrosis relacionadas con regiones de conducción lenta.
- Las maniobras de identificación del circuito y las técnicas de ablación dependen de la inducibilidad de la TV de forma sostenida y de la tolerancia hemodinámica de ésta. En pacientes con TV inducible tolerada, la ablación se guía por mapas de activación y maniobras de encarrilamiento. En pacientes con TV no inducible o inestable, habitualmente se recurre a técnicas de ablación de sustrato, identificando las zonas de cicatriz y ablacionando los potenciales fraccionados y tardíos que pudieran relacionarse con zonas de conducción lenta. La topoestimulación y la identificación de zonas eléctricamente inexcitables pueden ser también utilizadas para identificar los circuitos reentrantes.
- Los sistemas de mapeo electroanatómico tridimensional son de gran ayuda para la realización de mapas de voltaje o activación codificados por colores, facilitando así la localización de la región de interés para la ablación.

BIBLIOGRAFÍA

1. Bayés de Luna A, Coumel P, Leclercq C. Ambulatory sudden cardiac death: mechanisms of production of fatal arrhythmia on the basis of data from 157 cases. Am Heart J. 1989; 117: 151-59.
2. Poole JE, Johnson GW, Hellkamp AS, *et al.* Prognostic importance of defibrillator shocks in patients with heart failure. N Engl J Med. 2008; 359(10): 1009-017.
3. De Bakker JM, Van Capelle FJ, Janse MJ, *et al.* Slow conduction in the infarcted human heart. 'Zigzag' course of activation. Circulation. 1993; 88(3): 915-26.

4. De Chillou C, Lacroix D, Klug D, *et al.* Isthmus characteristics of reentrant ventricular tachycardia after myocardial infarction. Circulation. 2002; 105(6): 726-31.

5. Bogun F, Li YG, Groenefeld G, *et al.* Prevalence of a shared isthmus in postinfarction patients with pleiomorphic, hemodynamically tolerated ventricular tachycardias. J Cardiovasc Electrophysiol. 2002; 13(3): 237-41.

6. Ashikaga H, Sasano T, Dong J, *et al.* Magnetic resonance based anatomical analysis of scar-related ventricular tachycardia: implications for catheter ablation. Circ Res. 2007; 101(9): 939-47.

7. Nazarian S, Bluemke DA, Lardo AC, *et al.* Magnetic resonance assessment of the substrate for inducible ventricular tachycardia in nonischemic cardiomyopathy. Circulation. 2005; 112(18): 2821-825.

8. Stevenson WG, Friedman PL, Sager PT, *et al.* Exploring postinfarction reentrant ventricular tachycardia with entrainment mapping. J Am Coll Cardiol. 1997; 29(6): 1180-189.

9. Waldo AL, Henthorn RW, Plumb VJ, *et al.* Demonstration of the mechanism of transient entrainment and interruption of ventricular tachycardia with rapid atrial pacing. J Am Coll Cardiol. 1984; 3(2 Pt 1): 422-30.

10. Henthorn RW, Okumura K, Olshansky B, *et al.* A fourth criterion for transient entrainment: the electrogram equivalent of progressive fusion. Circulation. 1988; 77(5): 1003-012.

11. El-Shalakany A, Hadjis T, Papageorgiou P, *et al.* Entrainment/mapping criteria for the prediction of termination of ventricular tachycardia by single radiofrequency lesion in patients with coronary artery disease. Circulation. 1999; 99(17): 2283-289.

12. Josephson ME, Callans DJ. Using the twelve-lead electrocardiogram to localize the site of origin of ventricular tachycardia. Heart Rhythm. 2005; 2(4): 443-46.

13. Brunckhorst CB, Delacretaz E, Soejima K, *et al.* Identification of the ventricular tachycardia isthmus after infarction by pace mapping. Circulation. 2004; 110(6): 652-59.

14. Soejima K, Stevenson WG, Maisel WH, *et al.* Electrically unexcitable scar mapping based on pacing threshold for identification of the reentry circuit isthmus: feasibility for guiding ventricular tachycardia ablation. Circulation. 2002; 106(13): 1678-683.

15. Reddy VY, Neuzil P, Taborsky M, *et al.* Short-term results of substrate mapping and radiofrequency ablation of ischemic ventricular tachycardia using a saline-irrigated catheter. J Am Coll Cardiol. 2003; 41(12): 2228-236.

16. Klein H, Karp RB, Kouchoukos NT, *et al.* Intraoperative electrophysiologic mapping of the ventricles during sinus rhythm in patients with a previous myocardial infarction. Identification of the electrophysiologic substrate of ventricular arrhythmias. Circulation. 1982; 66(4): 847-53.

17. Cassidy DM, Vassallo JA, Miller JM, *et al.* Endocardial catheter mapping in patients in sinus rhythm: relationship to underlying heart disease and ventricular arrhythmias. Circulation. 1986; 73(4): 645-52.

18. Hsia HH, Callans DJ, Marchlinski FE. Characterization of endocardial electrophysiological substrate in patients with nonischemic cardiomyopathy and monomorphic ventricular tachycardia. Circulation. 2003; 108(6): 704-10.

19. Cassidy DM, Vassallo JA, Buxton AE, *et al.* The value of catheter mapping during sinus rhythm to localize site of origin of ventricular tachycardia. Circulation. 1984; 69(6): 1103-110.

20. Arenal A, Del Castillo S, González-Torrecilla E, *et al.* Tachycardia-related channel in the scar tissue in patients with sustained monomorphic ventricular tachycardias: influence of the voltage scar definition. Circulation. 2004; 110(17): 2568-574.

21. Arenal A, González-Torrecilla E, Ortiz M, *et al.* Ablation of electrograms with an isolated, delayed component as treatment of unmappable monomorphic ventricular tachycardias in patients with structural heart disease. J Am Coll Cardiol. 2003; 41(1): 81-92.

22. Della Bella P, Pappalardo A, Riva S, *et al.* Noncontact mapping to guide catheter ablation of untolerated ventricular tachycardia. Eur Heart J. 2002; 23(9): 742-52.

23. Schilling RJ, Peters NS, Davies DW. Simultaneous endocardial mapping in the human left ventricle using a noncontact catheter: comparison of contact and reconstructed electrograms during sinus rhythm. Circulation. 1998; 98(9): 887-98.

24. Aliot EM, Stevenson WG, Almendral-Garrote JM, *et al.* EHRA/HRS Expert Consensus on Catheter Ablation of Ventricular Arrhythmias: developed in a partnership with the European Heart Rhythm Association (EHRA), a Registered Branch of the European Society of Cardiology (ESC), and the Heart Rhythm Society (HRS); in collaboration with the American College of Cardiology (ACC) and the American Heart Association (AHA). Heart Rhythm. 2009; 6(6): 886-933.

25. Bogun F, Good E, Reich S, *et al.* Isolated potentials during sinus rhythm and pace-mapping

within scars as guides for ablation of post-infarction ventricular tachycardia. J Am Coll Cardiol. 2006; 47(10): 2013-019.

26. Marrouche NF, Verma A, Wazni O, *et al.* Mode of initiation and ablation of ventricular fibrillation storms in patients with ischemic cardiomyopathy. J Am Coll Cardiol. 2004; 43(9): 1715-720.

27. Szumowski L, Sanders P, Walczak F, *et al.* Mapping and ablation of polymorphic ventricular tachycardia after myocardial infarction. J Am Coll Cardiol. 2004; 44(8): 1700-706.

28. Berruezo A, Boussy T, Ortiz JT, *et al.* Endocardial electrograms in epicardially ablated ventricular tachycardias [abstract]. Heart Rhythm. 2009; 6: S303.

29. Kottkamp H, Hindricks G, Chen X, *et al.* Radiofrequency catheter ablation of sustained ventricular tachycardia in idiopathic dilated cardiomyopathy. Circulation. 1995; 92(5): 1159-168.

30. Delacretaz E, Stevenson W, Ellison K, *et al.* Mapping and radiofrequency catheter ablation of the three types of sustained monomorphic ventricular tachycardia in nonischemic heart disease. J Cardiovasc Electrophysiol. 2000; 11(1): 11-7.

31. Assomull RG, Prasad SK, Lyne J, *et al.* Cardiovascular magnetic resonance, fibrosis, and prognosis in dilated cardiomyopathy. J Am Coll Cardiol. 2006; 48(10): 1977-985.

32. Krafchek J, Lawrie GM, Roberts R, *et al.* Surgical ablation of ventricular tachycardia: improved results with a map-directed regional approach. Circulation. 1986; 73(6): 1239-247.

33. Horowitz LN, Harken AH, Kastor JA, *et al.* Ventricular resection guided by epicardial and endocardial mapping for treatment of recurrent ventricular tachycardia. N Engl J Med. 1980; 302(11): 589-93.

34. Haines DE, Lerman BB, Kron IL, *et al.* Surgical ablation of ventricular tachycardia with sequential map-guided subendocardial resection: electrophysiologic assessment and long-term follow-up. Circulation. 1988; 77(1): 131-41.

35. Blanck Z, Dhala A, Deshpande S, *et al.* Bundle branch reentrant ventricular tachycardia: cumulative experience in 48 patients. J Cardiovasc Electrophysiol. 1993; 4(3): 253-62.

36. Etienne D, William GS, Kristin EE, *et al.* Mapping and radiofrequency catheter ablation of the three types of sustained monomorphic ventricular tachycardia in nonischemic heart disease. J Cardiovasc Electrophysiol. 2000; 11(1): 11-7.

37. Hsia HH, Marchlinski FE. Electrophysiology studies in patients with dilated cardiomyopathies. Card Electrophysiol Rev. 2002; 6(4): 472-81.

38. Delacretaz E, Stevenson WG, Ellison KE, *et al.* Mapping and radiofrequency catheter ablation of the three types of sustained monomorphic ventricular tachycardia in nonischemic heart disease. J Cardiovasc Electrophysiol. 2000; 11(1): 11-7.

39. Soejima K, Stevenson WG, Sapp JL, *et al.* Endocardial and epicardial radiofrequency ablation of ventricular tachycardia associated with dilated cardiomyopathy: the importance of low-voltage scars. J Am Coll Cardiol. 2004; 43(10): 1834-842.

40. Cano O, Hutchinson M, Lin D, *et al.* Electroanatomic substrate and ablation outcome for suspected epicardial ventricular tachycardia in left ventricular nonischemic cardiomyopathy. J Am Coll Cardiol. 2009; 54(9): 799-808.

41. Kuhne M, Abrams G, Sarrazin JF, *et al.* Isolated potentials and pace-mapping as guides for ablation of ventricular tachycardia in various types of nonischemic cardiomyopathy. J Cardiovasc Electrophysiol. 2010. En prensa.

42. Marcus FI, Fontaine GH, Guiraudon G, *et al.* Right ventricular dysplasia: a report of 24 adult cases. Circulation. 1982; 65(2): 384-98.

43. Arbelo E, Josephson ME. Ablation of ventricular arrhythmias in arrhythmogenic right ventricular dysplasia. J Cardiovasc Electrophysiol. 2010; 21(4): 473-86.

44. Basso C, Thiene G, Corrado D, *et al.* Arrhythmogenic right ventricular cardiomyopathy: dysplasia, dystrophy, or myocarditis? Circulation. 1996; 94(5): 983-91.

Capítulo 15

Protocolo diagnóstico y estratificación de riesgo de las canalopatías: síndrome de QT largo, síndrome de QT corto, síndrome de Brugada, taquicardia ventricular polimórfica catecolaminérgica

P. Berne,[1] J. Brugada[2]

Hospital Clínic de Barcelona
[1] pmberne@clinic.ub.es
[2] jbrugada@clinic.ub.es

Introducción

Las canalopatías cardíacas (el síndrome de QT largo [SQTL], el síndrome de QT corto [SQTC], el síndrome de Brugada [SBr] y la taquicardia ventricular polimórfica catecolaminérgica [TVPC]) son un grupo de enfermedades de baja prevalencia en la población general (cercana o inferior a 5:10.000), determinadas genéticamente. Las mutaciones que causan estas enfermedades afectan a genes que codifican proteínas que forman parte de los canales iónicos cardíacos o que regulan su función. La alteración de la función de dichos canales iónicos cardíacos constituye la base fisiopatológica del riesgo aumentado de síncope y/o muerte súbita cardíaca (MSC) secundaria a taquicardia ventricular (TV) y/o fibrilación ventricular (FV) que presentan algunos de estos pacientes. Estas patologías no se acompañan de cardiopatía estructural, por lo que se las denomina «cardiopatías eléctricas primarias». Su penetrancia es variable, y habitualmente los individuos que presentan peor fenotipo se encuentran en mayor riesgo de presentar episodios de arritmias ventriculares graves (letales o potencialmente letales).

Los síntomas de las canalopatías suelen comenzar en la infancia o juventud, y la estratificación de riesgo cobra suma importancia en esta población de pacientes, dado que los individuos afectados pueden sufrir MSC, en algunos casos como primer síntoma.

Aunque su prevalencia es baja, este grupo de enfermedades debe incluirse dentro de los diagnósticos diferenciales a descartar en caso de individuos que consultan por síncope brusco y/o muerte súbita recuperada, y que no presentan cardiopatía estructural, así como también en pacientes con antecedentes familiares de síncope brusco y/o muerte súbita (sobre todo en pacientes de menos de 45 años de edad). El diagnóstico de las canalopatías no requiere, en general, la realización de pruebas complejas (en algunas de ellas puede alcanzarse el diagnóstico simplemente mediante la realización de un electrocardiograma [ECG] de 12 derivaciones), pero sí un alto grado de sospecha clínica, sin el cual el diagnóstico puede retrasarse años o simplemente no realizarse.

No existen actualmente grandes ensayos aleatorizados en relación con el tratamiento de dichas afecciones, y las indicaciones actuales para la estratificación de riesgo y tratamiento están basadas en la información proveniente de grandes registros y análisis retrospectivos (por lo que el nivel de evidencia científica para todas las indicaciones es bajo).

En el presente capítulo se revisarán los protocolos diagnósticos y la estratificación de riesgo en pacientes portadores de canalopatías cardíacas.

1 Síndrome de QT largo

Descrito por primera vez por Jervell y Lange-Nielsen en 1957 (herencia autosómica recesiva, acompañado de sordera neurosensorial, genes asociados: *KCNQ1* y *KCNE1)* y por Romano y cols. y Ward y cols. (herencia autosómica dominante, genes asociados: *KCNQ1, KCNH2, SCN5A, ANK2, KCNE1, KCNE2, KCNJ2, CACNA1C, CAV3, SCN4B, AKAP9* y *SNTA1),* el SQTL es la canalopatía cardíaca más estudiada. Su prevalencia estimada en la población oscila entre 1:3.000 y 1:5.000. Las mutaciones asociadas a esta patología causan, por diversos mecanismos, un aumento de la duración de la repolarización del potencial de acción cardíaco, que se manifiesta en el ECG de 12 derivaciones como un intervalo QT corregido (intervalo QTc) prolongado. Otras características del SQTL son anormalidades de la onda T, y síntomas que varían desde el síncope hasta la MSC, secundaria a torsión de puntas (TdP), una TV polimórfica rápida, que puede ser autolimitada o degenerar en FV. La edad media de comienzo de los síntomas es de 12 años (y un inicio previo a esta edad habitualmente implica un riesgo más elevado), y los episodios arrítmicos con frecuencia se desencadenan por estímulos adrenérgicos (ejercicio, emoción, etc.), aunque también pueden ocurrir en reposo (hasta en un 10 % de los pacientes).

1.1 Protocolo diagnóstico en el síndrome de QT largo

En todo paciente que presente síncope brusco y/o muerte súbita recuperada (sobre todo ante estímulos adrenérgicos como ejercicio y/o emoción), episodios de taquicardia ventricular polimórfica (TVP) o TdP documentados, antecedentes familiares de SQTL o de muerte súbita en individuos jóvenes (menores de 30 años), y que no presente cardiopatía estructural, debe descartarse el diagnóstico de SQTL.

1.1.1 Electrocardiograma basal de 12 derivaciones

Es la herramienta inicial y de mayor utilidad para el diagnóstico de la patología. Valores de intervalo QTc según frecuencia cardíaca (FC) > 450 ms en hombres y > 470 ms en mujeres adultos son considerados anormales. La fórmula más utilizada para la correción del intervalo QT según FC es la de Bazett (medida del intervalo QT en ms dividido por la raíz cuadrada del intervalo R-R previo, expresado en segundos). La medida del intervalo QT debe realizarse en varios latidos, en un registro ECG que presente FC entre 60 y 100 latidos por minuto (lat/min) (en dicho rango de FC la corrección presenta menos errores), e intervalos R-R estables.

Ante el hallazgo de un intervalo QTc prolongado debe descartarse la ingesta de drogas o fármacos que lo prolonguen, así como realizar analítica sanguínea para descartar trastornos del medio interno que tengan el mismo efecto.

Dada la penetrancia variable del SQTL, el hallazgo de un intervalo QTc normal no descarta completamente el diagnóstico (un 10-35 % de pacientes son portadores de una mutación genética causal con intervalo QTc normal).

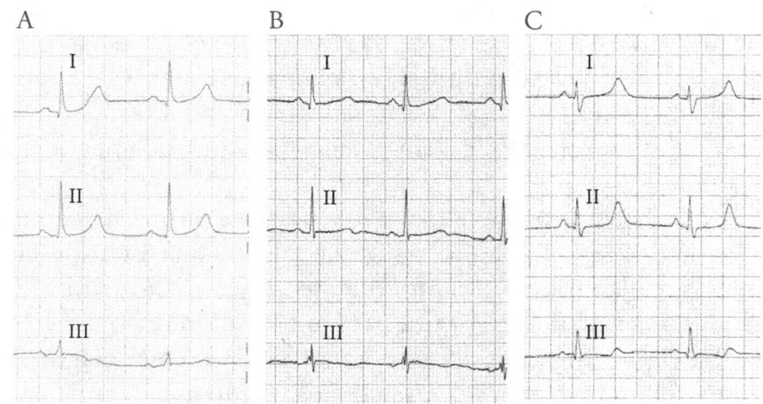

Figura 1
ECG en SQTL.
A. SQTL tipo 1, que presenta ondas T de base amplia. B. SQTL tipo 2, donde se observan ondas T de bajo voltaje, bífidas y con muescas. C. SQTL tipo 3, que presenta ondas T acuminadas de duración normal y aparición tardía, que permite evidenciar claramente la prolongación del intervalo QT previo.

Variable	Puntos
Electrocardiograma[1]	
QTc ms[2] ≥ 480	3
460-470	2
450 (varones)	1
Torsades de pointes[3]	2
Alternancia en onda T	1
Muescas onda T en 3 derivaciones	1
Bradicardia[4]	0,5
Historia clínica	
Síncope[3]	
Con estrés	2
Sin estrés	1
Sordera congénita	0,5
Historia familiar[5]	
Familiares con SQTL confirmado[6]	1
Muerte súbita inexplicada en familiares de primera línea < 30 años	0,5

Tabla 1
Puntuación de Schwartz para el diagnóstico del SQTL.

1 En ausencia de fármacos o trastornos que pueden alterar estas características.
2 QTc calculado con la fórmula de Bazzet ($QTc=QT/\sqrt{RR}$).
3 Mutuamente excluyentes.
4 FC en reposo inferior al segundo percentil para la edad.
5 El mismo familiar no debe ser considerado en ambos.
6 La probabilidad de ser portador de SQTL congénito se determina como sigue: Puntuación de Schwartz < 1 punto: baja probabilidad de SQTL; 2-3 puntos: probabilidad intermedia de SQTL; ≥ 4 puntos: alta probabilidad de SQTL.

Modificada de Schwartz P. *et al.* Circulation. 1993; 88(2): 782-4.

En el ECG de los pacientes pueden encontrarse también alteraciones morfológicas de las ondas T, que además de sugerir diagnóstico (ondas T de base amplia en el SQTL1, ondas T de bajo voltaje, bífidas y con muescas en el SQTL2, y ondas T acuminada de duración normal y aparición tardía, que permite evidenciar claramente la prolongación del intervalo QT previo en el SQTL3 [véase la figura 1]), pueden orientar hacia la posible base genética de la enfermedad.

Otros hallazgos electrocardiográficos que pueden encontrarse en estos pacientes son bradicardia sinusal (FC por debajo del segundo percentil para la edad) y trastornos de la conducción auriculoventricular (AV) (especialmente bloqueo AV 2:1)

1.1.2 *Prueba de esfuerzo-Holter electrocardiográfico de 24 horas*

Dado que algunos pacientes con SQTL presentan comportamiento anormal del intervalo QT frente a ejercicio (no se acorta o incluso se prolonga frente a taquicardia, comportamiento denominado «paradójico»), insuficiencia cronotrópica, y que pueden presentar arritmias ante ejercicio, está indicada la realización de prueba de esfuerzo. Dicha prueba también es de utilidad para titular el tratamiento betabloqueante (se busca lograr una FC máxima inferior al 85 % de la FC máxima teórica). El Holter ECG de 24 horas también evalúa estas características, y es de especial utilidad cuando los síntomas tienen relación con estrés emocional, auditivo o se presentan en reposo; pudiendo también detectar la presencia de trastornos de conducción AV.

Para el diagnóstico clínico de SQTL se aplica la puntuación de Schwartz (véase la tabla 1), una puntuación que recoge información del ECG, la historia clínica y la historia familiar, permitiendo establecer un diagnóstico de probabilidad baja, intermedia o alta de ser portador de SQTL congénito. El diagnóstico, sin embargo, no será de certeza hasta no contar con la información del genotipado.

1.1.3 *Genotipado*

El análisis genético, aunque no disponible en todos los centros, aporta información fundamental para la realización del diagnóstico de SQTL. La identificación de una mutación causal no sólo confirma el diagnóstico, sino que también permite excluir el mismo en aquellos familiares que no sean portadores. La información del genotipado es también útil durante la estratificación de riesgo, para evitar desencadenantes específicos de arritmias (que varían según el tipo genético) y para predecir la respuesta al tratamiento betabloqueante (véase «estratificación de riesgo en SQTL»).

1.2   Estratificación de riesgo en síndrome de QT largo

Muchos factores desempeñan un papel en la estratificación de riesgo de los pacientes con SQTL: el ECG, la edad, el sexo, el genotipo y los síntomas.

1.2.1   Electrocardiograma

Existe una relación directa entre la prolongación del intervalo QTc y el riesgo de síntomas asociado a arritmias en este grupo de pacientes: un intervalo QTc igual o mayor a 500 ms se asocia a un alto riesgo de eventos arrítmicos. La potencia del intervalo QT para predecir episodios arrítmicos varía al dividir a los pacientes en subgrupos de acuerdo a la edad y sexo, pero siempre mantiene un importante valor como factor predictor independiente de riesgo.

1.2.2   Edad y sexo

Durante la infancia el riesgo de presentar eventos arrítmicos es significativamente mayor en niños *versus* niñas (5 *vs.* 1 %), con una reversión en este riesgo asociado a sexo durante el final de la adolescencia: aproximadamente a los 17 años cuando se evalúa la ocurrencia de cualquier evento cardíaco, y alrededor de los 23 años, si sólo se considera MSC/MSC recuperada.

1.2.3   Genotipo

El genotipado identifica las mutaciones causales en hasta un 68 % de los probandos con SQTL. El 90 % de los pacientes con genotipo positivo presenta un SQTL tipo 1 (SQTL1), tipo 2 (SQTL2) o tipo 3 (SQTL3). El genotipado también es útil para la estratificación de riesgo: los pacientes con SQTL1 y SQTL2 tienen más eventos cardíacos (mayormente síncope) que los pacientes con SQTL3; mientras que los pacientes con SQTL3 presentan una mayor tasa de eventos mortales o potencialmente mortales.

Los desencadenantes de episodios arrítmicos en SQTL también están asociados con el genotipo: el ejercicio (especialmente la natación) en pacientes con SQTL1, estímulos auditivos y estrés emocional en SQTL2, mientras que los pacientes con SQTL3 suelen presentar TdP durante el descanso o el sueño. Además, la respuesta a la terapia con betabloqueantes para la prevención de arritmia ventricular es significativamente mejor en los pacientes con SQTL1, comparados con los pacientes con SQLT2 y SQTL3.

1.2.4   Síntomas

El síncope es el predictor independiente más potente de eventos arrítmicos y MSC en pacientes con SQTL: en todos los grupos etarios, el síncope reciente o remoto se asocia con 2,7 a 18 veces más riesgo de MSC.

Otros factores no han probado tener influencia en la estratificación de riesgo en SQTL, tales como el estudio electrofisiológico (EEF), o la historia familiar de MSC.

Un esquema simplificado de estratificación de riesgo de MSC recuperada / MSC en pacientes con SQTL, postulado por Goldenberg y colaboradores, divide a los pacientes en tres grupos: alto riesgo (historia de MSC recuperada o TdP documentada), que presentan una tasa estimada de MSC/MSC recuperada de 14 % a cinco años de seguimiento; riesgo intermedio (QTc > 500 ms y/o historia de síncope dependiente del tiempo), que tienen una tasa estimada de MSC/MSC recuperada del 3 % a cinco años de seguimiento, y bajo riesgo (QTc menor o igual a 500 ms y/o sin historia previa de síncope), que tienen una tasa estimada de MSC/MSC recuperada de 0,5 % a cinco años de seguimiento.

1.3 Recomendaciones terapéuticas en el síndrome de QT largo

Las guías de manejo actuales sugieren que todos los pacientes portadores de SQTL deben evitar los estímulos identificados como gatillos de arritmias (ejercicio, estrés emocional, ruidos intensos, etc.), así como también drogas que prolongan el intervalo QT, y deben recibir betabloqueantes (indicación clase I en casos de intervalo QTc prolongado en el ECG de superficie; e indicación clase IIa en casos de diagnóstico genético con intervalo QTc normal). Los betabloqueantes deben administrarse a la dosis más alta tolerada por el paciente, y ésta debe titularse mediante prueba de esfuerzo.

Aquellos pacientes con SQTL que han presentado MSC recuperada tienen alto riesgo de repetir un evento arrítmico y, por tanto, son candidatos a recibir un implante de DAI; de la misma manera que los pacientes que continúan experimentando síncope o TdP recibiendo dosis máximas toleradas de betabloqueantes. Estos pacientes son también candidatos a simpatectomía izquierda.

El análisis de genotipado puede ayudar a guiar la decisión del implante de DAI; sin embargo, es importante tener en cuenta otros marcadores clínicos de alto riesgo, que han probado ser muy útiles y extremadamente fáciles de evaluar (tales como la duración del intervalo QTc, síntomas, la presencia de pausas sinusales, alternancia de la onda T y el bloqueo AV 2:1).

Numerosos estudios apoyan el papel de los DAI para la prevención y/o la reducción de la MSC en pacientes con SQTL de alto riesgo, pero es necesario destacar que la mayor parte de los pacientes no pertenecen a este subgrupo y pueden ser adecuadamente protegidos de eventos arrítmicos mediante una combinación de medidas simples y no invasivas. Moss y colaboradores informaron de una incidencia anual en probandos de SQTL de 5 % de síncope y de 0,9 % de MSC. En familiares afectos, la incidencia de eventos cardíacos fue aún menor: 0,5 % por año de síncope y 0,2 % anual de MSC.

2 Síndrome de QT corto

Esta entidad se caracteriza por un intervalo QT anormalmente corto (típicamente < 320 ms), con frecuencia seguido de ondas T altas y estrechas, y una susceptibilidad aumentada para presentar fibrilación auricular y ventricular. Hasta la fecha, se han descrito mutaciones asociadas en cinco genes en aproximadamente un 25 % de los pacientes; las que afectan los genes *KCNH2, KCNQ1* y *KCNJ2* causan hiperfunción de los canales de potasio (K^+), y determinan un acortamiento de la fase de repolarización ventricular; las mutaciones en los genes *CACNA1C* y *CACNB2* que causan pérdida de función del canal de calcio (Ca^{+2}) tipo L producen una superposición entre el SBr y el SQTC. Hasta el momento no se ha establecido si el diagnóstico de SQTC debe basarse en la medida del intervalo QT o el intervalo QTc, y cuál es la sensibilidad y la especificidad de los diferentes intervalos de corte de QT/QTc.

La edad media de comienzo de síntomas es de 30 años (aunque se ha hecho diagnóstico durante la gestación y en pacientes de hasta 80 años de edad). Los períodos refractarios auricular y ventricular efectivos son muy cortos, y la fibrilación auricular y ventricular son fácilmente inducibles durante EEF (hasta un 60 % de los pacientes que son sometidos a EEF).

El riesgo de eventos arrítmicos es elevado en pacientes portadores de SQTC. La MSC es con frecuencia la primera manifestación de la enfermedad, pudiendo ocurrir incluso durante el primer año de vida. Los pacientes también presentan síncope y fibrilación auricular (hasta un 30 %) a cualquier edad (incluso intraútero), haciendo que el SQTC sea uno de los diagnósticos diferenciales a descartar en pacientes jóvenes con fibrilación auricular sin cardiopatía estructural.

2.1 Protocolo diagnóstico en el síndrome de QT corto

En todo paciente que presente intervalo QT inferior a 330-300 ms, fibrilación auricular sin cardiopatía estructural (sobre todo a edades tempranas), síncope brusco y/o muerte súbita re-

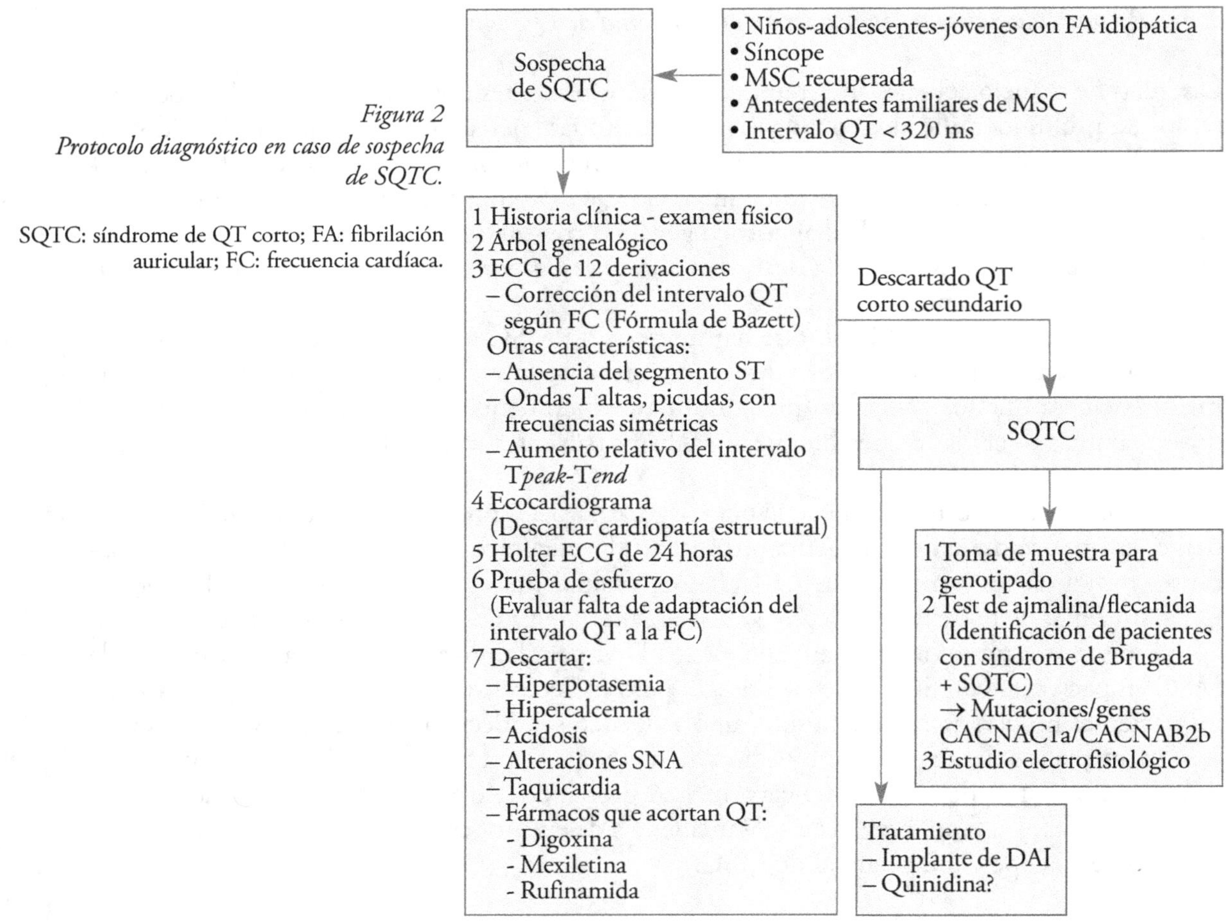

Figura 2
Protocolo diagnóstico en caso de sospecha de SQTC.

SQTC: síndrome de QT corto; FA: fibrilación auricular; FC: frecuencia cardíaca.

cuperada, FV documentada de etiología no filiada, antecedentes familiares de SQTC o de muerte súbita en individuos jóvenes y ausencia de cardiopatía estructural, debe descartarse el diagnóstico de SQTC.

2.1.1 ECG basal de 12 derivaciones

El ECG constituye el pilar fundamental para el diagnóstico de esta canalopatía. El hallazgo característico del SQTC lo constituye un intervalo QTc < 330 ms (no hay acuerdo general sobre el punto de corte), seguido inmediatamente por las ondas T (el segmento ST es prácticamente inexistente). La mitad de los pacientes presentan ondas T altas, picudas, de base estrecha; y también ondas U prominentes y separadas de las ondas T. Ante este hallazgo electrocardiográfico, deben excluirse causas adquiridas de QT corto: hiperpotasemia, hipercalcemia, acidosis, alteraciones del tono autonómico, hipertermia, taquicardia y uso de fármacos que acortan el QT (digoxina, mexiletina, rufinamida).

Otros exámenes complementarios de utilidad incluyen prueba de esfuerzo (que objetivará la falta de adaptación del intervalo QT a los cambios de FC, permaneciendo corto incluso a FC muy bajas) y el Holter ECG de 24 horas (de utilidad para evaluar el comportamiento del intervalo QT frente a esfuerzo y reposo, y la presencia de arritmias).

Si se confirma SQTC se sugiere realizar test con antiarrítmicos de clase IA, para descartar solapamiento con SBr (mutaciones CANCA1C/CACNAB2b).

El EEF permite la medición de períodos refractarios (auricular y ventricular), así como la inducibilidad de arritmias supraventriculares y ventriculares, pero no ha demostrado ser de utilidad para la estratificación de riesgo.

Se sugiere también la realización de test genético (si está disponible). En la figura 2 se muestra un protocolo diagnóstico propuesto en caso de sospecha de SQTC.

2.2 Estratificación de riesgo en síndrome de QT corto

Actualmente los síntomas son la única herramienta para evaluar el riesgo de eventos arrítmicos en pacientes con SQTC: aquellos que presentan MSC recuperada o síncope de causa desconocida tienen indicación de implante de DAI para prevención secundaria y primaria, respectivamente (aunque no hay datos sobre la utilidad del síncope para predecir eventos cardíacos). Mientras el ECG es muy útil para diagnosticar la afección, su papel en la estratificación de riesgo no ha sido definido aún (se desconoce si el grado de acortamiento del intervalo QT identifica a pacientes con mayor riesgo de eventos arrítmicos). La edad, el sexo, el genotipo y la inducibilidad de taquiarritmias ventriculares durante EEF no han probado aún ser predictores de episodios arrítmicos en este grupo de pacientes.

2.3 Recomendaciones terapéuticas actuales en síndrome de QT corto

El manejo de los pacientes con SQTC está poco establecido. Existe información limitada que indica que la quinidina puede suprimir la inducibilidad de arritmias ventriculares durante el EEF; no se sabe, sin embargo, si este fármaco confiere protección a largo plazo contra arritmias malignas. La mayoría de los pacientes portadores de SQTC reciben el implante de un DAI; y en esta población se ha informado de una alta tasa de choques inapropiados, secundarios a sobresensado de las ondas T.

3 Síndrome de Brugada

El SBr es una de las principales causas de MSC en individuos con corazón estructuralmente normal (hasta un 12 % del total de MSC, y hasta un 20 % de las MSC sin cardiopatía estructural). Se diagnostica SBr cuando se observa un patrón de ECG característico (llamado «tipo 1 de SBr»; figura 3) en al menos dos derivaciones precordiales derechas, de manera espontánea o luego de desafío con un fármaco antiarrítmico de clase I; junto a al menos un criterio diagnóstico clínico que refleje arritmia ventricular documentada, una historia familiar positiva (de MSC o de SBr) y/o síntomas relacionados con arritmia ventricular. La patología se transmite con un patrón de herencia autosómico dominante, y hasta la fecha se han asociado a SBr mutaciones en ocho genes. Estas mutaciones se identifican hasta en el 30 % de los pacientes, afectando la mayor parte de ellas al gen SCN5A. Existe un claro predominio de sexo masculino entre los pacientes con SBr (hasta un 83 % en la mayoría de las series), y el diagnóstico suele realizarse a una edad media de 40 años. Los episodios cardíacos ocurren principalmente durante la cuarta década de la vida (aunque se han informado MSC en neonatos y niños con SBr). La fiebre es un desencadenante establecido de eventos arrítmicos en SBr.

3.1 Protocolo diagnóstico en síndrome de Brugada

En todo paciente que presente ECG sugestivo o diagnóstico de SBr, síncope brusco, convulsiones (sobre todo relacionadas con fiebre), respiración nocturna agónica, muerte súbita recuperada (sobre todo en reposo o durmiendo), episodios de TVP documentados, antecedentes familiares de SBr o de muerte súbita en individuos jóvenes (menores de 45 años), y que no presente cardiopatía estructural, debe descartarse el diagnóstico de SBr.

3.1.1 Electrocardiograma basal de 12 derivaciones

Deben observarse cuidadosamente las derivaciones precordiales derechas (V1 a V3) y también las derivaciones de cara inferior (DII, DIII, Avf), para establecer si el paciente presenta un ECG

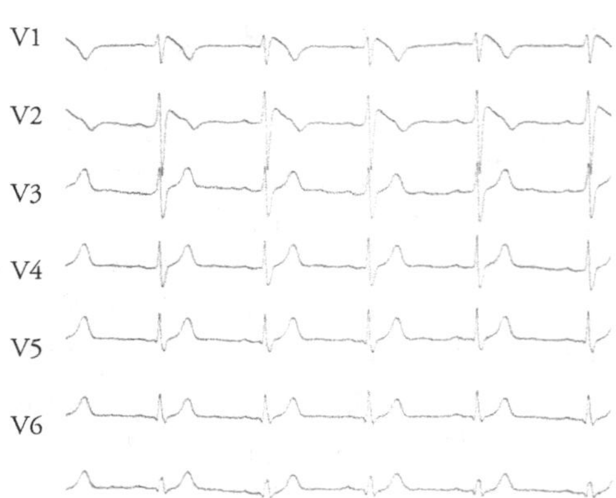

Figura 3
ECG tipo 1 de SBr. En las derivaciones V1 y V2 se observan elevación del punto J mayor de 2 mm, un segmento ST con morfología convexa, seguido de onda T negativa.

diagnóstico, o ECG tipo 1 de SBr (que habitualmente se presenta en las primeras, aunque raramente puede localizarse en derivaciones de cara inferior). Los patrones ECG tipo 2 y 3 de SBr no son diagnósticos de la enfermedad, pero sí sugestivos de ésta.

Si el paciente presenta espontáneamente un ECG tipo 1, deben descartarse una serie de patologías, que pueden causar una alteración en el ECG similar (véase algoritmo diagnóstico). Descartados los diagnósticos diferenciales, cabe también descartar la presencia de otros factores que pueden desenmascarar SBr en caso de una predisposición genética (véase «algoritmo diagnóstico»). Si alguna de estas situaciones está presente, deberá corregirse, y realizar un nuevo ECG a posteriori.

3.1.2   Test farmacológico

Dado que el ECG es dinámico en pacientes portadores de SBr (un paciente puede presentar los tres patrones ECG e incluso ECG normal, en diferentes momentos), ante la sospecha de esta patología y en ausencia de ECG diagnóstico espontáneo debe realizarse un test farmacológico con drogas antiarrítmicas de clase IA, que desenmascara el patrón ECG tipo 1 en un porcentaje elevado de pacientes. Los fármacos utilizados para dichas pruebas son la ajmalina, la flecainida, la disopiramida, la propafenona y la pilsicainida. La tabla 2 muestra las dosis, vías de administración y duración de la prueba para cada una de ellas. El test de provocación con fármacos sólo es considerado positivo si se obtiene un ECG con patrón tipo 1 de SBr.

Es importante resaltar que la ajmalina posee una sensibilidad del 80 %, una especificidad del 94 %, un valor predictivo positivo del 93 % y un valor predictivo negativo del 83 %, *versus* sensibilidad del 77 %, una especificidad del 80 %, un valor predictivo positivo del 96 % y un valor predictivo negativo del 36 % para la flecainida. Esto y su corta vida media hacen de la ajmalina el fármaco de elección para el diagnóstico de SBr.

Al inicio y al final del test farmacológico se deben colocar las derivaciones V1 y V2 en el 3.º y 2.º espacio intercostales, pues incrementa la sensibilidad del ECG para detectar el patrón diagnóstico de la patología.

Aunque la presencia de criterios clínicos es hasta el momento condición sine qua non para el diagnóstico del SBr (y los ECG tipo 1 sin criterios clínicos son denominados «patrón ECG idio-

Tabla 2
Fármacos utilizados para desenmascarar el electrocardiograma diagnóstico de síndrome de Brugada.

Fármaco	Dosis	Vía de administración
Ajmalina	1 mg/kg en 5 minutos (máximo 10 mg/min)	Intravenosa
Flecainida	2 mg/kg en 10 minutos (dosis máxima 150 mg)	Intravenosa
	400 mg	Oral
Procainamida	10 mg/kg en 10 minutos	Intravenosa
Pilsicainida	1 mg/kg en 10 minutos	Intravenosa

pático de SBr»), datos de nuestra serie de pacientes apuntan a que los pacientes con ECG tipo 1 sin criterios clínicos de diagnóstico presentan igualmente riesgo de presentar MSC.

La figura 4 muestra un protocolo diagnóstico propuesto en caso de sospecha de SBr.

3.2 Estratificación de riesgo en el síndrome de Brugada

Existe una controversia sin resolver acerca de la estratificación de riesgo en SBr. Mientras que todos los grupos están de acuerdo en que los pacientes recuperados de un episodio de MSC se encuentran en alto riesgo de repetir un evento arrítmico fatal o casi fatal (17-62 % en los siguientes 24-40 meses) y deben recibir el implante de un DAI, el manejo más adecuado en pa-

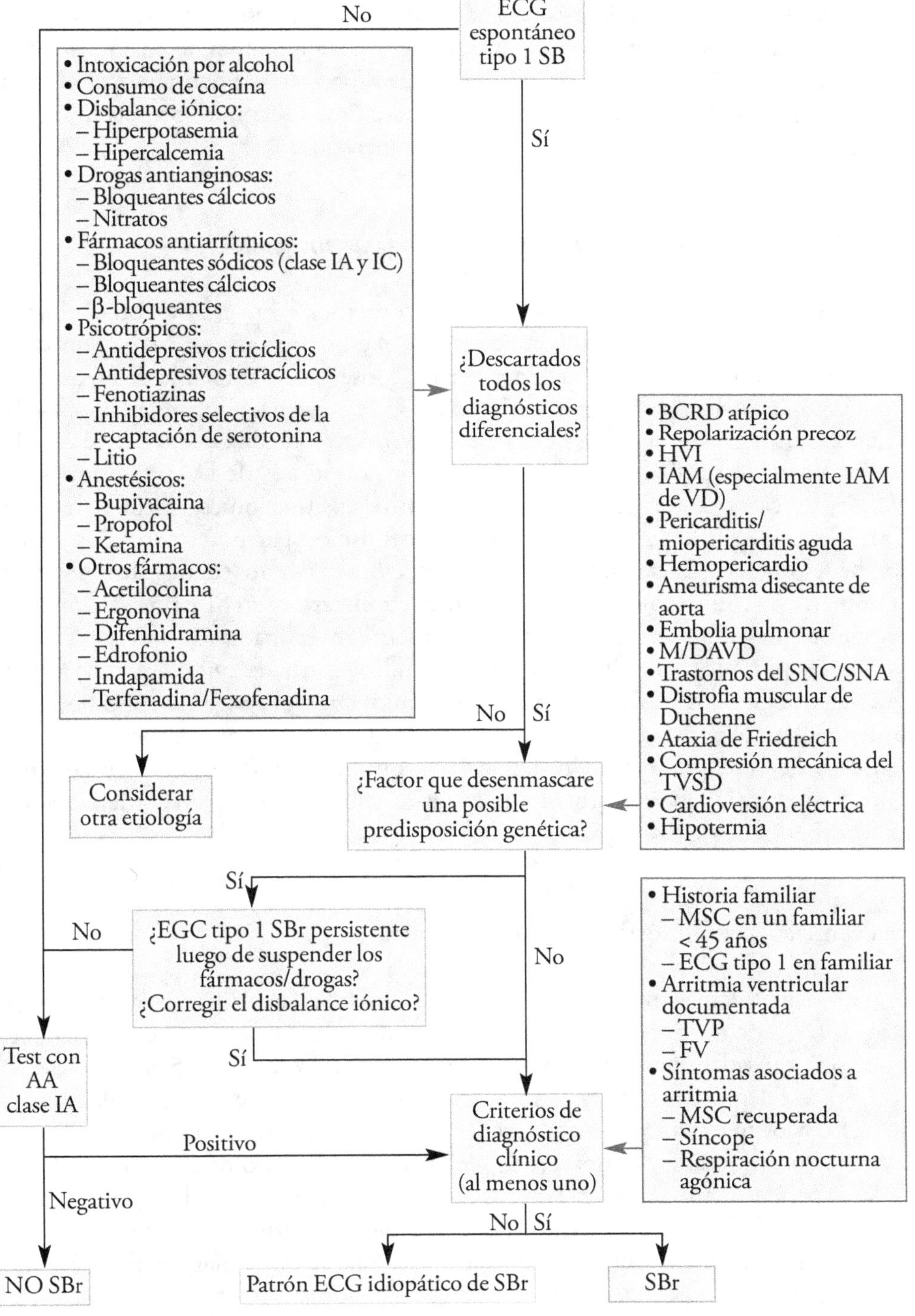

Figura 4
Algoritmo diagnóstico en caso de sospecha de SBr.

SBr: síndrome de Brugada; ECG: electrocardiograma; BCRD: bloqueo completo de rama derecha; IAM: infarto agudo de miocardio; VD: ventrículo derecho; SNC: sistema nervioso central; SNA: sistema nervioso autónomo; HVI: hipertrofia ventricular izquierda; M/DAVD: miocardiopatía/ displasia arrítmica de ventrículo derecho; TSVD: tracto de salida de ventrículo derecho; MSC: muerte súbita cardíaca; TVP: taquicardia ventricular polimórfica; FV: fibrilación ventricular; AA: antiarrítmicos.

cientes con SBr sin historia de MSC permanece sin aclarar, especialmente en casos de pacientes asintomáticos. Brugada y colaboradores describieron una alta tasa de eventos en pacientes con síncope previo, e incluso en pacientes asintomáticos (un 19 y un 8 %, respectivamente, luego de un seguimiento medio de 24 meses), y hallaron que la inducibilidad durante EEF y el síncope previo eran predictores independientes de eventos cardíacos. Los resultados de una serie recientemente publicada por Giustteto y colaboradores en 136 pacientes consecutivos con SBr enfatiza el papel de los síntomas como predictores de futuros eventos cardíacos, así como también apoya el papel del EEF como herramienta útil para la estratificación de riesgo. En las series publicadas por Priori y colaboradores, Eckardt y colaboradores, y más recientemente, Probst y colaboradores, la incidencia de eventos cardíacos fue marcadamente inferior, y la inducibilidad en el EEF no demostró ser útil como predictor de futuros eventos cardíacos. Las guías de actuación actuales establecen que el uso del EEF para estratificación de riesgo en pacientes con SBr asintomáticos con ECG tipo 1 espontáneo es una indicación clase IIb. Debe remarcarse que en casos de tasas de eventos bajas y seguimientos relativamente cortos en patologías con riesgo de arritmia durante toda la vida, es difícil sacar conclusiones definitivas sobre el valor predictivo de cualquier test, y que es probable que el papel del EEF en la estratificación de riesgo en SBr permanezca indefinido hasta que se disponga de datos prospectivos de pacientes estudiados con un protocolo uniforme en una población de gran tamaño con un seguimiento adecuado.

3.3 Recomendaciones terapéuticas actuales en el síndrome de Brugada

En 2002 y 2005 se llevaron a cabo el primer y el segundo consensos sobre el SBr, con el objetivo de definir los criterios diagnósticos, la evaluación de riesgo y el enfoque terapéutico. Sin embargo, las guías actuales de actuación han evolucionado desde estos consensos: el implante de DAI sólo se considera una indicación clase I en pacientes con SBr en casos de prevención secundaria; y clase IIa en aquellos con un ECG tipo 1 espontáneo y síncope, o TV documentada que no derivó en MS.

La quinidina ha probado ser útil en pacientes con SBr portadores de DAI y choques frecuentes, y es efectiva en casos de tormenta eléctrica (esta última situación constituye una indicación clase IIb). Algunos estudios han demostrado que su uso en pacientes con SBr con FV inducible puede hacer que el EEF sea no inducible para arritmias ventriculares sostenidas. El isoproterenol también está indicado en el caso de tormentas eléctricas en SBr (indicación clase IIa). Otras opciones farmacológicas están siendo actualmente investigadas.

Todos los pacientes portadores de SBr deben recibir indicaciones de evitar aquellos fármacos y drogas que incrementen los trastornos en el ECG y aumentan el riesgo de episodios arrítmicos (www.brugadadrugs.org), tratar la fiebre de manera agresiva, así como consultar de manera urgente en caso de síncope. También deben ser seguidos periódicamente en consulta externa. La figura 5 muestra nuestro protocolo de estratificación de riesgo y recomendaciones de tratamiento actual en caso de SBr.

4 Taquicardia ventricular polimórfica catecolaminérgica

Considerada una de las patologías más malignas entre las canalopatías cardíacas, las manifestaciones clínicas de TVPC incluyen síncope y MSC desencadenadas por estímulos adrenérgicos (ejercicio y/o emoción), causadas por arritmias ventriculares: TV bidireccional (35 % de los casos), y TVP, que algunas veces degenera en FV. Los síntomas comienzan con frecuencia a edades tempranas (entre los siete y los nueve años de edad), al llegar a los 40 años hasta un 80 % de los pacientes han desarrollado síntomas, y la mortalidad global sin tratamiento oscila entre el 30 y el 50 %. El diagnóstico a menudo no se realiza correctamente o se demora hasta dos años luego del primer síntoma, fundamentalmente debido a que el ECG basal es normal, y por la ausencia de patología estructural cardíaca en esta población de pacientes. Para hacer el diagnóstico se requiere, por ende, un alto grado de sospecha.

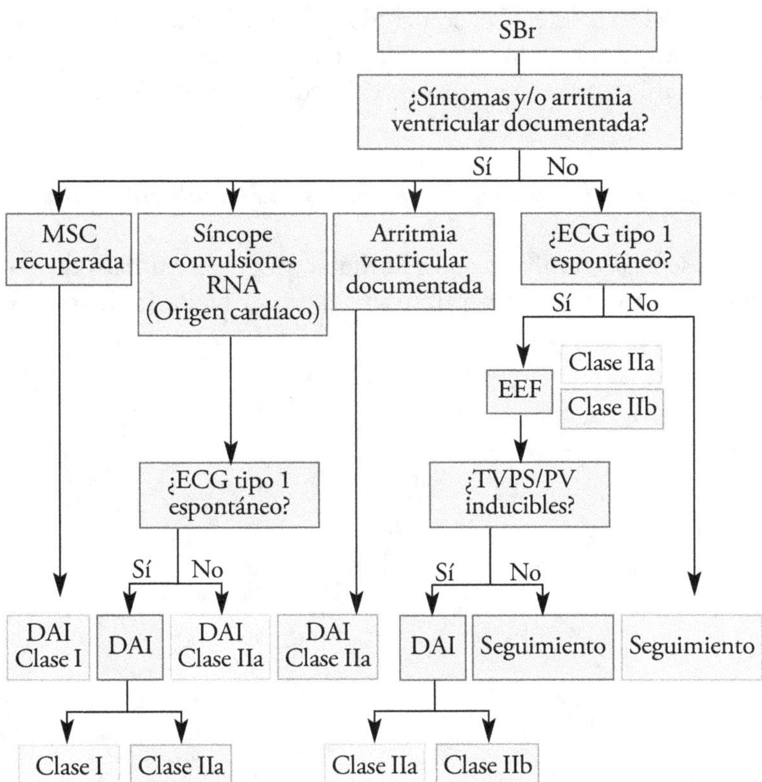

Figura 5 (véase figura a color en Apéndice de ilustraciones, pág. 216)

Esquema de estratificación de riesgo y recomendaciones de implante de DAI en pacientes portadores de SBr. Línea amarilla: recomendaciones del segundo consenso sobre SBr. Línea roja: recomendaciones de las guías de manejo práctico de pacientes con arritmias ventriculares y la prevención de la MSC (ACC/AHA/ESC 2006). Línea verde: recomendaciones comunes al segundo consenso sobre SBr y las guías ACC/AHA/ESC 2006. Niveles de recomendación: clase I: evidencia clara que el tratamiento o intervención es útil o efectiva; clase II: evidencia conflictiva sobre la utilidad o eficacia; clase IIa, el peso de la evidencia está a favor de la utilidad o eficacia; clase 2 IIb: la utilidad o eficacia están menos establecidas.

DAI: desfibrilador automático implantable; SBr: síndrome de Brugada; MSC: muerte súbita cardíaca; RNA: respiración nocturna agónica; TVPS: taquicardia ventricular polimórfica sostenida; FV: fibrilación ventricular; EEF: estudio electrofisiológico.

Hasta la fecha se han descrito mutaciones en dos genes, asociadas a TVPC: RyR2, que codifica el receptor cardíaco de la rianodina, y la calsecuestrina 2 (CASQ2), ambos involucrados en el manejo intracelular de Ca^{+2} en el miocardio. Las mutaciones en RyR2 representan la mayoría de casos de TVCP (50-55 % de los pacientes genotipados), y presentan un patrón de herencia autosómico dominante, con una penetrancia media del 83 %. Las mutaciones en CASQ2 representan solamente el 5-10 % de los casos, y se transmiten mediante un patrón de herencia autosómico recesivo.

Las mutaciones en ambos genes causan una sobrecarga del Ca^{+2} citosólico desde el retículo sarcoplásmico de los miocitos, que causa postdespolarizaciones tardías (PDT). Durante estimulación beta adrenérgica, las PDT aumentan en número y magnitud, y pueden desencadenar múltiples potenciales de acción, resultando en arritmias ventriculares sintomáticas.

4.1 Protocolo diagnóstico en la taquicardia ventricular polimórfica catecolaminérgica

En todo paciente que presente síncope brusco y/o muerte súbita recuperada (sobre todo ante estímulos adrenérgicos como ejercicio y/o emoción), episodios de TVP o TdP documentados, antecedentes familiares de TVPC o de muerte súbita en individuos jóvenes (menores de 30 años), y que no presente cardiopatía estructural y con ECG normal, debe descartarse el diagnóstico de TVPC.

El ECG basal de doce derivaciones es habitualmente normal, y no es útil como herramienta diagnóstica. La prueba de esfuerzo es la principal herramienta diagnóstica en esta enfermedad, permitiendo la reproducción del empeoramiento progresivo de las arritmias ventriculares a medida que se incrementa la carga de trabajo (desde extrasístoles ventriculares aisladas hasta TV bidireccional, TVP o FV), que típicamente comienzan a una FC de entre 110-130 lat/min, y que gradualmente desaparecen a medida que se detiene el ejercicio (véase la figura 6).

El Holter ECG de 24 horas es especialmente útil en casos de síncope desencadenado por estrés emocional y en la evaluación de niños.

Se recomienda la realización de análisis genético, en caso de estar disponible.

Los principales diagnósticos diferenciales de la TVPC son el SQTL1 (que también presentan síncope desencadenado por actividad física, aunque raramente presentan arritmias durante la prueba de esfuerzo), y miocardiopatía/displasia arritmogénicas de ventrículo derecho (M/DAVD).

4.2 Estratificación de riesgo en la taquicardia ventricular polimórfica catecolaminérgica

La estratificación de riesgo en TVPC se basa en información limitada, ya que el número de pacientes identificados es muy bajo (la serie más larga publicada hasta la fecha incluye 101

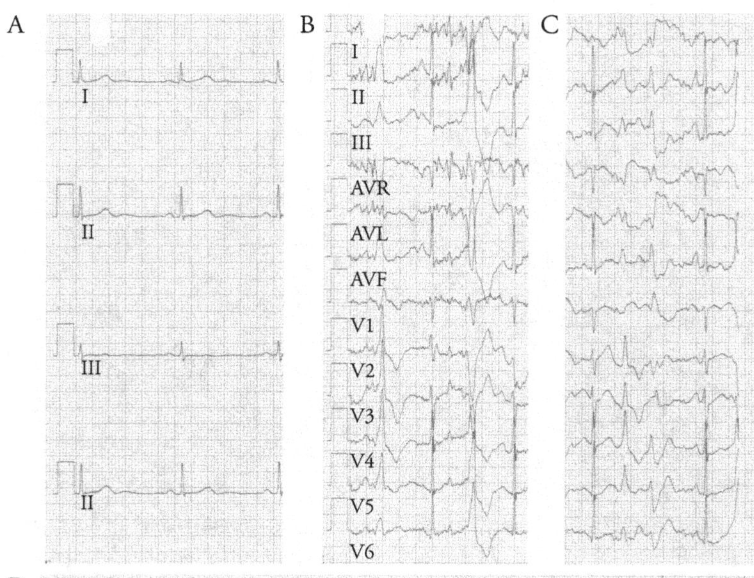

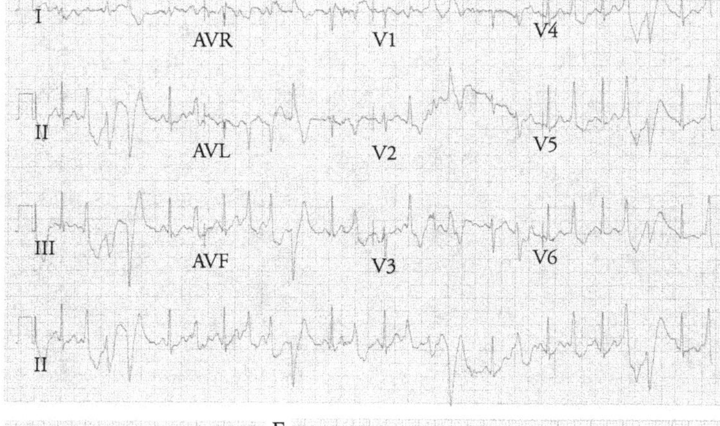

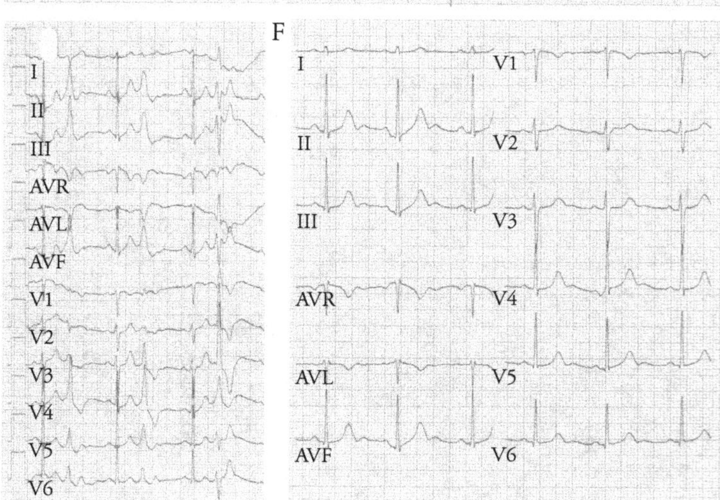

Figura 6
Prueba de esfuerzo en un paciente portador de TVPC.
A. El ECG en reposo no muestra arritmia ventricular. B. Al alcanzar una FC de 127 lat/min se observa extrasistolia ventricular monomorfa bigeminada. C. A una FC de 136 lat/min el paciente presenta parejas ventriculares. D. Durante el máximo esfuerzo (FC = 151 lat/min) se observan episodios no sostenidos de TV polimórfica. E. En la recuperación precoz (FC = 108 lat/min) disminuye la frecuencia y complejidad de la arritmia ventricular. F. En la recuperación tardía (FC = 66 lat/min) desaparece la arritmia.

pacientes, y la prevalencia estimada de la enfermedad es 1:10.000), y los períodos de seguimientos de los que se dispone son muy cortos.

Al igual que en el resto de las canalopatías, la historia familiar de MSC no ha demostrado ser un factor predictor de eventos cardíacos en la TVPC. El ECG basal no es útil para el diagnóstico ni el pronóstico.

La historia natural no difiere entre los pacientes sin mutaciones causales identificadas y aquellos portadores de mutaciones en los genes RyR2 y CASQ2. Los portadores asintomáticos de mutaciones (asintomáticos, sin arritmias en la prueba de esfuerzo o el Holter) presentan una tasa similar de eventos a la de los pacientes sintomáticos. El sexo no parece asociarse a una mayor tasa de eventos cardíacos o MSC. El EEF no es útil para diagnosticar o evaluar riesgo de eventos cardíacos, ya que las arritmias en la TVPC no son usualmente inducibles durante el mismo.

La edad temprana al momento del diagnóstico, el antecedente de MSC recuperada y la ausencia de tratamiento betabloqueante han sido identificados como predictores independientes de eventos fatales o casi fatales. El síncope antes del diagnóstico no identifica a pacientes con mayor riesgo de desarrollar eventos arrítmicos (aunque estos resultados podrían tener un sesgo, ya que la mayoría de los pacientes diagnosticados de TVPC y que habían presentado síncope estaban recibiendo betabloqueantes, lo que resulta en una significativa reducción de los eventos cardíacos y la MSC).

4.3 Recomendaciones terapéuticas actuales

Todos los pacientes diagnosticados con TVPC deben ser aconsejados sobre la evitación de factores desencadenantes de arritmias (contraindicaciones de ejercicio), y deben recibir tratamiento betabloqueante más allá de su estatus clínico (ya que los pacientes asintomáticos presentan una tasa similar de eventos arrítmicos a la de los pacientes sintomáticos). Aquellos pacientes recuperados de MSC se consideran pacientes de alto riesgo, y en ellos se indica el implante de un DAI, junto con la medicación betabloqueante. Los pacientes con arritmias ventriculares complejas o síntomas a pesar de dosis máximas de betabloqueantes son también candidatos al implante de un DAI (indicación clase IIa). Algunos informes sugieren que el uso de antagonistas del Ca^{+2} (en combinación con betabloqueantes) y la simpatectomía izquierda pueden ser útiles en pacientes que presentan arritmia ventricular recurrente pese a estar tratados con dosis máximas de betabloqueantes, y en aquellos con DAI y tormentas eléctricas.

La figura 7 muestra un protocolo diagnóstico sugerido en casos de sospecha de TVPC.

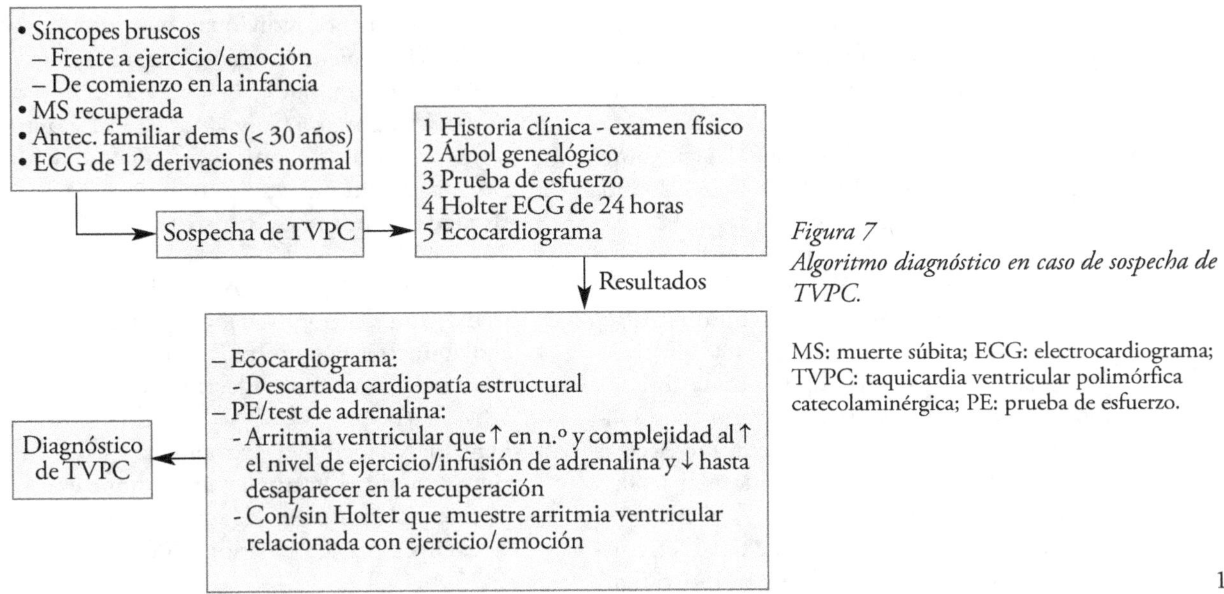

Figura 7
Algoritmo diagnóstico en caso de sospecha de TVPC.

MS: muerte súbita; ECG: electrocardiograma; TVPC: taquicardia ventricular polimórfica catecolaminérgica; PE: prueba de esfuerzo.

Conclusión

Aunque las canalopatías cardíacas son enfermedades de baja prevalencia, constituyen una causa de MSC de importancia creciente entre individuos jóvenes, y deben ser descartadas de rutina en la investigación de consultas por muerte súbita recuperada, síncope, o en casos de *screening* familiar de muerte súbita. Algunos de estos pacientes son candidatos a DAI para prevenir la MSC o episodios casi fatales. La combinación de un cuidadoso esquema de estratificación de riesgo, el cumplimiento del tratamiento farmacológico y modificaciones del estilo de vida ajustadas a cada paciente y su patología específica, más una programación cuidadosa de dispositivos implantables resultan en una disminución de la mortalidad de esta población de pacientes, así como en una menor tasa de complicaciones asociadas.

RECUERDA...

- Las canalopatías cardíacas son enfermedades de causa genética, de baja prevalencia en la población general.
- Los pacientes portadores de canalopatías presentan un corazón estructuralmente normal.
- Los síntomas de las canalopatías cardíacas suelen comenzar en la infancia o la juventud, y son secundarios a arritmias ventriculares (fundamentalmente síncope brusco y muerte súbita).
- El diagnóstico de las canalopatías cardíacas requiere un alto índice de sospecha clínica, y puede realizarse mediante pruebas simples y de bajo coste.
- Un diagnóstico y una estratificación adecuados del riesgo son fundamentales para garantizar un correcto tratamiento de los pacientes portadores de canalopatías cardíacas (de gran importancia, dado que un porcentaje de ellos se encuentran en riesgo de presentar muerte súbita).

BIBLIOGRAFÍA

1. Schwartz PJ, Moss AJ, Vicent GM, *et al.* Diagnostic criteria for the long QT syndrome. An update. Circulation. 1993; 88(2): 782-84.
2. Schwartz PJ, Priori SG, Spazzolini C, *et al.* Genotype-phenotype correlation in the long QT syndrome: gene-specific triggers for life-threatening arrhythmias. Circulation. 2001; 103(1): 89-95.
3. Goldenberg I, Moss AJ. Long QT syndrome. J Am Coll Cardiol. 2008; 51(24): 2291-300.
4. Gussak I, Brugada P, Brugada J, *et al.* Idiopathic short QT interval: a new clinical syndrome? Cardiology. 2000; 94(2): 99-102.
5. Patel U, Pavri BB. Short QT syndrome: a review. Cardiol Rev. 2009; 17(6): 300-03.
6. Brugada P, Brugada J. Right bundle branch block, persistent ST segment elevation and sudden cardiac death: a distinct clinical and electrocardiographic syndrome. A multicenter report. J Am Coll Cardioll. 1992; 20(6): 1391-396.
7. Brugada J, Brugada R, Brugada P. Determinants of sudden cardiac death in individuals with the electrocardiographic pattern of Brugada syndrome and no previous cardiac arrest. Circulation. 2003; 108(25): 3092-096.
8. Eckardt L, Probst V, Smits JPP, *et al.* Long-term prognosis of individuals with right precordialST-segment-elevation Brugada syndrome. Circulation. 2005; 111(3): 257-63.
9. Probst V, Veltmann C, Eckardt L, *et al.* Long-term prognosis of patients diagnosed with Brugada syndrome: results from the FINGER Brugada Syndrome Registry. Circulation. 2010; 121(5): 635-43.
10. Mohamed U, Napolitano C, Priori SG. Molecular and electrophysiological bases of catecholaminergic polymorphic ventricular tachycardia. J Cardiovasc Electrophysiol. 2007; 18(7): 791-97.
11. Hayashi M, Denjoy I, Extramiana F, *et al.* Incidence and risk factors of arrhythmic events in catecholaminergic polymorphic ventricular tachycardia. Circulation. 2009; 119(18): 2426-434.

Capítulo 16

Síncope

A. Martín, J. M.ª Tolosana[1]

Hospital Clínic de Barcelona
[1] tolosana@clinic.ub.es

Introducción

El síncope se define como una pérdida transitoria del conocimiento por hipoperfusión cerebral global transitoria. Se caracteriza por tener un inicio rápido, una duración corta y una recuperación de la conciencia espontánea y total.[1] Habitualmente se acompaña de una pérdida del tono muscular con caída al suelo.

El síncope tiene una gran prevalencia en la población general, y supone el 6 % de los ingresos hospitalarios y el 3 % de las consultas a urgencias (UCIAS). Se estima que entre un 15 y un 23 % de la población ha presentado al menos un síncope a lo largo de su vida.[2]

Existen varias edades en las que la incidencia de síncopes es mayor: entre los 10 y los 30 años existe un aumento en la incidencia de síncopes, con un pico en torno a los 15 años; en este grupo de edad el síncope vasovagal es la etiología más frecuente. También se produce un aumento de la incidencia de síncopes a partir de los 65 años. En los pacientes ancianos las etiologías más frecuentes son, asimismo, los síncopes neuromediados, aunque también aumentan los síncopes secundarios a hipotensión ortostática y arritmias, ya que se produce un aumento de la cardiopatía estructural. En estos pacientes es frecuente la coexistencia de los diferentes mecanismos de síncope, lo que dificulta su estudio y su diagnóstico.

La etiología más frecuente es el síncope neuromediado (56 %), seguida de la causa arrítmica (20 %), la enfermedad estructural cardíaca y/o pulmonar (3 %), y el síncope ortostático (2 %) y psiquiátrico o cerebrovascular (1 %).[3] A pesar de todo, entre el 14 y el 18 % de los síncopes permanece sin causa aclarada.[4,5]

- **Etiología**

  Las diferentes causas del síncope se resumen en la tabla 1. El síncope tiene etiologías muy diferentes y variadas, y de su correcta investigación depende el pronóstico del paciente.

  Los síncopes de causa cardíaca suponen una mayor mortalidad (18-33 %) respecto a los de etiología no cardíaca (0-12 %) o de causa desconocida (6 %).[6]

  La presencia de cardiopatía estructural es el predictor más importante de mortalidad a 1-2 años en estos pacientes. Otros predictores son un electrocardiograma (ECG) anormal o la edad avanzada.[4, 7-9]

<table>
<tr><td>Tabla 1
Etiología del síncope.</td><td>

Síncope neuromediado (reflejo)

- *Vasovagal*
  En relación con miedo, dolor, fobia a la sangre, instrumentación, angustia emocional

- *Situacional (relacionados con determinadas situaciones)*

  – Tusígeno, defecación, micción, tras ejercicio, deglutorio
  – Otros (risa, tocar instrumentos de viento, levantamiento pesas)

- *Hipersensibilidad del seno carotídeo*

Síncope por hipotensión ortostática

- *Disfunción autónoma primaria*
  Atrofia sistémica múltiple, enfermedad de Parkinson con disfunción autonómica, demencia de los cuerpos de Lewy, disfunción autónoma primaria pura

- *Disfunción autónoma secundaria*
  Amiloidosis, diabetes, uremia, lesión de la médula espinal

- *Por fármacos*
  Alcohol, vasodilatadores, diuréticos, fenotiazidas, antidepresivos

- *Depleción de volumen*
  Hemorragia, diarrea, vómitos

Síncope cardiogénico

- *Arrítmico*

  – *Bradicardia:* disfunción del nodo sinusal, trastorno de la conducción auriculoventricular, disfunción de dispositivo implantado
  – *Taquicardia:* supraventricular, ventricular

- *Cardiopatía obstructiva*

  – *Cardíaca:* valvulopatía, cardiopatía isquémica, miocardiopatía hipertrófica, masas cardíacas (mixoma, tumores), enfermedad pericárdica/taponamiento, anomalías congénitas arterias coronarias, disfunción de prótesis valvulares
  – *Otras:* embolia pulmonar, disección aórtica, hipertensión pulmonar

</td></tr>
</table>

- **Evaluación**

  En una primera evaluación del síncope es importante llevar a cabo una anamnesis detallada, una exploración física correcta, la determinación de las cifras de presión arterial (PA) en decúbito y en bipedestación, y un ECG de 12 derivaciones. Entre el 23 y el 50 % de los síncopes se diagnostican en esta primera evaluación (véase la figura 1).[10,11]

  Lo primero que debe evaluarse ante un episodio de pérdida transitoria de la conciencia es si realmente ha sido un síncope. Para ello, es importante recordar la definición del síncope, ya que existen otros cuadros que cursan con pérdida de conciencia transitoria o con pérdida del tono muscular con diferente fisiopatología a la del síncope y que puede confundir el diagnóstico (véase la tabla 2). De hecho, hasta el 14 % de los casos que acuden a UCIAS por un episodio de pérdida transitoria de conciencia no son síncopes.[12]

  Una vez que se ha determinado que el episodio ha sido un síncope, se debe intentar averiguar su etiología y estratificar el riesgo que tiene el paciente de presentar nuevos episodios, así como su mortalidad.[1] En la tabla 3 se enumeran los aspectos más importantes que hay que obtener en la anamnesis del paciente, remarcando especialmente los datos que orientan hacia un origen cardíaco. En la tabla 4 se exponen los datos que sugieren un origen cardíaco del síncope, y por tanto un peor pronóstico, tanto en la anamnesis como en la exploración física y el ECG.

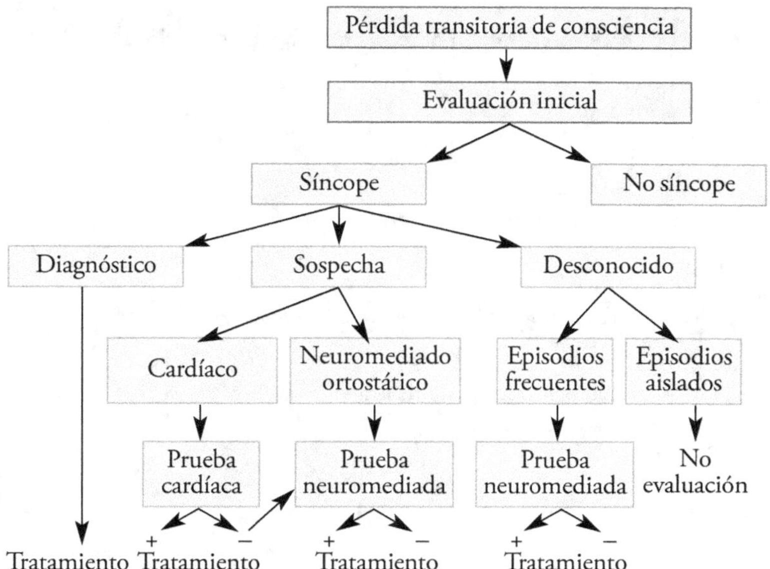

Figura 1
Algoritmo de evaluación de la actuación ante un episodio sincopal.

Cuando la causa del síncope no queda clara en esta primera evaluación deberá usarse otro tipo de exploraciones complementarias para intentar llegar a la etiología. Las principales herramientas diagnósticas en el síncope, aparte de la anamnesis, la exploración física y el ECG son:

a) *Pruebas cardíacas:* ecocardiograma, monitorización electrocardiográfica y estudio electrofisiológico (EEF); en caso de que el interrogatorio del paciente sugiera isquemia miocárdica, puede completarse el estudio con una coronariografía.
b) *Pruebas neuromediadas:* masaje del seno carotídeo, test de basculación.

En la tabla 5 se muestra el rendimiento diagnóstico de cada una de las pruebas.

1   Masaje del seno carotídeo

Se trata de una prueba sencilla y rápida, que puede realizarse a la cabecera del paciente, por lo que está indicada en todo paciente mayor de 40 años con síncope de causa no aclarada tras una evaluación inicial.

Antes de realizarlo debe descartarse la existencia de soplos carotídeos o estenosis carotídea significativa en el estudio Doppler. Estas condiciones, junto con los antecedentes de accidente cerebrovascular (ACV) o accidente isquémico transitorio (AIT) en los tres meses previos, son las únicas contraindicaciones de la prueba. Se aplica una suave presión con movimientos circulares sobre la zona de bifurcación de la arteria carótida durante un máximo de 6 segundos. El masaje debe hacerse en ambos lados, aunque nunca de manera simultánea. Una pausa ventricular > 3 segundos o una caída de la PA > 50 mmHg definen la hipersensibilidad del seno carotídeo (véase la figura 2).

Una respuesta positiva al masaje del seno carotídeo en pacientes con síncope es altamente predictiva de episodios de asistolia espontáneos, por lo que es una indicación para el implante de un marcapasos definitivo.[13,14]

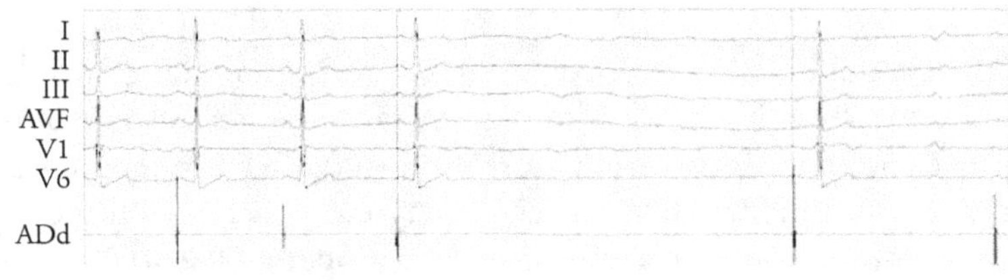

Figura 2
Pausa > 3 s tras masaje seno carotídeo.

I, II, III, AVF, V1, V6: derivaciones ECG superficie; ADd: registro intracavitario aurícula derecha.

Pérdida de conciencia total o parcial sin hipoperfusión global cerebral
• Epilepsia
• Alteraciones metabólicas:

– Hipoxia
  – Hipoglucemia
  – Hiperventilación con hipocapnia

• Ictus vertebrobasilar
Sin pérdida de nivel de conciencia
• Caídas
• Accidente cerebral transitorio de origen carotídeo
• Psicógeno (seudosíncope)
• *Drop attacks*
• Catalepsia

Tabla 2
Cuadros clínicos que pueden simular un síncope.

2 Test de mesa basculante

Esta prueba permite la reproducción del síncope neuromediado. Normalmente está indicado para confirmar el diagnóstico de síncope neuromediado en pacientes en los que se sospecha su presencia, pero que no se ha podido confirmar en la valoración inicial.

El ortostatismo mantenido provoca acumulación sanguínea en las extremidades inferiores, con disminución del retorno venoso, lo que desencadena el reflejo. Finalmente, la hipotensión y/o la bradicardia pueden ocasionar el síncope.

El protocolo en nuestro centro: en un ambiente silencioso y con luz tenue se coloca al paciente en una camilla en decúbito supino, con monitorización continua electrocardiográfica y de la PA. Tras 10 minutos de reposo la camilla se inclina a 70°, esperando que se desencadenen los síntomas. En el caso de que tras 10 minutos el paciente permanezca asintomático, se aplica un pulso de nitroglicerina sublingual y se espera otros 10 minutos más. La prueba se suspende 10 minutos después del pulso de nitroglicerina sublingual, si el paciente no refiere síntomas, o en caso de síncope (sin comas).

El test se considera positivo en caso de síncope o presíncope asociado a hipotensión y/o bradicardia. Pueden darse tres tipos de respuesta:

– *Respuesta vasodepresora:* la PA desciende hasta provocar el síncope, con mantenimiento de la frecuencia cardíaca (FC), cuyo valor en el momento del síncope no es inferior al 90 % del máximo alcanzado durante la prueba.
– *Respuesta cardioinhibidora:* la FC desciende por debajo de 40 lat/min, o se produce una pausa (por asistolia o bloqueo auriculoventricular [AV]) superior a 3 segundos.
– *Respuesta mixta:* la PA desciende hasta provocar el síncope, la FC aumenta inicialmente y, en el momento del síncope, tiene una reducción superior al 10 % de su cifra máxima (sin descender por debajo de 40 lat/min).

Cabe destacar que el tipo de respuesta desencadenada en la prueba de la mesa basculante no se relaciona con el mecanismo del síncope espontáneo.[15,16]

3 Estudio electrofisiológico

En general, el rendimiento diagnóstico del EEF en el síncope es bajo y depende del grado de sospecha clínica y del protocolo del estudio utilizado. Su interés se da tanto para el caso de bradicardias como taquicardias (supraventriculares o ventriculares). Su utilidad es limitada en el caso de la evaluación del síncope, y su rendimiento diagnóstico es mayor en pacientes con cardiopatía estructural (50-80 %), en comparación con pacientes sin cardiopatía (18-50 %). En general, el rendimiento es bajo en la evaluación de bradiarritmias.[3] Los protocolos de valoración de la función sinusal y de la conducción AV que se realizan en nuestro centro ya se han explicado en los capítulos previos.

- **Función sinusal**
  El primer paso es la determinación del tiempo de recuperación del nodo sinusal (TRNS). El TRNS es el tiempo que transcurre desde la última estimulación auricular a una frecuencia ligeramente superior a la sinusal hasta la primera despolarización espontánea del nodo sinusal. Para ello, el catéter se coloca en la orejuela derecha y se estimula durante al menos 30 segundos a una longitud de ciclo (LC) de 600, 500 y 430 ms. Posteriormente, se miden los TRNS en las tres LC. Si alguno de ellos es superior a 1.500 ms, el TRNS es patológico. También es importante medir el TRNS corregido (TRNSc), que se define como el TRNS menos la LC basal. Su límite superior se establece en 525 ms.[17]

- **Conducción AV: punto anterógrado de Wencheback**
  Se define como el punto en el que la despolarización auricular no captura ventrículo por bloqueo AV de segundo grado de tipo 1 (suprahisiano). Sus valores son inferiores a 430 ms,

Preguntas sobre el contexto previo al síncope
• *Posición: **decúbito supino**,* sentado o de pie
• *Actividad que realizaba el paciente:* descanso, cambio de postura, ***durante*** o después del ***ejercicio***, durante o inmediatamente después de la micción, defecación, tos o deglución
• *Factores ambientales:* lugares abarrotados o con calor, ortostatismo prolongado, período postprandial y episodios precipitantes (miedo, dolor intenso, movimientos del cuello)

Preguntas sobre el contexto previo al síncope
• Presencia o ausencia de pródromos (náuseas, mareo, sudoración)
• ***Dolor torácico. Palpitaciones***

Preguntas sobre el síncope (testigo presencial)
• Forma de caer (desplomarse, caerse de rodillas), ***color de piel*** (palidez, ***cianosis***, rubor), duración de la pérdida de conocimiento, forma de respirar (ronquidos), movimientos (tónicos, clónicos, tonicoclónicos, mioclonía mínima o automatismo), duración de los movimientos, inicio de los movimientos en relación con la caída, mordedura de lengua

Síntomas al final del síncope
• Náuseas, vómitos, sudoración, sensación de frío, confusión, dolor muscular, color de piel, lesión, dolor torácico, palpitaciones, incontinencia urinaria o fecal

Antecedentes personales y familiares del paciente
• ***Historia familiar de muerte súbita, cardiopatía arritmogénica congénita***
• ***Enfermedad cardíaca previa***
• Historia neurológica (enfermedad de Parkinson, epilepsia, narcolepsia)
• Trastornos metabólicos (diabetes…)
• Medicación (antihipertensiva, antianginosa, antidepresiva, antiarrítmica, diurética, fármacos que prolongan el QT), alcohol
• En caso de síncope recurrente: información sobre recurrencias (tiempo entre dos episodios, número de episodios…)

Tabla 3
Características que es importante recoger en la historia clínica.

* Los datos en negrita y cursiva orientan a un posible síncope de origen cardiogénico.

<table>
<tr><td colspan="2">Antecedentes personales y familiares</td></tr>
<tr><td rowspan="4">Tabla 4
Datos que sugieren un origen cardiogénico del síncope.</td>
<td>

- Historia de muerte súbita familiar
- Cardiopatía estructural

</td></tr>
<tr><td>Características del síncope</td></tr>
<tr><td>

- Síncope en decúbito supino
- Síncope durante ejercicio
- Dolor torácico o palpitaciones previas al síncope

</td></tr>
<tr><td>

Datos de la exploración física y ECG

- Trastornos de la conducción en el ECG

  - QRS ancho (QRS > 120 ms)
  - Bradicardia asintomática (< 50 lat/min)
  - Intervalo PR largo

- Preexcitación ventricular
- Alteraciones de la repolarización

  - QT largo
  - QT corto
  - Ondas T negativas u ondas epsilon V1-V3

- Patrón ECG de síndrome de Brugada
- Taquicardia ventricular no sostenida
- Onda Q de necrosis en ECG
- Soplo sugestivo de estenosis aórtica

</td></tr>
</table>

aunque depende del tono autonómico del paciente, de modo que estos valores no suelen ser muy esclarecedores para valorar el mecanismo de síncope del paciente. Para calcularlo se estimula aurícula a frecuencias crecientes hasta que la aurícula deje de capturar el ventrículo (ausencia de QRS tras una despolarización auricular). En nuestro centro si el paciente no tiene alteraciones en el ECG que sugieran trastornos de la conducción AV, sólo usamos un catéter para realizar el estudio, así que no se mide el intervalo AH, sino que se utiliza un subrogado del bloqueo suprahisiano, y mide desde el electrograma de la onda P hasta el inicio del QRS.

Cuando el paciente tiene alteraciones del ECG (bloqueo bifascicular) o se tienen dudas de que presente un bloqueo AV supra o infrahisiano, se ascienden dos catéteres tetrapolares; uno se sitúa en la aurícula derecha y otro en el haz de His. Así puede registrarse el intervalo AH y HV, y observar si el bloqueo es supra o infrahisiano durante la estimulación cardíaca.

- **Intervalo HV**

A continuación se coloca el catéter en el haz de His y se mide el intervalo HV (midiendo la distancia entre la despolarización hisiana y el inicio del QRS más precoz en el ECG). Sus valores normales se sitúan entre 35 y 55 ms. Un intervalo HV basal ≥ 70 ms se considera patológico y se cree que es suficiente como diagnóstico de la etiología del síncope.

También resulta patológica la presencia de un doble potencial de His o un haz de His empastado > 25 ms de duración (trastorno intrahisiano de la conducción).

En el caso de obtener un intervalo HV normal o en el límite alto de la normalidad y se tenga una alta sospecha de síncope por bloqueo AV (bloqueo bifascicular) se puede realizar un test de sobrecarga farmacológica con flecainida endovenosa. Si el intervalo HV es de más de 100 ms o se prolonga más de un 50 % del valor basal, se considera patológico.

3.1 Inducción de taquiarritmias

• Taquicardias supraventriculares

En el caso de taquicardias supraventriculares (TSV) se utilizan agregados de extraestímulos auriculares (hasta un total de seis) con períodos de acoplamiento que disminuyen de 10 en 10 ms hasta alcanzar el período refractario auricular. En el caso de que no se desencadene una taquicardia se estimula AD con trenes de extraestímulos con períodos de acoplamiento habitualmente mayores a 200 ms, para minimizar la posibilidad de desencadenar una FA. Si sigue sin inducirse taquicardia, se repite el procedimiento con infusión de isoproterenol. Normalmente las TSV son una causa poco frecuente de síncopes, y por tanto tiene un rendimiento muy bajo; por tanto, queda limitado a pacientes sin cardiopatía estructural grave y en los que el síncope esté precedido por palpitaciones.

• Taquicardias ventriculares

Generalmente la inducción de taquicardias ventriculares (TV) queda limitada al estudio de síncopes en pacientes con cardiopatía estructural.

Dentro de las cardiopatías estructurales, la inducibilidad de la TV es más reproducible en pacientes con cardiopatía isquémica y cicatriz miocárdica, así como en la displasia del ventrículo derecho, y predice el riesgo de padecer un síncope secundario a la arritmia.[18]

En otro tipo de cardiopatías, como las hipertróficas o las miocardiopatías dilatadas no isquémicas, el papel de la inducibilidad es más discutido, y por tanto la inducibilidad de arritmias ventriculares en este tipo de pacientes es más dudoso.[19]

En el momento actual no tiene mucho sentido realizar un EEF de inducción de arritmias ventriculares a pacientes con disfunción ventricular sistólica grave, dado que existe el consenso de que a los pacientes con una disfunción ventricular sistólica grave del ventrículo izquierdo (FE ≤ 35 %) y síncope sin causa aparente se les debe colocar un desfibrilador automático implantable (DAI), con independencia del mecanismo del síncope o resultado del EEF.

• Canalopatías

En los pacientes con síndrome de Brugada, la inducción de una fibrilación ventricular en el EEF puede identificar a pacientes con mayor riesgo de presentar muerte súbita,[20] mientras que en otras afecciones, como el síndrome del QT largo o QT corto, no se dispone de datos suficientes para extraer conclusiones y valorar si el EEF puede identificar a pacientes con alto riesgo de presentar muerte súbita.

En el estudio de TV se introduce el catéter en el ápex de ventrículo derecho. En primer lugar se comienza con un extraestímulo cuyo período de acoplamiento disminuye de 10 en 10 ms

Prueba	Rendimiento diagnóstico (%)
• Anamnesis y EF (incluyendo MSC)	49-85
• ECG	2-11
• EEF (pacientes sin cardiopatía estructural)	11
• EEF (pacientes con cardiopatía estructural)	49
• Test de mesa basculante (sin cardiopatía)	11-87
• Monitorización ECG ambulatoria	
– Holter ECG de 24 horas	2
– Grabadora externa de bucles (2-3 semanas)	20
– Grabadora implantable de bucles (hasta 14 meses)	65-88
• Neurológico (TAC, Doppler carotídeo)	0-4

Tabla 5
Rendimiento diagnóstico de las exploraciones complementarias indicadas en el síncope.

EF: exploración física; MSC: masaje del seno carotídeo.

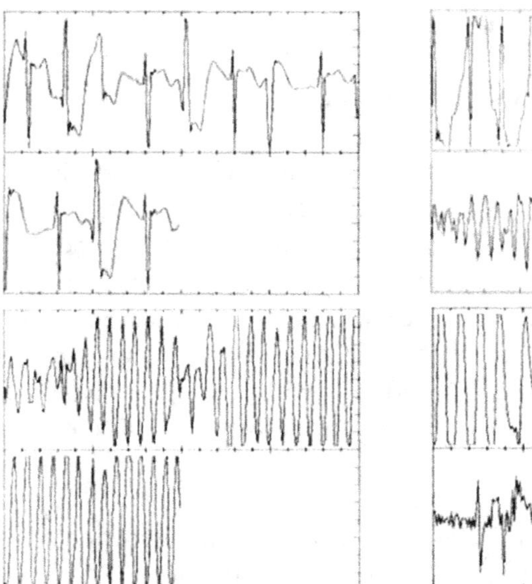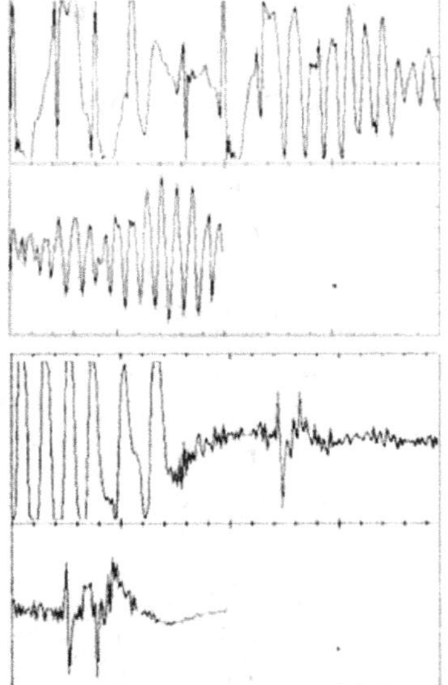

Figura 3
Electrogramas de Holter subcutáneo que muestran una taquicardia ventricular polimórfica en una paciente sin cardiopatía estructural.

hasta alcanzar el período refractario. A continuación, se añade el segundo extraestímulo. Cuando se alcanza el período refractario del segundo extraestímulo, se estimula con un tren de 600 ms con uno y dos extraestímulos; después, se hace lo mismo con trenes de 500 y 430 ms. Tras estos pasos, se estimula con tres extraestímulos hasta que el tercero alcanza el período refractario y se repiten los trenes de 600, 500 y 430 con tres extraestímulos. Si el síncope ha sido durante el esfuerzo se repite el protocolo bajo infusión de isoproterenol.

4 Monitorización electrocardiográfica continua

Está indicada cuando se sospeche un mecanismo arrítmico como causa del síncope y no se haya observado ninguna alteración del ritmo cardíaco que lo diagnostique.

- **Monitorización electrocardiográfica hospitalaria**
  Los pacientes con síncope que tienen un alto riesgo de presentar arritmias que comprometan su vida, se deben ingresar en una unidad con monitorización electrocardiográfica. La monitorización electrocardiográfica inmediata en pacientes con síncopes que sugieren una etiología arrítmica tiene un rendimiento diagnóstico que puede alcanzar el 30 %.[21]

- En caso de no ser así, podrían estar indicados el Holter (de 24 o 48 h) o los registradores implantables de episodios. El primero tiene un rendimiento diagnóstico de tan sólo el 1-2 % y está indicado en el caso de síncopes de repetición frecuentes.

El registrador implantable de episodios está indicado en los casos de síncopes de repetición inexplicados, sin que se haya podido encontrar una causa clara que pueda explicar esos síncopes en las diferentes pruebas cardiológicas o neuromediadas.

Los registradores de última generación tienen una duración de 3 años y graban de forma automática episodios de bradicardia y taquicardia previamente programados. Por otro lado, el paciente también puede activar el dispositivo cuando presenta un cuadro sincopal. Esto permite el diagnóstico en el 50 % de los síncopes de origen desconocido.[22] En la figura 3 se muestran los registros del Holter implantable correspondientes a una TV polimórfica en un paciente con ECG normal y síncopes de repetición.

El Holter subcutáneo suele implantarse en el tejido subcutáneo pectoral izquierdo, entre la primera y la cuarta costillas. Se infiltra con anestesia local la zona de implante y se realiza un corte de unos 2 cm. Se practica una bolsa subcutánea y se introduce el dispositivo, que se fija con sedas al plano muscular para evitar su desplazamiento. En nuestro centro siempre se implanta en posición horizontal, en el tercer espacio intercostal, y no hay problemas de sensado. El dispositivo no debe quedar muy proximal al esternón, ya que, al haber menor tejido subcutáneo en esta zona, con el tiempo causa dolor y facilita los decúbitos. El implante no precisa ingreso hospitalario.

Conclusiones

El síncope se define como una pérdida brusca y espontánea de la conciencia, con caída al suelo, de corta duración y autolimitada.

La etiología de los cuadros sincopales es muy variada y tiene pronósticos muy diferentes. Es importante, cuando se evalúa a un paciente con síncopes, descartar causas de origen cardiogénico, con un peor pronóstico.

A pesar de las distintas pruebas, entre un 14 y un 18 % de los síncopes son de origen desconocido.

En los pacientes con síncopes de repetición sin causa clara aparente puede ser interesante implantar un registrador subcutáneo de episodios, para aclarar su etiología.

RECUERDA...

- La etiología más frecuente es la del síncope neuromediado, aunque entre un 14 y un 18 % de los síncopes son de origen desconocido.
- La presencia de cardiopatía estructural es el predictor más importante de mortalidad.
- La mayoría de los síncopes pueden diagnosticarse mediante una correcta anamnesis y una exploración física que incluya el masaje del seno carotídeo.
- El rendimiento diagnóstico del EEF en el síncope es bajo.
- En las cardiopatías hipertróficas o las miocardiopatías dilatadas no isquémicas, el papel de la inducibilidad de arritmias ventriculares durante el EEF es discutido.

BIBLIOGRAFÍA

1. Moya A, Sutton R, Ammirati F, *et al.* Grupo de trabajo para el diagnóstico y manejo del síncope de la Sociedad Europea de Cardiología. Guía de práctica clínica para el diagnóstico y manejo del síncope (versión 2009). Rev Esp Cardiol. 2009; 62(12): 1466; e1-52.
2. Moya A. Síncope. En: Merino Lloréns JL, editor. Arritmología clínica. Madrid: Momento Médico Iberoamericana; 2003; 67-80.
3. Brignole M, Alboni P, Benditt D, *et al.* Guidelines on management (diagnosis and treatment) of syncope. Eur Heart J. 2001; 22(15): 1256-306.
4. Ammirati F, Colivicchi F, Santini M, *et al.* Diagnosing syncope in clinical practice. Implementation of a simplified diagnostic algorithm in a multicentre prospective trial—The OESIL 2 Study (Osservatorio Epidemiologico della Sincope nel Lazio). Eur Heart J. 2000; 21(11): 935-40.
5. Sarasin FP, Simonet ML, Carballo D, *et al.* Prospective evaluation of patients with syncope: a population-based study. Am J Med. 2001; 111(3): 177-84.
6. Soteriades ES, Evans JC, Larson MG, *et al.* Incidence and prognosis of syncope. N Engl J Med. 2002; 347: 878-85.
7. Del Rosso A, Ungar A, Maggi R, *et al.* Clinical predictors of cardiac syncope at initial evaluation in patients referred urgently to a general hospital: the EGSYS score. Heart. 2008; 94: 1620-626.
8. Sarasin FP, Hanusa BH, Perneger T, *et al.* A risk score to predict arrhythmias in patients with unexplained syncope. Acad Emerg Med. 2003; 10: 1312-317.

9. Quinn J, McDermott D, Stiell I, *et al.* Prospective validation of the San Francisco Syncope Rule to predict patients with serious outcomes. Ann Emerg Med. 2006; 47: 448-54.

10. Croci F, Brignole M, Alboni P, *et al.* The application of a standarized strategy of evaluation in patients with syncope referred to three Syncope Units. Europace. 2002; 4: 351-56.

11. Del Rosso A, Alboni P, Brignole M, *et al.* Relation of clinical presentation of syncope to the age of patients. Am J Cardiol. 2005; 96: 1431-435.

12. Barono-Esquivias G, Martínez-Alday J, Martín A, *et al.* Epidemiological characteristics and diagnostic approach in patients admitted to the emergency room for transient loss of consciousness: Group for Syncope Study in the Emergenci Room (GENISUR) study. Europace. 2010; 12: 869-76.

13. Brignole M, Menozzi C, Lolli G, *et al.* Long-term outcome of paced and non paced patients with severe carotid sinus syndrome. Am J Cardiol. 1992; 69: 1039-043.

14. Claesson JE, Kristensson BE, Edvardsson N, *et al.* Less syncope and milder symptoms in patients treated with pacing for induced cardioinhibitory carotid sinus syndrome: a randomized study. Europace. 2007; 9: 932-36.

15. Deharo JC, Jego C, Lanteaume A, *et al.* An implantable loop recorder study of highly symptomatic vasovagal patients: the heart rhythm observed Turing a spontaneous syncope is identical to the recurrent syncope but not correlated with the head-up tilt test or adenosine triphosphate test. J Am Coll Cardiol. 2006; 47: 587-93.

16. Brignole M, Sutton R, Menozzi C, *et al.* International Study on Syncope of Uncertain Etiology 2 (ISSUE 2) Group. Lack of correlation between the responses to tilt testing and adenosine triphosphate test and the mechanism of spontaneous neurally mediated syncope. Eur Heart J. 2006; 27: 2232-239.

17. Fogoros RN. The electrophysiology study in the evaluation of the SA node, AV node and His-Purkinje system. En: Fogoros RN, editor. Electrophysiologic testing. 4.ª ed. Oxford: Blackwell Publishing; 2006.

18. Olshansky B, Hahn EA, Hartz VL, *et al.* Clinical significance of syope in the electrophysiologic study vs. electrocardiographic monitorin (ESVEM) trial. Am Heart J. 1999; 137: 878-86.

19. Knight BP, Goyal R, Pelosi F, *et al.* Outcome of patients with nonischemic dilated cardiomyopathy and unexplained syncope treated with an implantable defibrillator. J Am Coll Cardiol. 1999; 33: 1964-970.

20. Antzelevich C, Brugada P, Borggefe M, *et al.* Brugada syndrome: report of the second consensus conference: endorsed by the Heart and Rhythm Society and the European Heart Rhythm Association. Circulation. 2005; 111: 659-70.

21. Benezet-Maruecos J, Ibáñez B, Rubio JM, *et al.* Utility of in-hospital cardiac remote telemetry in patients with unexplained syncope. Europace. 2007; 9: 11196-1201.

22. Krahn AD, Klein GJ, Yee R, *et al.* Cost implications of testing strategy in patients with syncope: randomized assessment of syncope trial. J Am Coll Cardiol. 2003; 42: 495-501.

Apéndice de ilustraciones

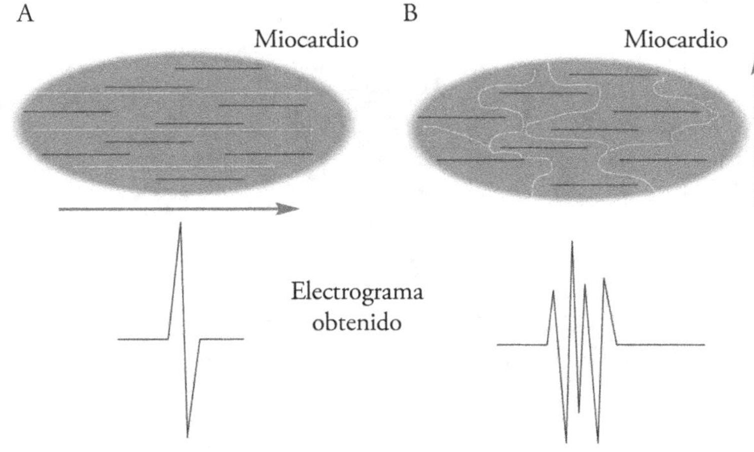

Figura 6 (pág. 22)
Importancia de la dirección de activación en el origen de los potenciales fraccionados.
A. La activación se dirige de izquierda a derecha, a través de fibras musculares continuas.
B. La activación se dirige de abajo arriba, en cuyo trayecto diversas zonas de fibrosis interfieren en la conducción normal del estímulo. La activación de haces musculares en la misma zona en distintos momentos origina un potencial fraccionado. En negro, haces de fibrosis; las flechas blancas representan el recorrido de la activación.

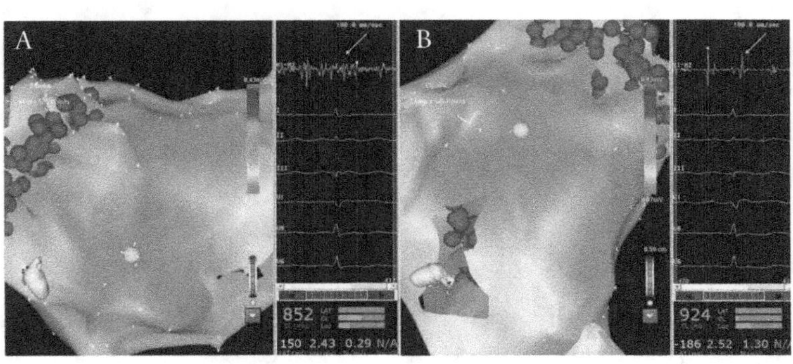

Figura 7 (pág. 22)
Mapas electroanatómicos en los que se representa el grado de fraccionamiento de los EGM (rojo mayor fraccionamiento, verde menor fraccionamiento). Los EGM registrados en el punto blanco del mapa están indicados con la flecha blanca en la parte derecha.
A. EGM fraccionado, continuo. B. EGM fraccionado, discreto.

Figura 8 (pág. 23)
Demostración de doble potencial en la
comprobación de la eficacia de la línea del techo
en un procedimiento de ablación de FA.
A. Mapa de activación posterior a la ablación
en el que se observa una línea de bloqueo en la
línea del techo de la aurícula izquierda
(flechas). B. Demostración de un doble potencial
con el catéter situado en el techo de la aurícula
izquierda, demostrando una amplia separación
–112 ms– de ambos componentes (flechas).

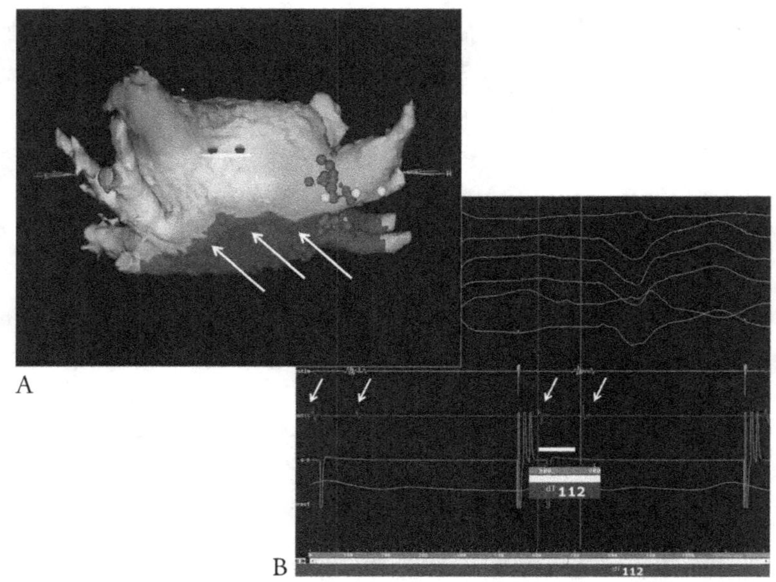

Capítulo 2. Estudio electrofisiológico: conceptos básicos

Figura 3 (pág. 29)
Electrograma bipolar de aurícula derecha
registrado con un electrocatéter tetrapolar.
Flecha verde: bipolo distal. Flecha azul: bipolo
proximal.

HRAd: electrograma de aurícula derecha alta
(bipolo distal); HRAp: electrograma de aurícula
derecha alta (bipolo proximal).

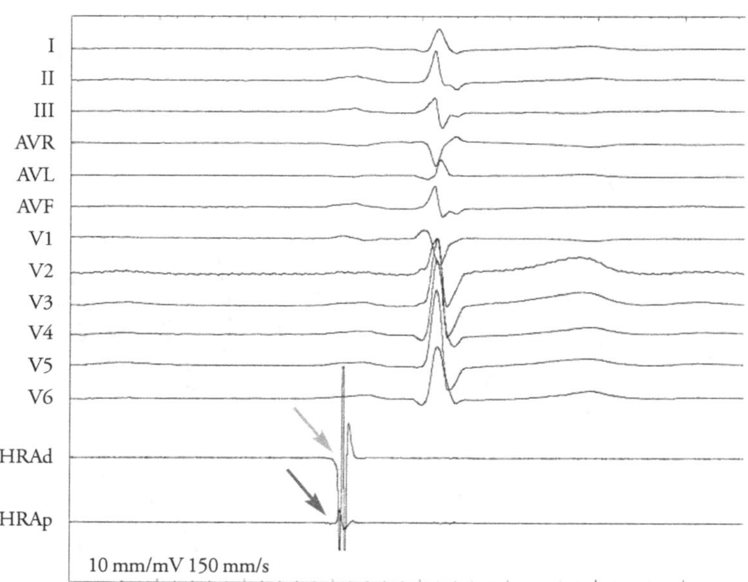

Capítulo 3. Mecanismos de las arritmias. Generalidades. Respuesta de la taquicardia a la estimulación eléctrica programada

Figura 1 (pág. 40)
Representación esquemática del potencial de
acción transmembrana (PAT) y, de forma muy
simplificada, las corrientes que intervienen
en su generación.
En el panel de la izquierda se representa el PAT de
las células miocárdicas comunes y en el de la
derecha, el de las células marcapasos (nodo sinusal,
nodo AV y Purkinje). Las corrientes de entrada se
muestran en azul, y las de salida en violeta.

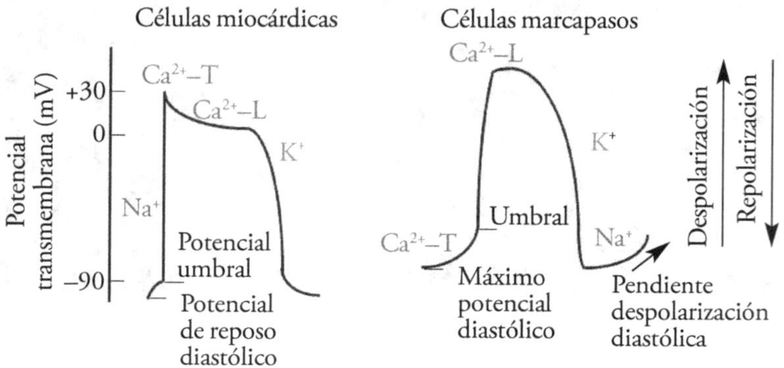

CAPÍTULO 4. EVALUACIÓN DE LAS PROPIEDADES ELECTROFISIOLÓGICAS DEL NODO SINUSAL, NODO AURICULOVENTRICULAR Y SISTEMA HIS-PURKINJE

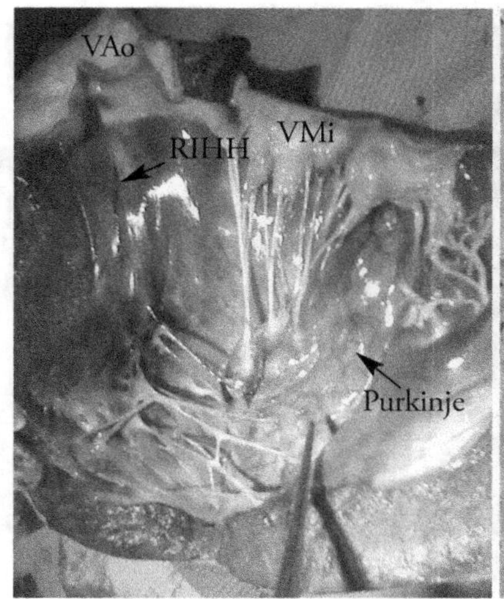

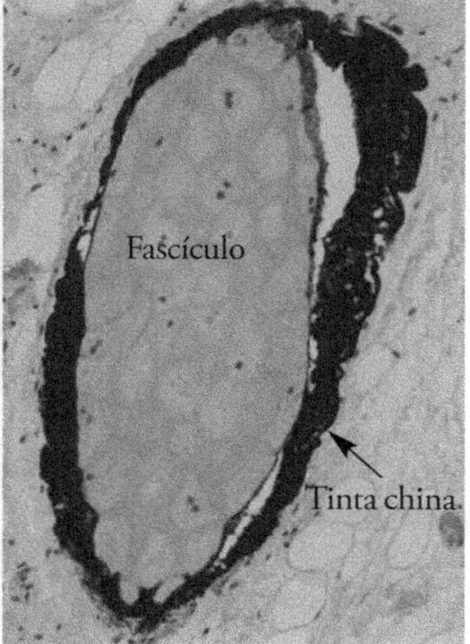

Figura 2 (pág. 52)
La fotografía de la izquierda muestra el ventrículo izquierdo de un corazón de cordero. Con tinta china inyectada en la rama izquierda del haz de His se tiñe todo el sistema His-Purkinje izquierdo. En la imagen de la derecha: microscopía óptica del mismo espécimen (tinción hematoxilina-eosina) que muestra el corte transversal de un fascículo del tejido específico de conducción que se encuentra separado del miocardio ventricular circundante por una vaina fibrosa; el espacio virtual entre ésta y el fascículo lo ha llenado la tinta china.

RIHH: rama izquierda del haz de His; VAo: válvula aórtica; VMi: válvula mitral.

CAPÍTULO 6. DIAGNÓSTICO Y ABLACIÓN DE LAS VÍAS ACCESORIAS

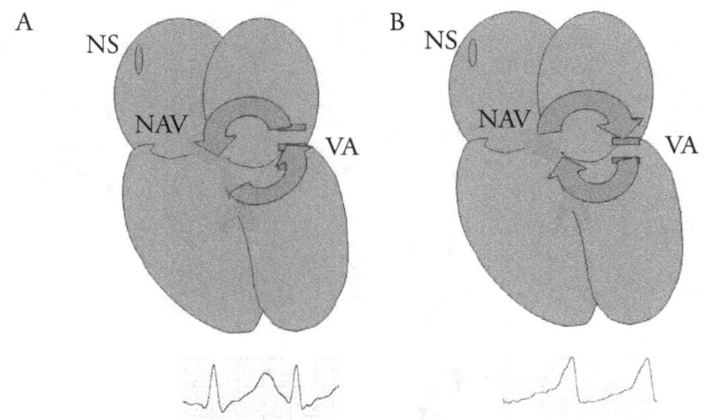

Figura 3 (pág. 75)
Secuencia de activación en la taquicardia ortodrómica (A) y antidrómica (B). En la taquicardia ortodrómica el brazo anterógrado es el nodo AV y el sistema de conducción normal His-Purkinje, mientras que la conducción retrógrada tiene lugar a través de la vía. El QRS es normal (< 120 ms). En la taquicardia antidrómica el impulso desciende por la vía accesoria y asciende por el sistema de conducción normal. El QRS es ancho, con presencia de onda delta.

NS: nodo sinusal; NAV: nodo auriculoventricular; VA: vía accesoria.

CAPÍTULO 8. DIAGNÓSTICO Y ABLACIÓN DE LAS TAQUICARDIAS AURICULARES FOCALES

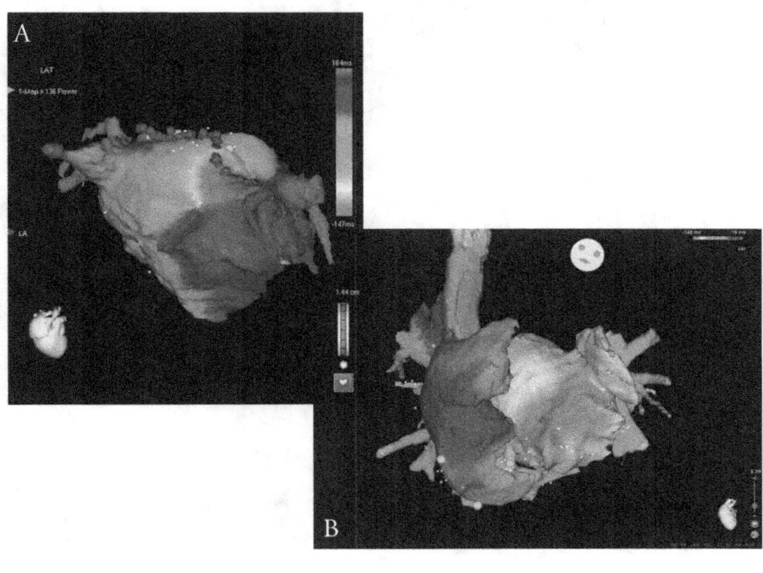

Figura 4 (pág. 106)
Mapas de activación obtenidos con sistema de navegación CARTO (Biosense Webster; Baldwin Park, Caliornia, EEUU) de TA izquierda por macroreentrada alrededor de VVPP (A) y TA focal con origen en la región izquierda del septo interauricular (B). Obsérvese la proximidad de las zonas con activación más precoz (color rojo) con las zonas con la activación más tardía (color morado) en el caso de TA por macrorreentrada. En el caso de la TA focal los puntos de activación más tempranos no se continúan con los de activación tardía. En la ablación de TA por reentrada es preciso realizar una línea de ablación (puntos rojos) mientras que en la TA focal basta con un punto de aplicación.

Figura 3 (pág. 111)
Secuencia de activación de un flúter auricular típico antihorario.
A. Esquema de la secuencia de activación alrededor del anillo tricuspídeo en sentido antihorario.
B. Registro del ECG de superficie y del electrograma de un flúter típico antihorario. Se muestran cinco derivaciones del ECG de superficie, el registro del catéter duodecapolar y el registro del catéter de ablación (RF). El catéter duodecapolar está situado en la AD, de modo que el polo proximal (H1) está situado a nivel de la AD lateral alta y el polo distal (H10) está situado en el seno coronario. Obsérvese la secuencia de activación craneo-caudal de la AD. El catéter de ablación está situado en la zona distal del ICT.

VCS: vena cava superior; VCI: vena cava inferior; AE: anillo eustaquiano; SC: seno coronario; ICT: istmo cavotricuspídeo; AD: aurícula derecha; AI: aurícula izquierda; RF: catéter de ablación.

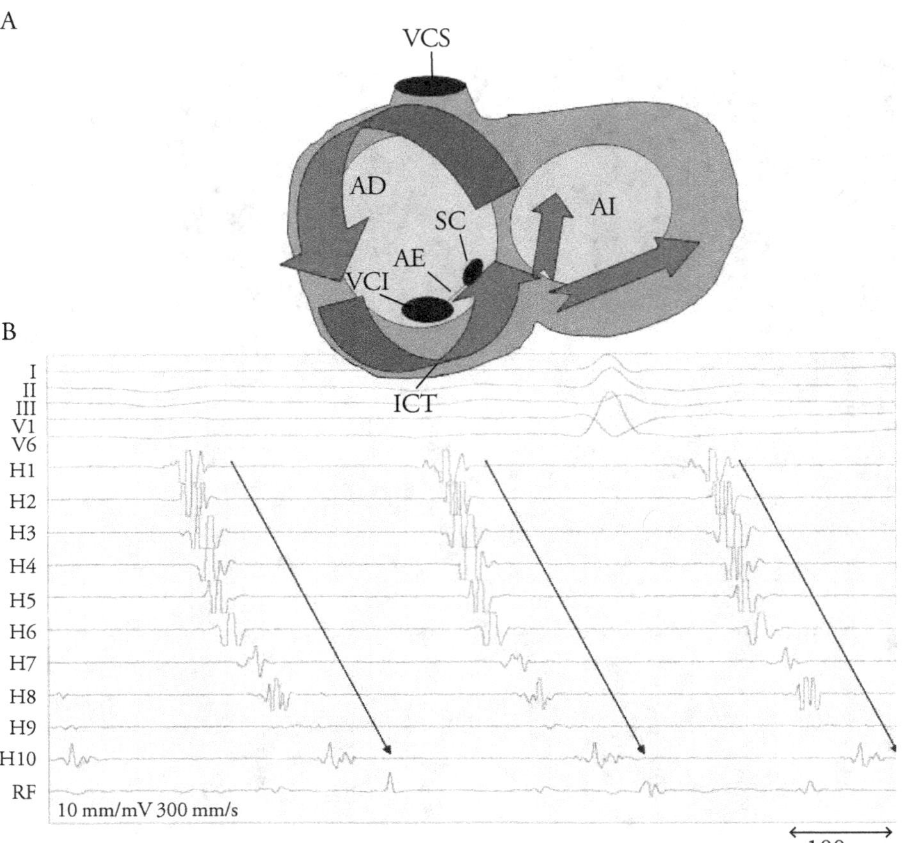

Figura 4 (pág. 112)
Secuencia de activación de un flúter auricular típico horario.
A. Esquema de la secuencia de activación alrededor del anillo tricuspídeo en sentido horario.
B. Registro del ECG de superficie y del electrograma de un flúter típico horario. Se muestran cinco derivaciones del ECG de superficie y el registro del catéter duodecapolar. El catéter duodecapolar está situado en la AD, de modo que el polo proximal (H1) está situado a nivel de la AD lateral alta y el polo distal (H10) está situado en el seno coronario. Obsérvese la secuencia de activación caudocraneal de la AD.

VCS: vena cava superior; VCI: vena cava inferior; AE: anillo eustaquiano; SC: seno coronario; ICT: istmo cavotricuspídeo; AD: aurícula derecha; AI: aurícula izquierda.

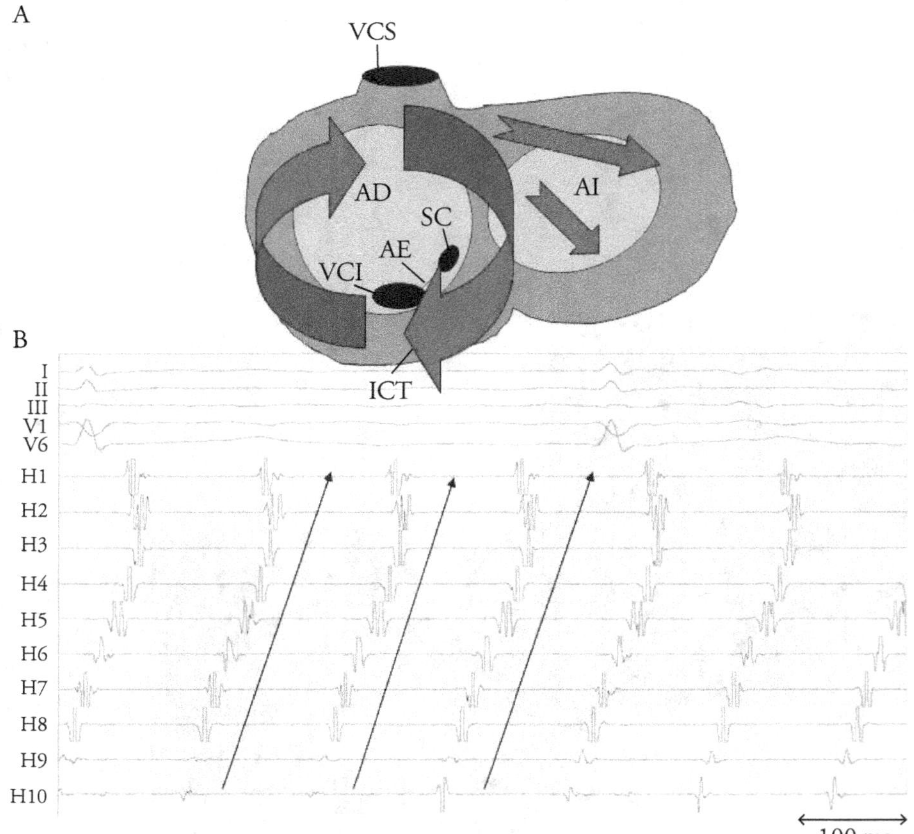

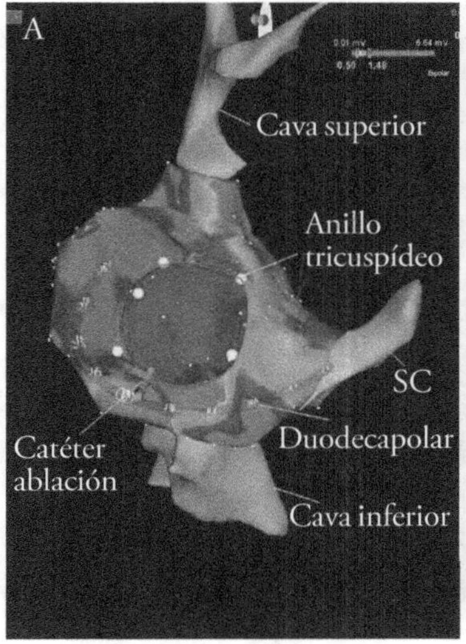
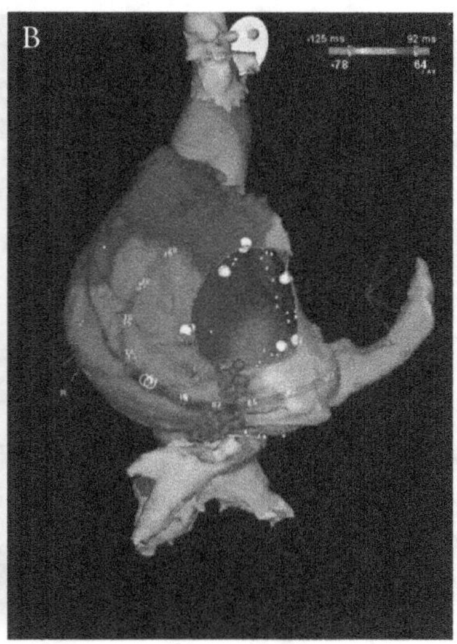

Figura 7 (pág. 114)
Mapa electroanatómico de la AD durante flúter típico en un paciente con antecedentes de cirugía cardíaca. A. Proyección oblicua izquierda a 60° que muestra el mapa de voltaje de la AD. El catéter duodecapolar está situado en la AD con el polo distal a nivel del SC y el catéter de ablación a nivel del ICT. Se muestra la zona de bajo voltaje (color rojo) durante el flúter típico a nivel del ICT. B. Proyección oblicua izquierda a 30° del mapa de activación eléctrica que muestra la activación continua durante todo el ciclo de la taquicardia, con propagación del impulso en sentido antihorario alrededor del anillo tricuspídeo. Los puntos rojos señalan la zona donde se aplicó radiofrecuencia.

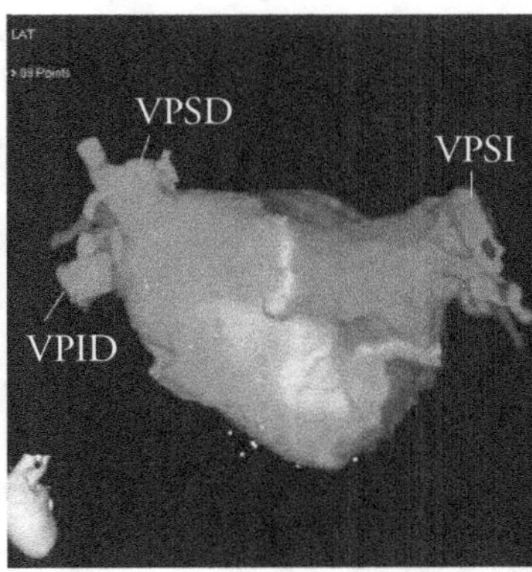
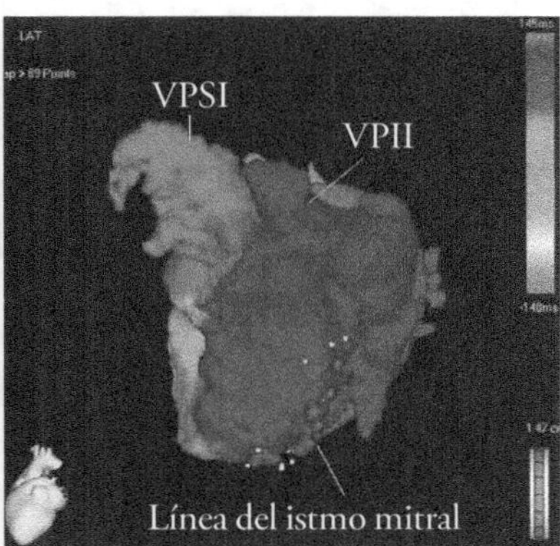

Figura 14 (pág. 119)
Proyección AP y lateral izquierda de un mapa de voltaje de la AI durante un flúter perimitral. Se observa la secuencia de activación antihoraria de un flúter perimitral. Los puntos rojos señalan las zonas donde se aplicó radiofrecuencia, con la consiguiente reversión a ritmo sinusal.

CAPÍTULO **10**. INDICACIONES Y PROTOCOLO DE ABLACIÓN DE LA FIBRILACIÓN AURICULAR

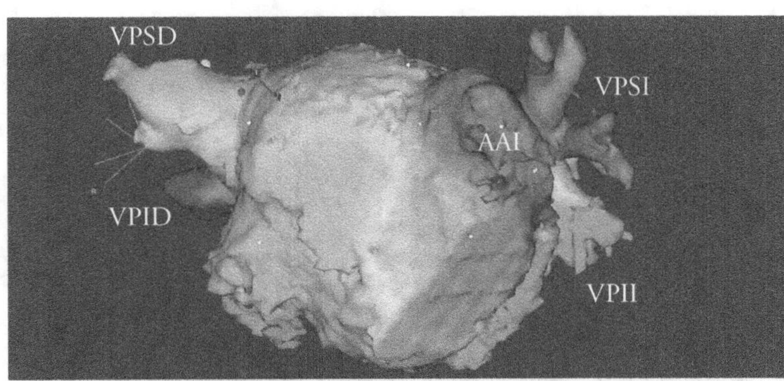

Figura 2 (pág. 127)
El sistema electroanatómico CARTO codifica en color rojo la activación más precoz y en violeta la más tardía. En este caso, durante estimulación desde apéndice de aurícula izquierda (AAI), el frente de onda mapeado muestra que la línea de ablación realizada a lo largo del techo presenta bloqueo eléctrico.

VP: vena pulmonar; VPSD: VP superior derecha; VPID: VP inferior derecha; VPSI: VP superior izquierda; VPII: VP inferior izquierda.

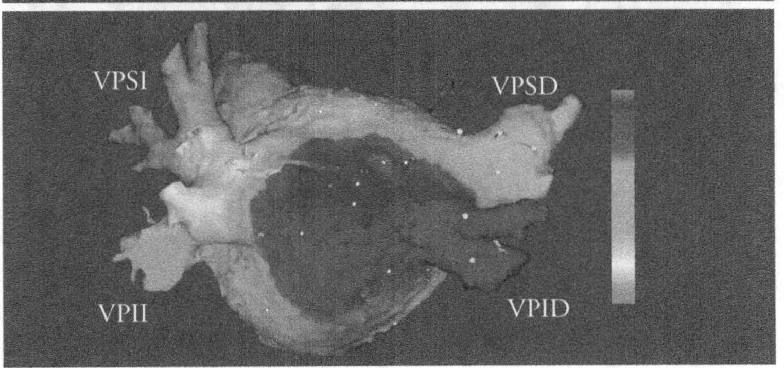

Figura 3 (pág. 129)
El mapa de activación de un flúter izquierdo postablación circunferencial de las VP, observándose un circuito de reentrada entre discontinuidades de las lesiones creadas en el procedimiento índice alrededor de venas derechas. En la imagen del polígrafo se observa que el encarrilamiento con el catéter de ablación (Abl) situado adyacente al circuito mapeado obtenía un ciclo de retorno similar al ciclo de la taquicardia. La aplicación de radiofrecuencia en la región de interés mostrando señal fraccionada (etiquetada con puntos azules en la reconstrucción electroanatómica) interrumpió la taquicardia.

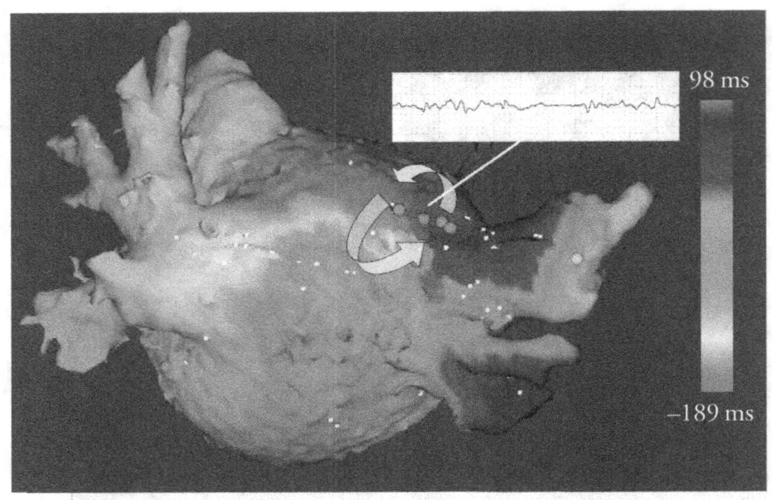

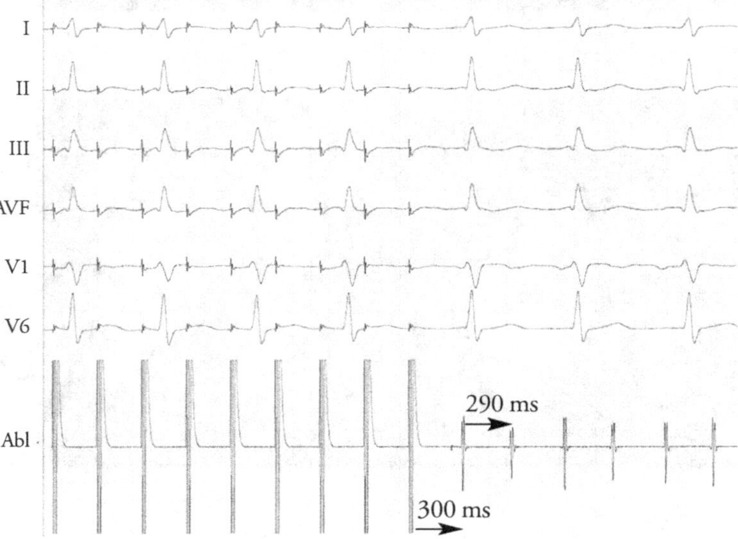

Capítulo 11. Arritmias ventriculares. Indicaciones de ablación. Cartografía y maniobras de estimulación

Figura 3 (pág. 138)
Mapa de sustrato epicárdico (izquierda) identificando un canal de conducción entre dos áreas de bajo voltaje. Mapa de activación (derecha) donde se observa zona de mayor precocidad (rojo) en región posterior del tracto de salida del ventículo derecho (TSVD), donde se realizaron aplicaciones de RF quedando posteriormente no inducible la TV.

TSVD: tracto de salida de ventrículo derecho.

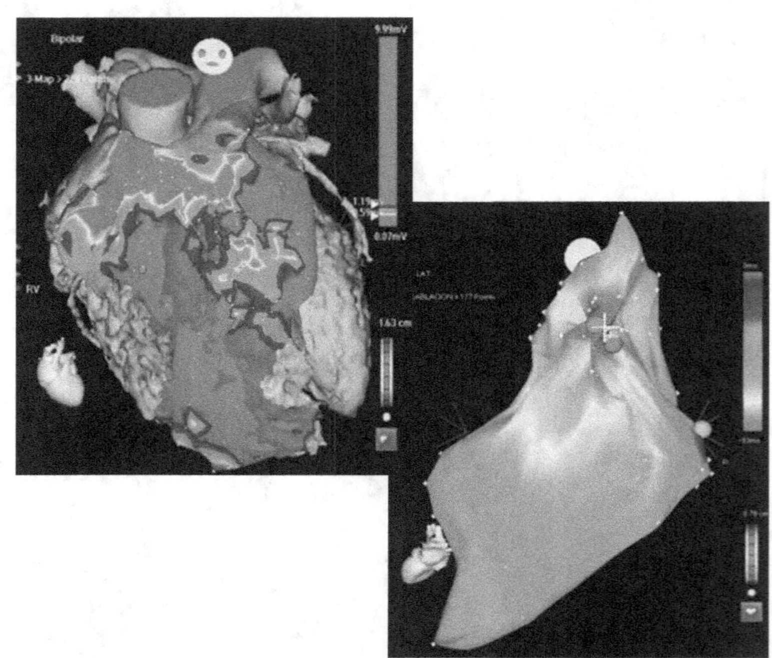

Capítulo 12. Taquicardias ventriculares epicárdicas

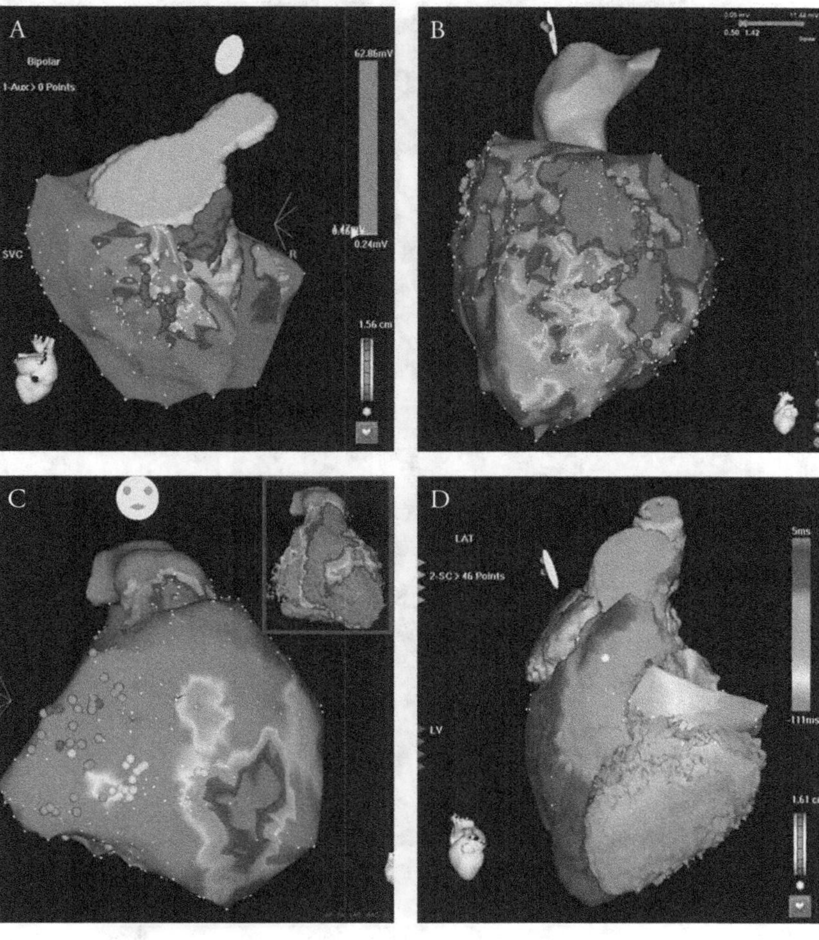

Figura 1 (pág. 144)
Mapas electroanatómicos epicárdicos de pacientes con diferentes cardiopatías. El caso A corresponde a un paciente con cardiopatía isquémica y TV epicárdica de origen inferoseptal basal del ventrículo izquierdo (VI). Se integró la reconstrucción tridimensional de la cicatriz (estructura azul) para guiar la ablación. El caso B corresponde a un paciente con cardiopatía no isquémica y TV epicárdica de origen lateral medial del VI. El caso C corresponde a un paciente con DAVD. Se puede observar cómo en el mapa endocavitario (recuadro azul) las zonas de bajo voltaje son más pequeñas que en el mapa epicárdico. El caso D corresponde a un paciente con TV idiopática de tracto de salida del ventrículo izquierdo (TSVI). En este caso la ablación se efectuó desde dentro del sistema venoso (punto rojo). Los puntos rojos se corresponden con la zona donde se aplicó radiofrecuencia.

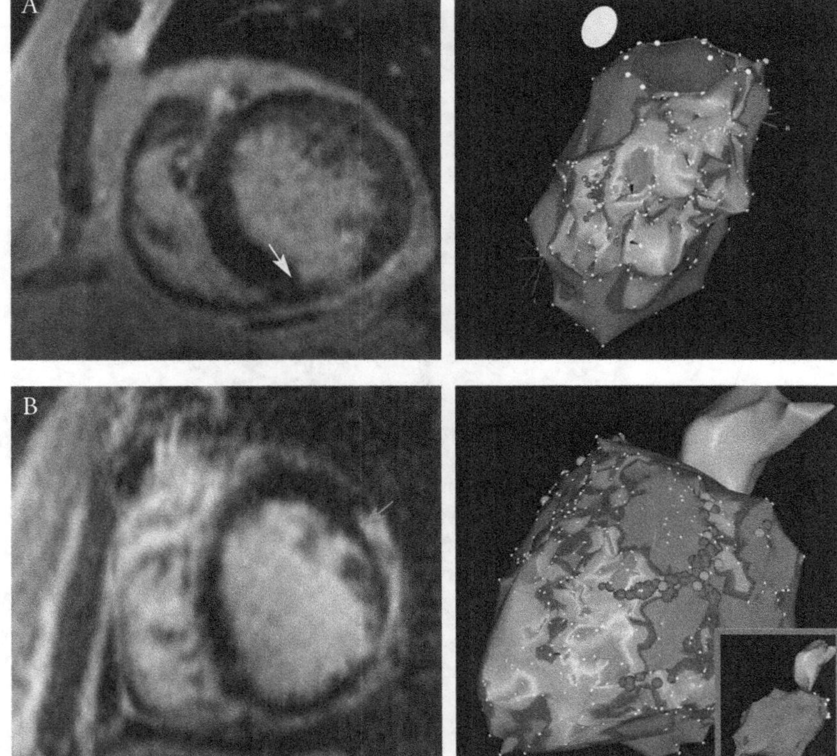

Figura 3 (pág. 147)
Comparación de las imágenes de resonancia magnética con realce de gadolinio entre un caso de TV de origen endocárdico y otro de origen epicárdico. El panel A corresponde a un caso de un paciente con cardiopatía isquémica. En la imagen en eje corto de resonancia magnética se observa realce endocárdico en la zona inferior (flecha amarilla). El mapa electroanatómico endocárdico muestra niveles de bajo voltaje en esta zona. El panel B corresponde a un caso de un paciente con miocardiopatía no isquémica. En la imagen de resonancia magnética el realce está centrado en la cara lateral del ventrículo izquierdo, pero en el epicardio (flecha roja), mientras que en el endocardio no se aprecia realce. Esto se corresponde con los mapas electroanatómicos, donde el mapa endocárdico (recuadro azul) presenta valores de voltaje normales, pero en el mapa epicárdico se observan zonas patológicas de bajo voltaje.

Figura 4 (pág. 148)
Mapas de activación de extrasístole ventricular (EV). En el panel A se muestra un mapa de activación del ventrículo derecho de una paciente sin cardiopatía estructural, donde no se observan precocidades adecuadas desde endocardio. Se decidió realizar un mapa epicárdico (panel B) y se identificó una zona con mayor precocidad. A diferencia del mapa anterior, en este caso la zona de mayor precocidad está claramente delimitada. Al aplicar radiofrecuencia en esta zona (punto rojo) se eliminó la EV.

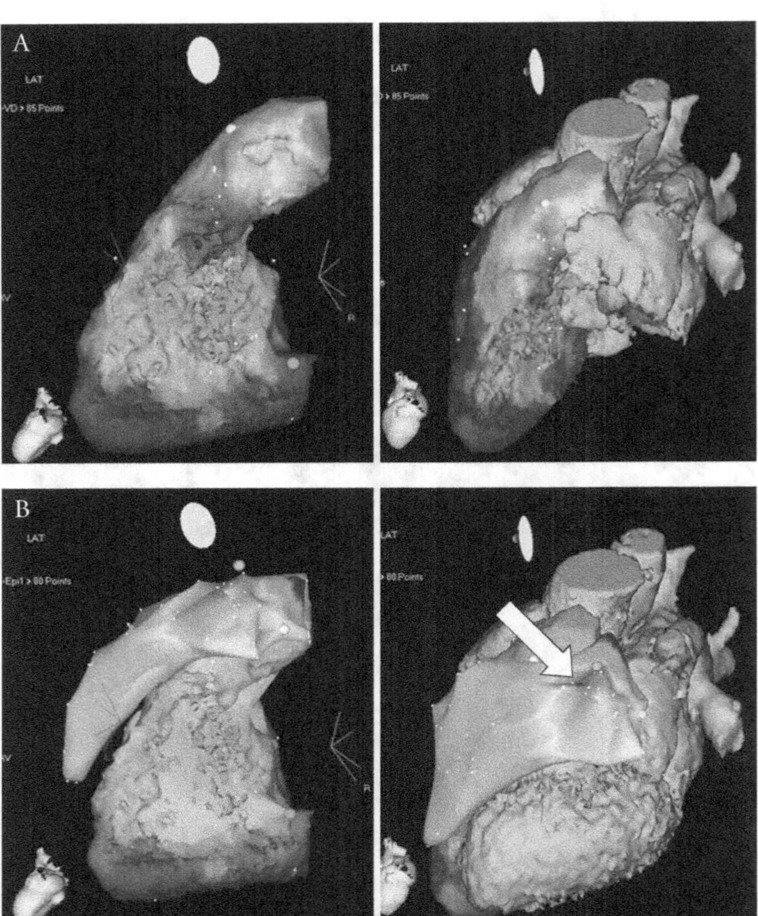

Figura 5 (pág. 149)
Punción epicárdica. En la parte izquierda de la imagen se observa la inclinación de la punción, y cómo el operador introduce la guía. En la imagen de radioscopia se observa cómo la guía sigue la silueta cardíaca (flechas azules). También se observa cómo el contraste introducido durante la punción ha dibujado parte del saco pericárdico (flechas rojas). En la parte derecha de la figura se observa el introductor metálico utilizado que permite un soporte mejor a la hora de mapear el epicardio.

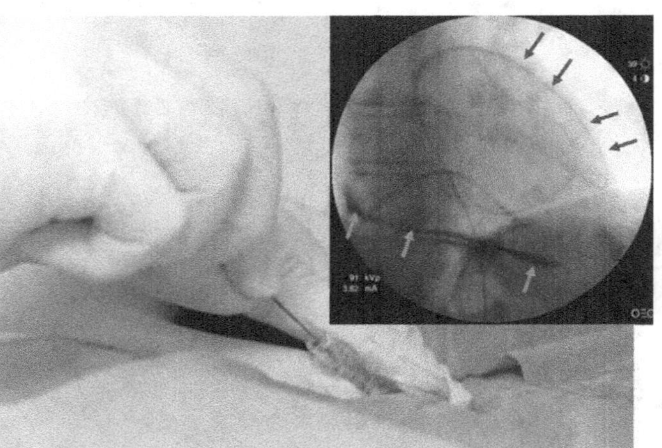

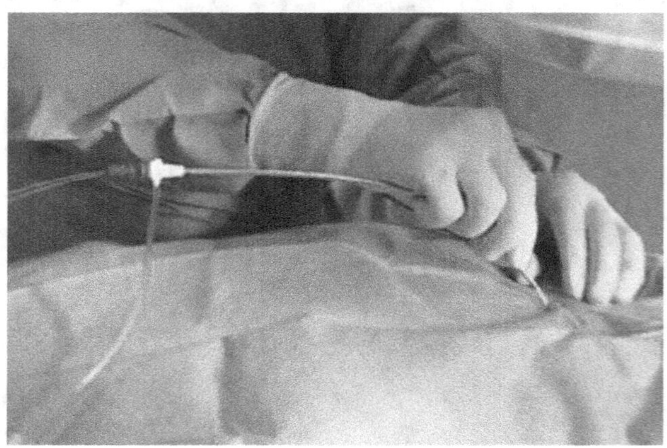

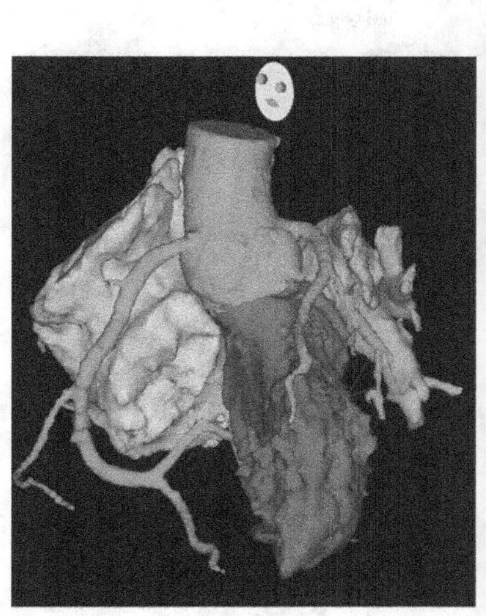

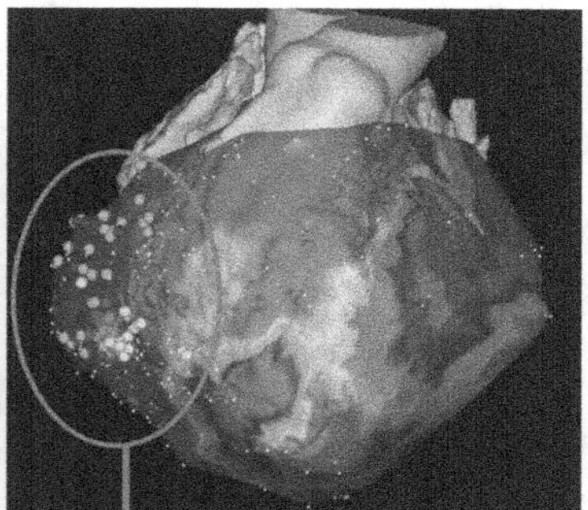

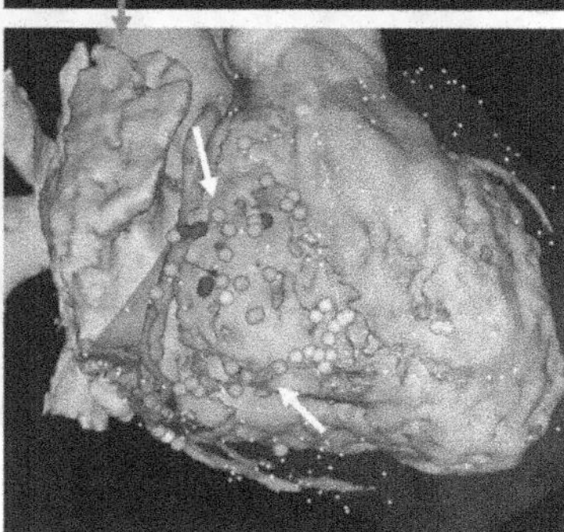

Figura 6 (pág. 151)
Integración de una TAC coronaria en el sistema de navegación. La parte de la izquierda de la imagen muestra el árbol coronario de un paciente con DAVD. En la imagen superior derecha se observa el mapa electroanatómico epicárdico. Una ampliación de éste (imagen inferior izquierda) muestra como la integración de la reconstrucción de la TAC con el mapa electroanatómico permitió evitar aplicar radiofrecuencia sobre el ramo agudo marginal (flecha blanca inferior). La zona de aplicación fue más superior (flecha blanca superior). La ablación requirió en este caso la realización de aplicaciones en las cercanías de la arteria coronaria derecha, que no resultó lesionada.

Capítulo 13. Taquicardias ventriculares idiopáticas

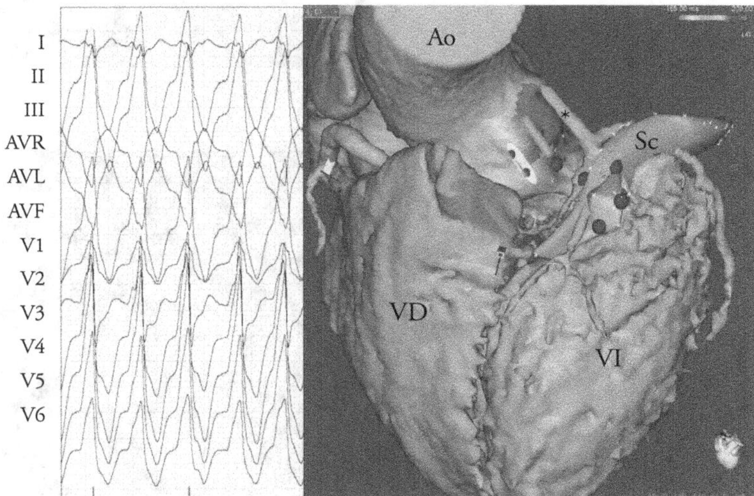

Figura 3 (pág. 158)
En el panel izquierdo TV con morfología de BRDHH y eje inferior. Mapa de activación fusionado con TAC multicorte en la figura de la derecha. Los puntos de mayor precocidad en rojo. Los colores naranja, amarillo, verde, azul y violeta representan registros bipolares progresivamente más tardíos. Se muestran los mapas de activación del seno de Valsalva y del seno coronario distal. Se evidencia la mayor precocidad en el seno de Valsalva izquierdo. El punto de ablación eficaz (flecha verde) se encontraba en dicho seno, a 1,5 cm del ostium *de la coronaria izquierda (*).*

Ao: aorta; BRDHH: bloqueo de rama derecha del haz de His; Sc: seno coronario distal; VD: ventrículo derecho; VI: ventrículo izquierdo.

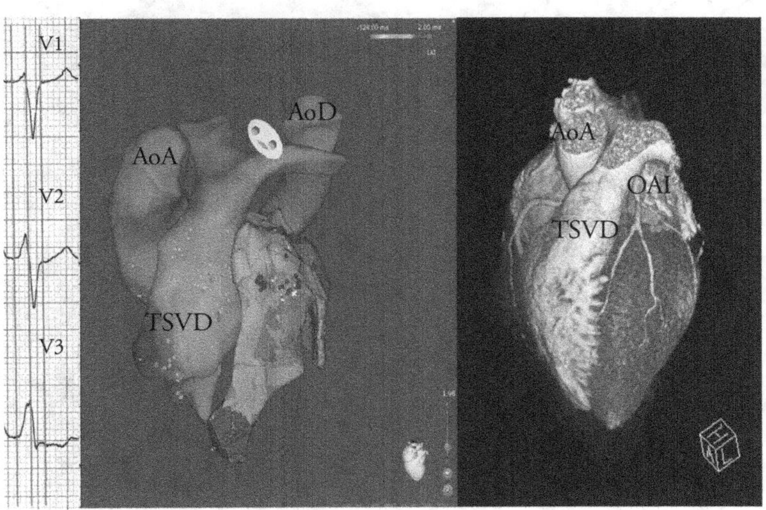

Figura 4 (pág. 159)
Taquicardia idiopática epicárdica del TSVI. En el panel de la izquierda se muestran las derivaciones V1-V3 del complejo ventricular. El MDI es de 0,58 (QRS 190 ms, inicio-R 110 ms). La ablación fue inefectiva desde el interior de las cámaras cardíacas incluido el sistema venoso. Se muestran los mapas de activación del TSVD, raíz aórtica y epicardio. Los puntos de ablación están sobre el mapa realizado desde el saco pericárdico. En el panel de la derecha una reconstrucción tridimensional de la TAC para mostrar las relaciones anatómicas.

AoA: aorta ascendente; AoD: aorta descendente; TSVD: tracto de salida de ventrículo derecho; OAI: orejuela de aurícula izquierda.

Figura 5 (pág. 159)
En la imagen superior (A) se muestra una TV del TSVD. En el panel derecho se muestra el mapa de voltaje del VD, que es normal, y los puntos (en rojo) de ablación eficaz; los puntos en amarillo adyacentes identifican lugares con pace-mapping adecuado. El caso inferior (B) se trata de una DAVD con taquicardia con morfología de bloqueo de rama izquierda y eje 0°. El complejo QRS sinusal (el último del trazado de la derecha) presenta morfología de bloqueo incompleto de rama derecha y alteraciones de la repolarización. El mapa de voltaje evidencia zonas de cicatriz en pared lateral basal de VD, zona de origen de la TV.

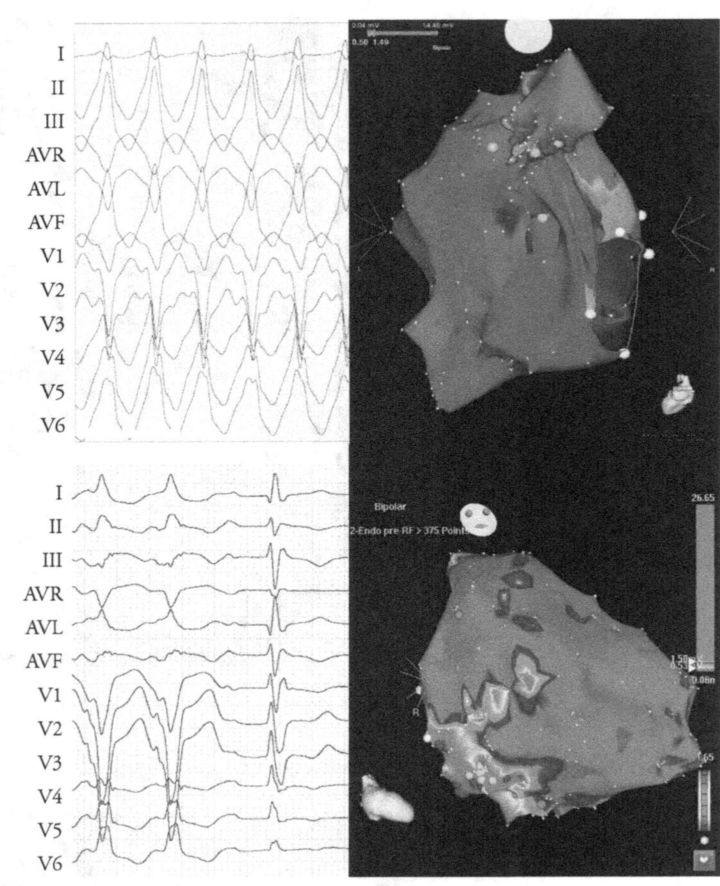

Figura 6 (pág. 160)
El panel A muestra los mapas de activación de VD y seno coronario fusionados con imagen obtenida de TAC. El mapa de seno coronario está proyectado sobre la superficie contigua de la aurícula izquierda. El catéter de ablación se encuentra en el seno coronario distal, nótese que el seno coronario en la TAC es sólo visible hasta el nivel de la vena de Marshall (SC). B. El electrograma bipolar (MapD) más precoz (marcado con flecha azul) se localiza en el seno de Valsalva izquierdo. El panel C muestra cómo la fusión con la TAC permite monitorizar la distancia respecto al origen de las coronarias.

AI: aurícula izquierda; SCp: seno coronario proximal; OAI: orejuela de AI; AD: aurícula derecha; TSVI: tracto de salida de ventrículo izquierdo; ACI: arteria coronaria izquierda; SNC: seno no coronario.

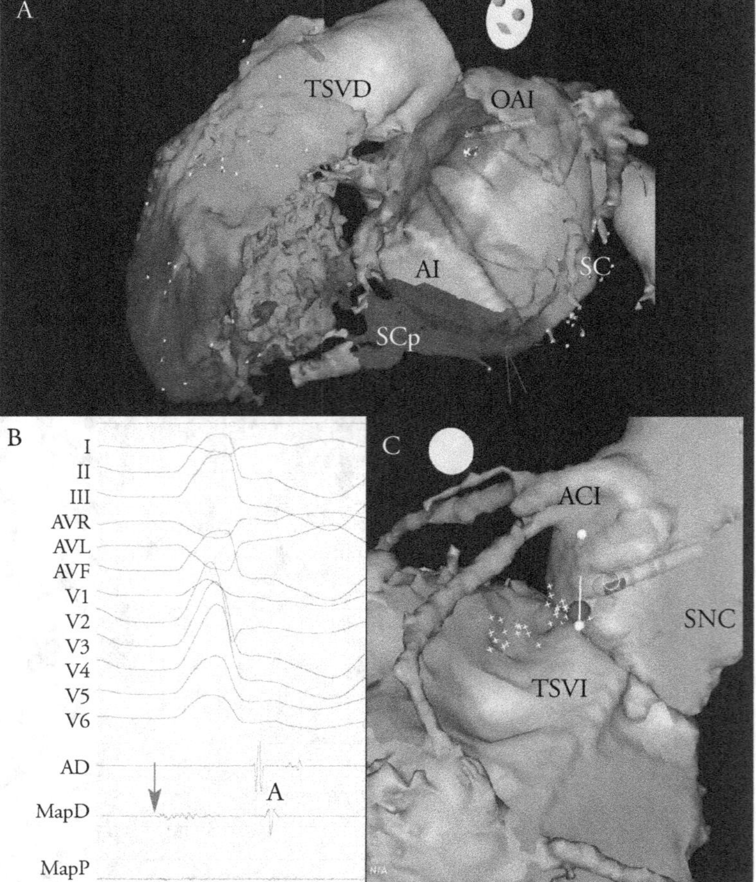

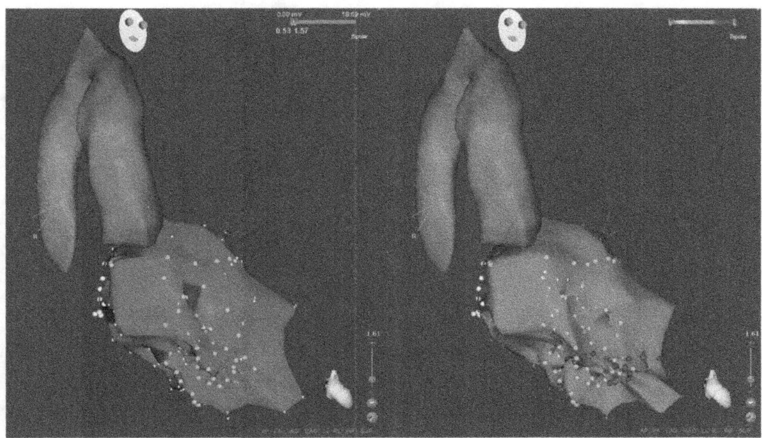

Figura 10 (pág. 164)
Ablación de TV fascicular en ritmo sinusal. En el panel izquierdo se muestra el mapa electroanatómico de voltaje del ventrículo izquierdo de un paciente con TV fascicular con mala tolerancia hemodinámica. Se han marcado con puntos amarillos los puntos en los que se identifican potenciales de His, fascículos y Purkinje en ritmo sinusal. En el derecho el mapa electroanatómico en el que se muestra (puntos rojos) la línea de ablación en el septo interventricular izquierdo.

Capítulo 14. Arritmias ventriculares y cardiopatía estructural

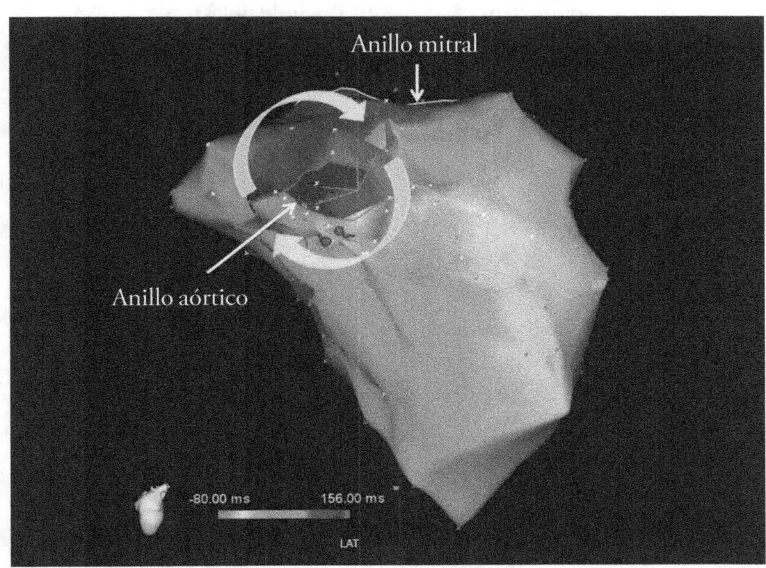

Figura 2 (pág. 170)
Mapa de activación durante TV reentrante en la zona subvalvular aórtica. En rojo se representan los lugares de activación más precoz con respecto a la referencia, mientras que los más tardíos aparecen en color rosa. Las flechas indican la secuencia de activación.

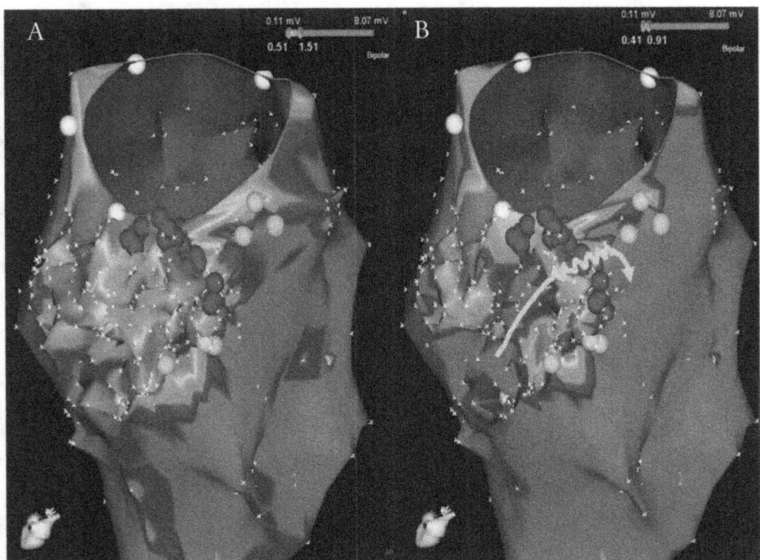

Figura 5 (pág. 173)
Mapa de voltaje del ventrículo izquierdo durante ritmo sinusal. A. La escala de color se ha establecido entre 1,51 mV y 0,51 mV, de manera que el miocardio sano (> 1,51 mV) aparece de color rosa y la cicatriz (< 0,51 mV) en rojo; los colores intermedios representan border zones. Se observa una zona de cicatriz en la cara inferior del ventrículo en la zona subvalvular mitral. B. La escala de color se ha reducido a 0,51-0,41 mV, pudiéndose evidenciar la presencia de un canal entre la cicatriz inferior y el anillo mitral (línea amarilla), donde se realizó una línea de ablación. Los puntos blancos representan zonas en los que se registran electrogramas de anillo mitral (relación A:V ≈ 1:1). Los puntos amarillos son aquellos en que se registran potencial de His o rama izquierda.

CAPÍTULO 15. PROTOCOLO DIAGNÓSTICO Y ESTRATIFICACIÓN DE RIESGO DE LAS CANALOPATÍAS: SÍNDROME DE QT LARGO, SÍNDROME DE QT CORTO, SÍNDROME DE BRUGADA, TAQUICARDIA VENTRICULAR POLIMÓRFICA CATECOLAMINÉRGICA

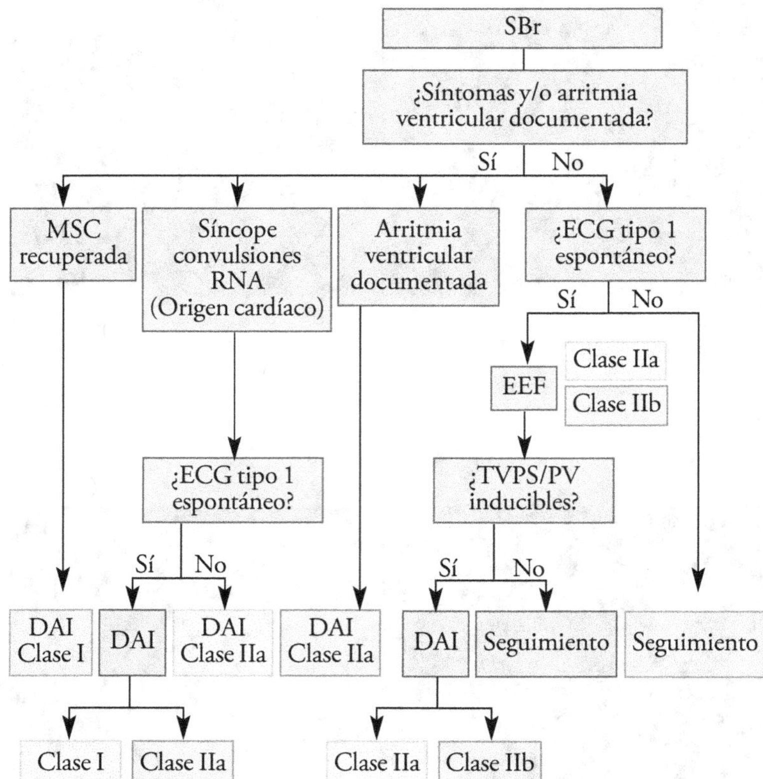

Figura 5 (pág. 191)
Esquema de estratificación de riesgo y recomendaciones de implante de DAI en pacientes portadores de SBr. Línea amarilla: recomendaciones del segundo consenso sobre SBr. Línea roja: recomendaciones de las guías de manejo práctico de pacientes con arritmias ventriculares y la prevención de la MSC (ACC/AHA/ESC 2006). Línea verde: recomendaciones comunes al segundo consenso sobre SBr y las guías ACC/AHA/ESC 2006. Niveles de recomendación: clase I: evidencia clara que el tratamiento o intervención es útil o efectiva; clase II: evidencia conflictiva sobre la utilidad o eficacia; clase IIa, el peso de la evidencia está a favor de la utilidad o eficacia; clase 2 IIb: la utilidad o eficacia están menos establecidas.

DAI: desfibrilador automático implantable; SBr: síndrome de Brugada; MSC: muerte súbita cardíaca; RNA: respiración nocturna agónica; TVPS: taquicardia ventricular polimórfica sostenida; FV: fibrilación ventricular; EEF: estudio electrofisiológico.